JN429834

근육 통증과 경락·경혈

최 상 헌 저

사단법인 대한무림합기도협회 출판부

◈ 최 상 헌

충남 공주 출생

학력

동국대학교 사범대학부속중 고등학교 졸업(봉사상 수상)
한국방송통신대학교 농학과 졸업 농학사
한국체육대학교 사회체육 대학원 졸업 체육학 석사
한국체육대학교 대학원 졸업(우수상 수상) 이학박사
한국체육대학교 스포츠최고경영자 과정 수료

경력

합기도 범무관 중앙본관장
제1회 전국화랑도 대회 시범단장
제1회 국제합기도 대회 기획조정실장
제1회 세계합기도 대회 조직위원장
제2회 세계합기도 대회 대회장
계간합기도 발행인
중앙대, 신구대 강사
동원대 레저스포츠과 겸임교수
국민생활체육협의회 자문위원
한국스포츠학회 부회장
현) 사회단체 세계합기도 중앙본부 총재
현) 사단법인 대한무림 합기도 협회장

저서

- 합기도 술기교본 초단편,
- 합기도 술기교본 2단편,
- 합기도 술기교본 3단편
- 성폭력 · 학교폭력예방,
- 삶 과 기,
- 활 인,
- 학대 · 폭력 범죄

책을 내면서

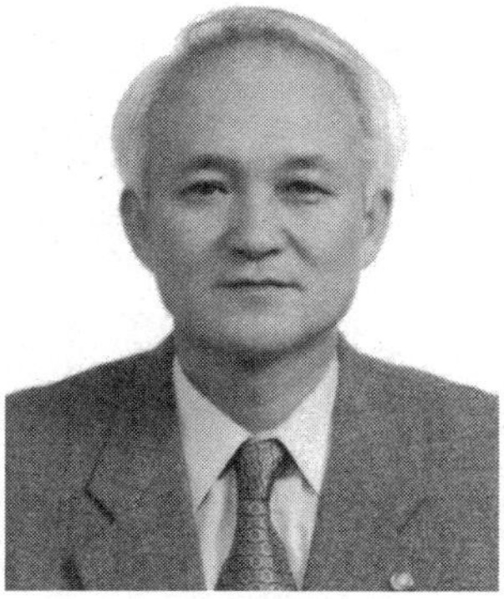

우리들은 어르신들께 건강하게 오래, 오래 사시라는 인사를 드리곤 한다. 이는 우리 인간들의 오랜 염원이라고 할 수가 있는 무병장수를 하거나 불로장생(不老長生)을 하는 것 나아가 죽지 않고 구름을 타고 노닌다는 신선이 되거나 극락왕생을 하는 바램의 일면이라 할 수가 있을 것이다.

관자 내업 에서는 무릇 사람이 태어날 때 하늘이 정(精)을 내고 땅은 형(形)을 내는데 이들이 합해짐으로서 사람이 된다고 말하고 있으며 또한 운급칠점의 원기론에서는 사람이 태어날 때에는 천지의 원기(元気)를 부여 받아 정신이 되고 형체가 되며 원일지기(元一之気)를 받아 액(液)이 되고 정(精)이 되며 천기(天気)가 소모되면 정신이 흩어지고 지기(地気)가 소모되면 형체가 병이 들며 원기가 소모되면 수명이 다한다 하고 음식물 등을 소화 흡수하여 얻게 되는 영기(営気) 및 위기(衛気)가 항상 흐르게 되면 영원히 산다고 하고 있다.

그리고 황제내경소문(보명전형론)에는 인간은 천지의 기에 의존하여 태어나며 사시(四時)의 법(변화)을 통하여 이루어진다고 하고 천(天) 지(地)의 기(気)를 합하여(合気) 태어나는 것을 사람이라 하고 있으며 효경의 개종명의장(開宗明誼章)에는 신체발부수지부모라 하여 신체와, 머리카락과 피부는 부모에게서 물려받은 것으로 이를 소중히 여기는 것을 효도의 시작이라고 하고 있다.

이러한 사상은 우리나라에서도 면면이 내려오다가 고종 32년(1895년 1월 1일)을 기하여 일본의 강요에 의해 내려진 단발령으로 고종 또한 머리를 깎게 되고 내부대신 유갈준은 관리들에게 가위를 들고 거리로 나가 강제로 백성들의 머리를 깎게 함으로써 많은 저항을 받게 되었으며 선비들 또한 손과 발을 자를지언정 머리를 자를 수 없다고 분개하였다. 결국 김홍집 내각은 무너지고 김홍집은 피살되고 말았지만 오늘날에도 축복 받아야 할 어느 신생아가 너무도 부모를 닮지 않아 바뀌지 않았나 하는 의심 끝에 유전자 검사를 받고 나서 친자임을 확인하였다는 웃지 못 할 이야기가 회자되는 세상이지만 그래도 한번쯤은 뒤짚어 볼 필요가 있을 것이다. 또한 불로장생의 방법에 있어서 조선초기 문신이었던 이백(1455~1528)이 쓴 태백일사 신시본기 에는 제5세 태우의 환웅은 사람들에게 명상 즉 생각을 고요히 하고 마음을 깨끗이 하여 호흡을 고르게 함으로써 정기를 잘 기르게 되면 (조식보정 調息保精) 이것이야 말로 장생구시(長生久視) 즉 불로장생의 술이라 하였다 하고 있다.

그리고 고대 중국에서는 불로장생을 하거나 신선이 되기 위한 방법으로 환단술이나 방중술 및 내단수련 등을 하였다. 우리가 알고 있는 진시황제 또한 장생불사를 위해 각지로 사람들을 보내 불사약을 구해오도록 하였으며 이때에 제주도에 왔던 서복(徐福)이란 사람이 다양한 약초들을 구하여 서쪽으로 돌아간 포구라 하여 서귀포의 지명이 유래되었다고 하고 있으며 그를 기리는 기념관이 서귀포에 세워져 있기도 한다.

그동안 우리나라는 경제성장과 물질문명의 발달은 물론 의술 또한 발전 되어 국민의 평균수명 또한 늘어나게 되었으나 식생활의 서구화 등으로 여러 문제들이 발생되고 있는 것 또한 사실이다.

통계청이 2018년 8월을 기준으로 한 전국 주민등록인구 자료를 보면 전체 국민 51,812,153명(남자: 25863568명, 여자: 25948585명) 중 100세 이상은 18,505명(남자: 4253명, 여자: 14252명)으로 나타나고 있다.

사람이 살면서 여러 원인들에 의해 한 번이라도 아파보지 않은 사람이 있겠느냐만 그래도 부모로부터 물려받은 몸을 소중히 관리를 하여 건강한 몸으로 행복한 삶을 영위해 나가도록 노력을 기울여야 할 것이다.

이에 그동안 배우고 익히며 경험하였던 짧은 지식이지만 많은 사람들에게 조금이나마 도움이 되었으면 하는 바람으로 이 책을 쓰게 되었다.

2020년 9월

저자 최 상 헌

목 차

제1부 근육과 통증 / 11

제2부 동양 의학 / 157

제 1 부

근육과 통증

제1장

근육과 신경계

Ⅰ. 근육과 골격

1. 인체의 근육 (전면)

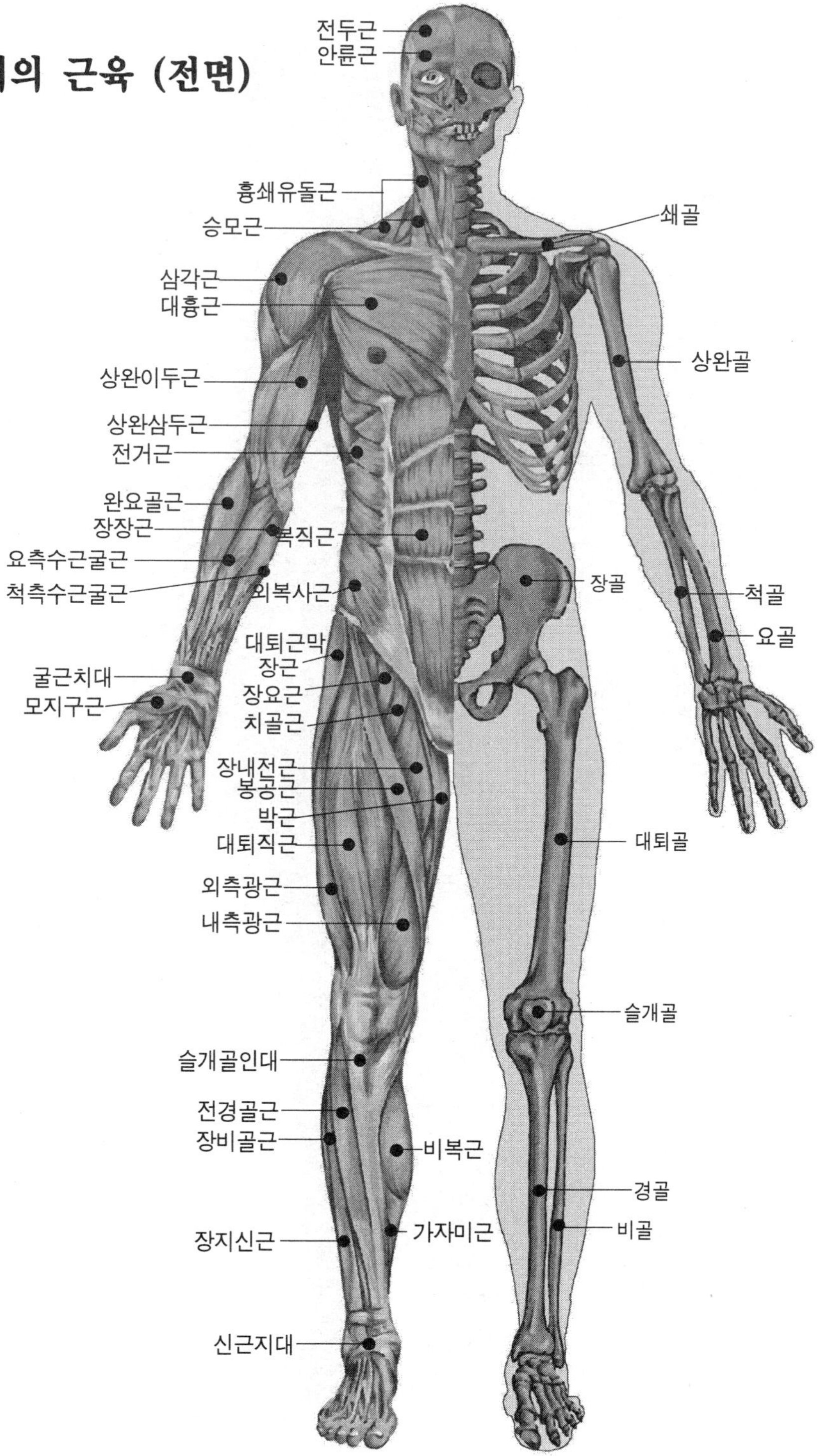

「그림 2-1」 인체의 근육 (전면)

2. 인체의 근육 (측면)

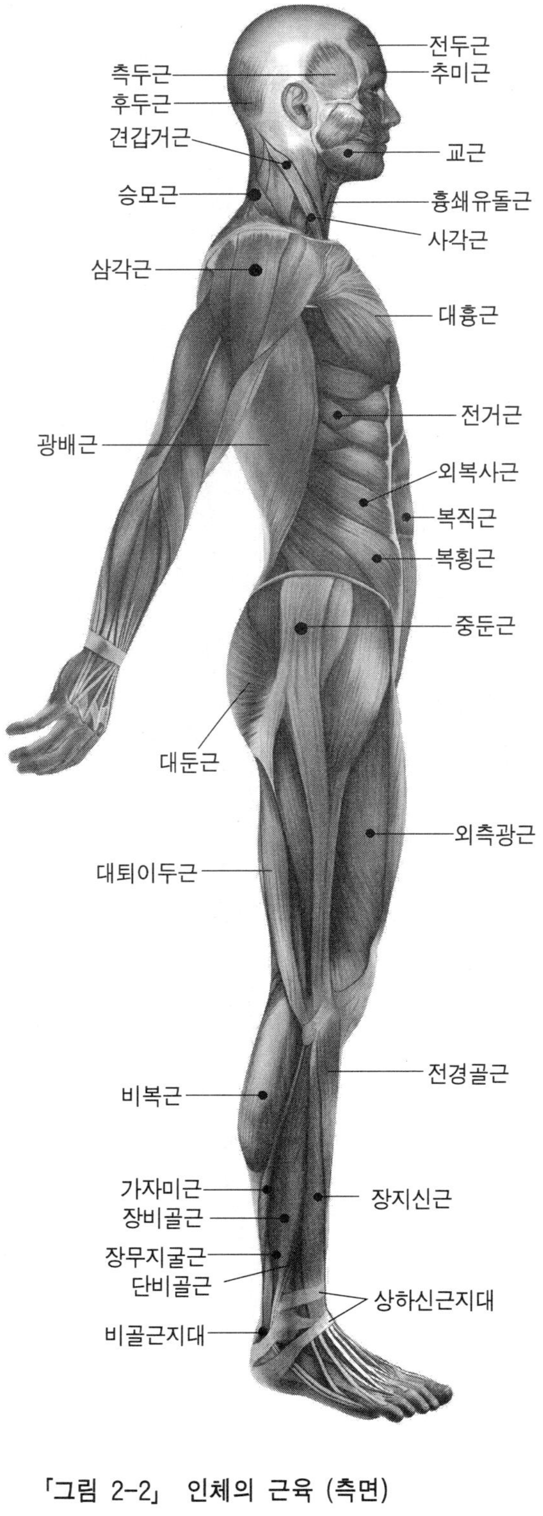

「그림 2-2」 인체의 근육 (측면)

3. 인체의 근육 (후면)

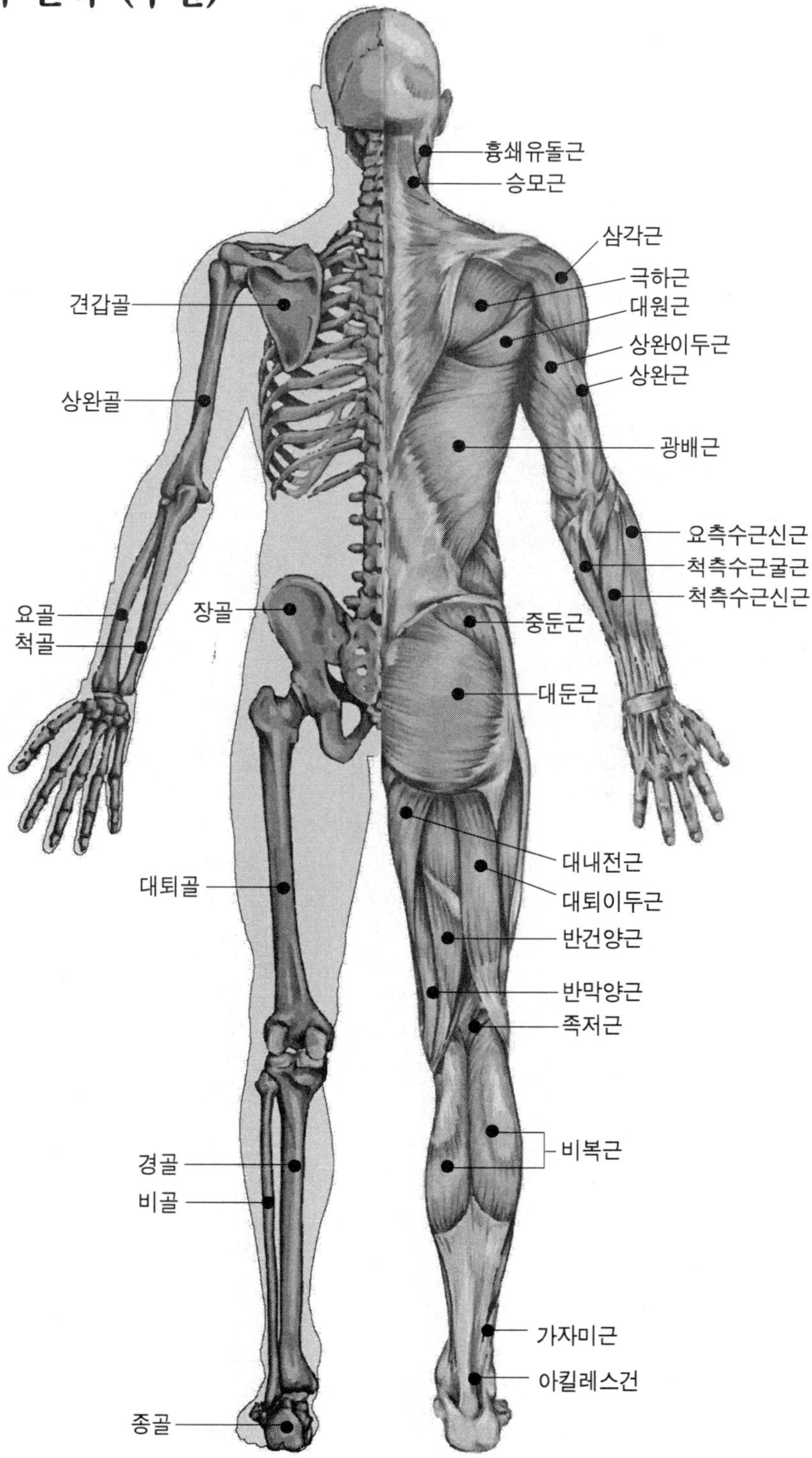

「그림 2-3」 인체의 근육 (후면)

4. 인체의 골격 (전면)

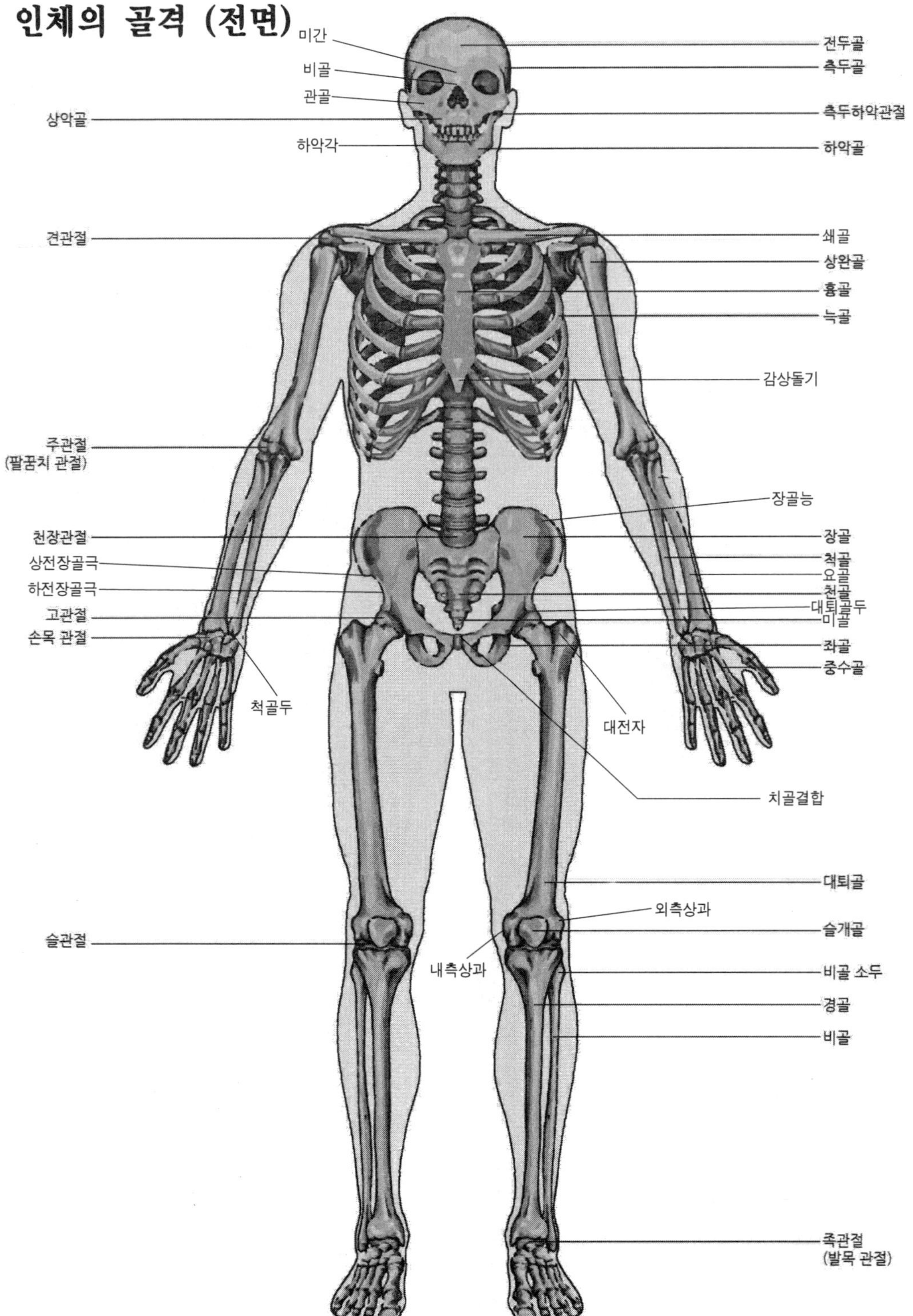

「그림 2-4」 인체의 골격 (전면)

5. 인체의 골격 (후면)

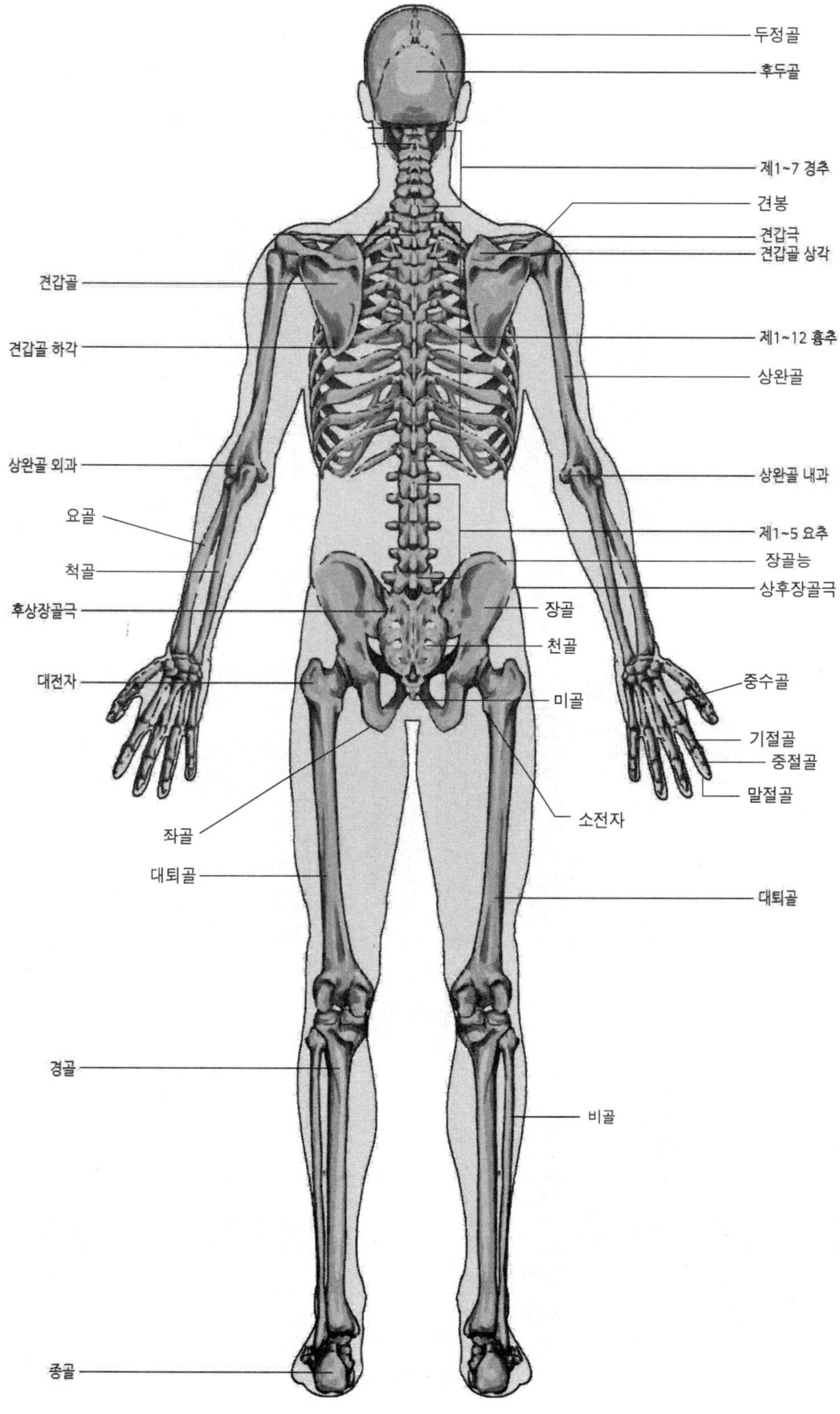

「그림 2-5」 인체의 골격 (후면)

6. 인체의 골격(관절)

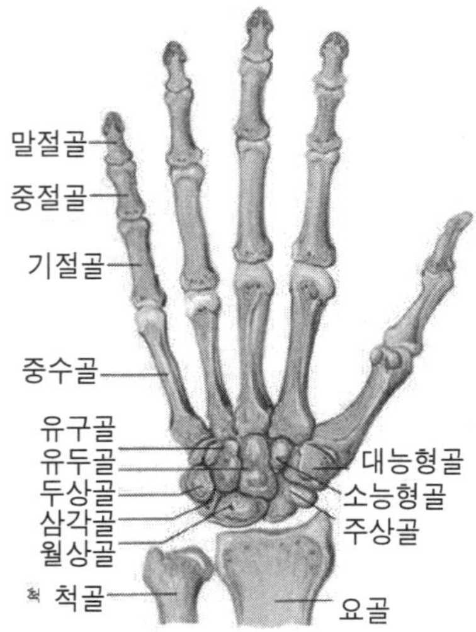

손 골격

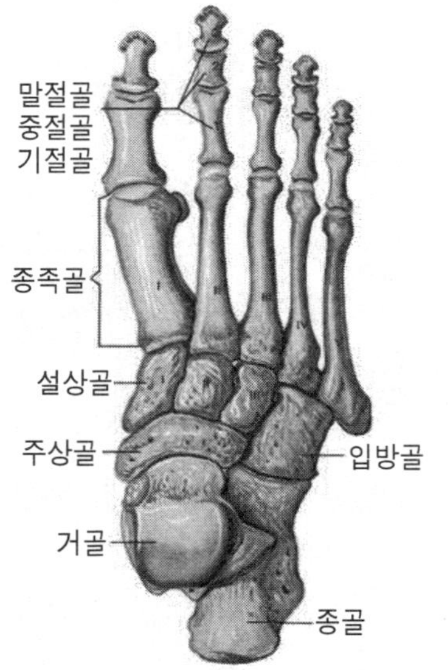

발 골격

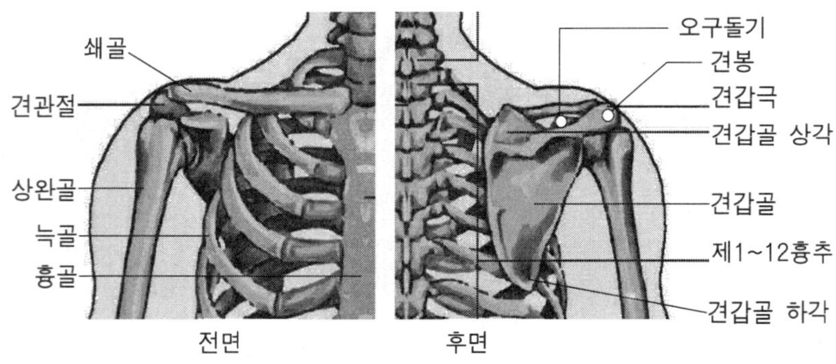

어깨 골격

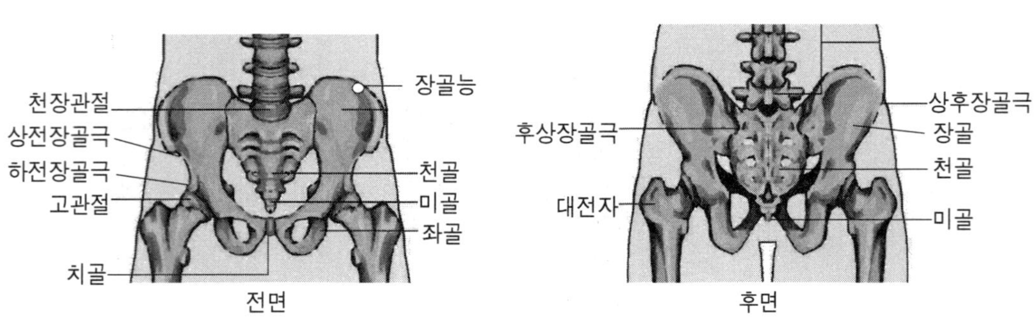

엉덩이 골격

「그림 2-6」 인체의 골격 (관절)

7. 척추와 장기

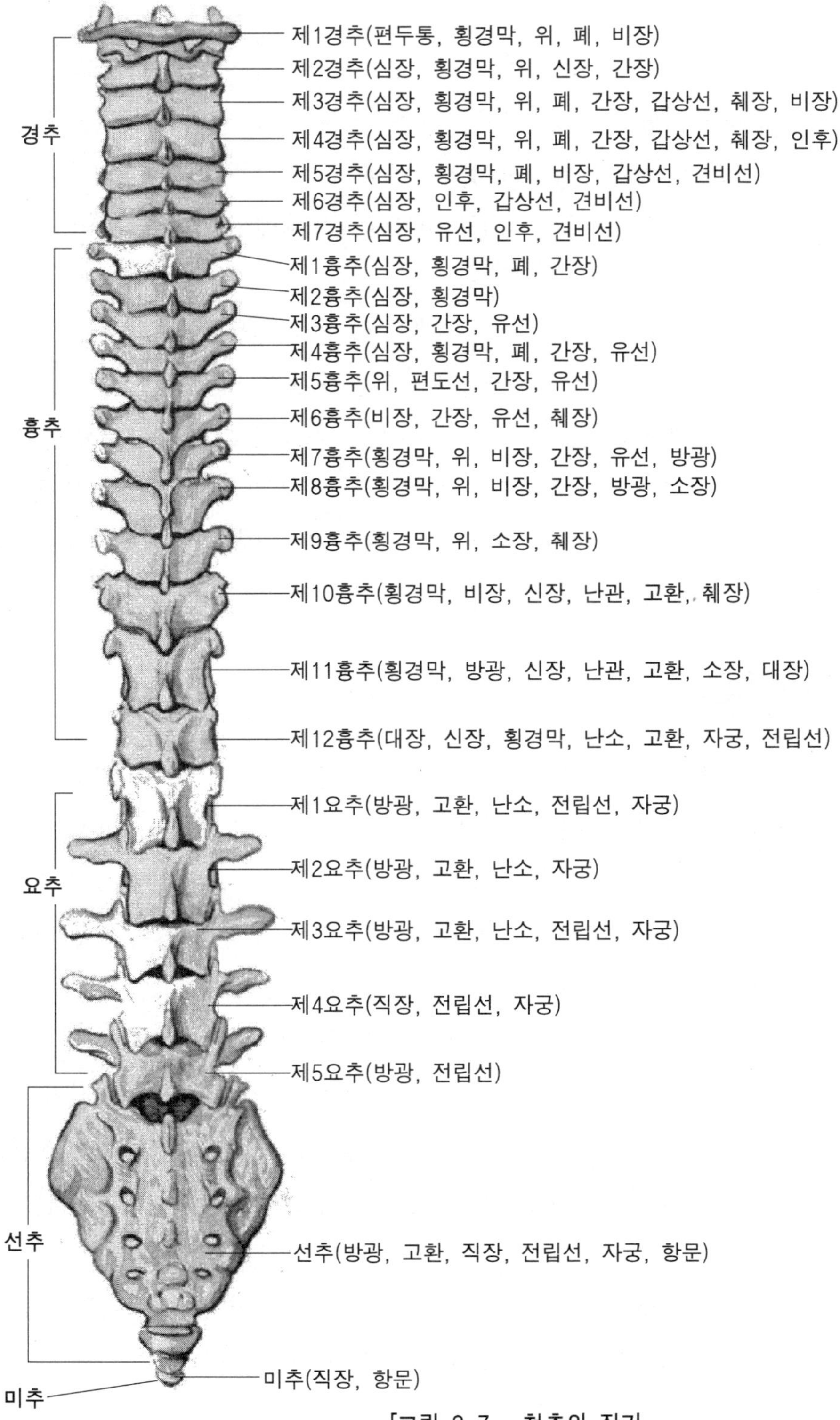

「그림 2-7」 척추와 장기

Ⅱ. 근육의 종류와 기능

우리 몸의 근육은 심장근과 평활근(내장근) 그리고 골격근의 유형으로 체중의 약 40~50% 정도를 차지하고 있으며 일반적으로 근육이라고 하면 골격근을 일컫는 것으로 몸에는 약 400개 이상 존재하고 있어 수축과 이완 작용으로 움직임을 원활하게 해주고 자세 유지와 근골격계의 움직임을 주관하는 인체에서 가장 역동적이라 할 수 있을 것이다.

골격근은 몸속에서 가장 많은 글리코겐과 여러 물질을 저장하며 섭취 흡수한 영양소를 연소하고 있다. 그러나 이러한 근육은 무리한 활동에 의한 과로나 외부의 힘에 의한 염좌 등 각종의 기능적 장애와 구조적 손상에 가장 먼저 노출되기도 한다. 그리고 이러한 손상들은 사고에 의한 부상이나 장애가 아니더라도 일상생활 중에 잘못된 자세와 습관과 과도한 운동이나 운동부족 등은 근골격계의 각종 장애에 직 · 간접적으로 연관이 되어 있다고 하여도 무방할 것이다.

1. 근육의 종류

우리 몸의 근육들은 「그림 2-1」「그림 2-2」「그림 2-3」과 같이 안면부에는 여러 근육들이 존재하고 있으나 표정근과 저작근으로 대별할 수가 있다. 이마에 주름을 짓게 하는 전두근과 눈썹부위의 안륜근 그리고 입술 부위의 구륜근과 관자놀이 위쪽 부분의 측두근 어금니 쪽 부위. 즉 마른 오징어나 질긴 고기 등을 너무 많이 씹었더니 턱이 얼얼하다고 하는 교근과 내 · 외측 익돌근 등을 들 수가 있다.

목 부위에는 광경근과 목젖 양옆부위의 흉골설골근과 목에서 귀 밑쪽 부위의 흉쇄유돌근과 사각근 등이 있으며 뒷덜미와 어깨에는 횡돌극근, 후두하근, 견갑거근, 판상근과 승모근 등이 있어 잠을 잘못자거나 스트레스를 너무 받았더니 뒷목이 뻐근하고 아프다고 하기도 하며 장시간의 운전이나 컴퓨터 작업을 하였더니 어깨가 뻐근하고 결린다고도 한다.

그리고 어릴적 예방주사를 맞았던 부위에 있는 삼각근과 등쪽 어깨쭉지 밑 견갑골 부위에 있는 극상근 및 극하근과 등뼈(흉추)에서 견갑골(겨드랑이) 방향의 대원근과 능형근, 소원근 및 광배근 등이 있다. 그리고 가슴 부위에는 쇄골하근과 대흉근이 가슴에서 어깨쪽 부분에는 소흉근이 가슴 옆 겨드랑이 밑(늑골) 부위에는 전거근과 늑간근 등이 있으며 팔굽관절 윗부위의 팔(상완)에는 오구완근과 흔히 알통이라 부르는 상완이두근과 상완삼두근 및 상완근이 그리고 팔굽관절 아래 부위의 팔(전완 또는 하완)에는 손바닥쪽의 상완요골근과 요측수근골근 장장근, 척측수근골근이 있으며 손등쪽면에는 주근, 척측수신근과 요측수근신근 등이 있다.

배(복부)부위에는 복직근과 외복사근 및 복횡근 등이 있으며 엉덩이에는 대둔근과 중둔근 및 소둔근과 이상근이 있고 다리의 대퇴부에는 엉덩이 밑 대퇴부위에 대퇴이두근과 반건양근 및 반막양근과 대내전근이 있으며 무릎 위쪽의 대퇴직근과 내측광근 및 외측관근, 중간광근이 그리고 허벅지 쪽 부위에는 봉공근, 장·단내전근, 박근 등이 있다.

하퇴부에는 종아리 부위의 비복근과 가자미근 등이 있으며 정강이뼈 바깥쪽에는 장지골근과장모지굴근과 장지신근 및 장모지신근과 전경골근 등이 있다.

그리고 등과 허리 부위에는 척추기립근과 횡돌극근, 상·하 후거근 및 요방형근과 장요근 등이 있다.

이러한 근육들은 쓰지 않으면 약해지게 되며 반면에 운동을 하게 되면 근육의 모세혈관수가 증가되어 근섬유는 굵어지게 되며 또한 근육에 많은 혈액을 보내기 위해 심장은 빠르고 강하게 움직이기 때문에 자연 심근이 튼튼하게 된다.

2. 근육의 구조 및 기능

심장근은 횡문근 구조로 되어있으나 평활근과 같이 자율신경계에 의해 지배되어 의지한대로 조절을 할 수가 없기 때문에 불수의근이라 한다. 그리고 내장근은 평활근으로 여러 기관의 벽(위, 혈관, 장기)을 형성 하고 있으며 골격근은 가로무늬가 규칙적으로 배열되어 있는 횡문근으로 체성신경계인 운동신경의 지배를 받으며 의도적인 동작이 가능하기 때문에 수의근이라고 하며 근의 기본 단위인 근섬유와 이를 결합하는 결체조직으로 이루어져 있다.

그리고 근수축은 운동신경 섬유가 골격근 세포에 자극(활동전위)을 전달하면 활동전위는 근섬유막(근초) 전체에 신속하게 퍼지는 동시에 근섬유 내부에 전달이 되며 근형

질세망에 저장이 되어있던 칼슘이 유리가 된다. 그리고 유리된 칼슘는 가는세사의 트로포닌 분자와 결합을 하여 가는세사와 미오신 머리간 결합을 차단하고 있던 트로프미오신을 끌어당겨 차단이 되었던 결합부위가 열리게 되어 미오신머리가 액틴과 연결교를 형성을 하여 가는세사를 근절의 중앙부위로 끌어당김으로써 근육의 수축이 일어나게 되는데 근섬유는 수축반응 속도에 따라서 속근섬유와 서근섬유로 나누어진다. 서근섬유는 산소 수송로인 모세혈관망이 발달 되어있으며 탄소화물이나 지방을 유산소 적으로 분해를 하는 미토콘드리아 수가 많기 때문에 장시간 에너지를 생산하는 능력이 탁월하다. 따라서 수축은 느리지만 지구성이 풍부하다. 그리고 철분이 주성분인 미오글로빈 함량이 많아 붉게보여 적근이라고도 하며 세포 내에 유입된 산소와 결합을 하여 산소를 임시로 저장을 하는 역할을 한다.

속근섬유는 백근이라고도 하며 수축을 개시하게 하는 칼슘의 신속한 분비역할을 하는 근형질세망이 발달이 되어 있어 수축속도가 빠른 대신 서근섬유에 비해 쉽게 피로해진다. 속근섬유는 신속한 에너지를 생성하기 위한 탄수화물의 저장 형태인 글리코겐과 인원질양이 많으며 미오신 ATPase 활성도가 높기 때문에 무산소적 대사능력이 높다.

그리고 근력에 있어

1) 행동을 일으키는 근력은 보통 근섬유가 한 번 수축에 의해 발현되는 최대의 장력으로 이는 수축에 참여를 하는 근섬유의 수와 근섬유에서 발사되는 신경충격(임펄스)의 빈도에 비례를 하게 된다. 근력의 평가는 최대 근육량에 의해 결정이 되는데 최대근육은 근육의 두께(횡단면적)에 비례하며 보통 횡단면적 1㎠ 당 4~8kg 정도의 힘을 발휘할 수 있다고 보고 있다.

   근력은 근의 길이가 변하지 않고 관절의 운동이 일어나지 않는 등척성(isometric)인 정적근력과 팔굽혀펴기나 넓이뛰기와 같이 근의 길이와 관절의 각도(관절운동)가 변하는 등장성(isotonic)인 동적 근력으로 구분을 할 수가 있다.

2) 행동을 지속시키는 힘인 지구력은 윗몸일으키기와 같이 신체 일부의 근육 또는 근육군이 일정한 운동을 강도를 바꾸지 않고 계속하는 능력인 근지구력과 오래달리기와 같이 전신의 근육군을 이용해서 행하는 전신지구력으로 구분을 할 수가 있다.

   하나의 근육이 가지고 있는 에너지는 한계가 있어 ATP는 1~2초 정도이며 크레아

틴 인산에서의 공급은 20초 정도이다. 그리고 근육의 글리코겐을 무산소적으로 해당과정을 거쳐 에너지를 방출하는 것은 40~46초 정도로 보고 있다.

따라서 전신지구력은 산소와 영양소를 공급하는 호흡순환 기능에 의해 결정이 되는데 이는 최대산소섭취량에 의해 나타난다. 심박출량은 안정시 일반인의 경우에는 1회 박출량은 여자가 약 50~70ml 정도이며 남자는 약 70~90ml 정도이다. 그리고 여자 운동선수인 경우에는 보통 70~90ml 정도이며 남자 운동선수는 100~120ml 정도이다. 그리고 운동시에는 여자선수는 100~120ml 정도 이며 남자선수는 150~179ml 정도로 심박출량이 증가되고 심박수 또한 증가된다.

3) 행동을 정확하게 하는 신경계의 협응작용으로 민첩성, 평형성, 교치성과 원활하게 할 수 있게 하는 관절과 인대 등에 의한 유연성 등은 인간이 삶을 영위할 수 있게 하는 신체적능력(체력)이라 할 수가 있을 것이다.

근육은 기능적으로 관절의 운동을 주도하는 주동근이 수축을 할 때 관절의 움직임이 유연하게 일어날 수 있도록 길항근은 반대로 이완을 하게 된다.

그러나 스트레스나 과도한 사용 등으로 정서적으로 긴장된 상태에서는 주동근과 길향근의 불수의 적인 수축이 동시에 일어나게 되며 이러한 근의 긴장(tension)이 계속적으로 높게 유지가 되면 피로물질의 축적에 의해 긴장성 두통이나 긴장성 경부통과 어깨결림 등의 통증과 기능장애가 나타나게 된다.

또한 근육을 급격히 과다하게 사용을 하거나 운동부족 등으로 약화된 근육을 과다하게 신장을 하게 되면 지속적이고 불수의적인 근육이 급격하게 수축이 되어 다리에 쥐가 나는 것과 같은 근육의 경련(muscle spasm)이 일어나 심한 근육통과 운동이 제한된다. 그리고 운동부족으로 인한 근력이 약화된 상태(근부전)에서 평소 근육의 적응 능력을 초과한 운동이나 활동을 하였을 때 온몸이 두들겨 맞은 것 같이 뻐근하고 욱씬거린다거나 다리에 알이 배어 걷기도 힘들다는 등의 근육통과 강직으로 유연성을 상실하기도 한다.

따라서 이러한 여러 원인들에 의해 대부분이 근육 내에서 발생을 하지만 때로는 근육을 뼈(골막)에 부착을 시키는 결체조직인 건이나 뼈나 연골 사이를 연결하는 섬유성 결체조직인 인대 등에 통증이 발생하게 되면(발통점) 근섬유의 일부가 밧줄처럼 뭉쳐지게 되며 이러한 띠중에서 자극에 의한 압통이 가장 심하게 느껴지는 지점으로 연관된 통증이 재현되고 통증을 피하기 위해 몸을 비틀거나 소리를 지르는 등의 연축발응을 보이게 된다.

그리고 통증이 발생(발통점)하게 되면 그에 의한 연관된 통증(연관통)이 나타나며 연관통 이외에도 벌레가 기어가는 듯한 느낌이나 마비감, 시린감각 등과 눈물의 분비나 충혈, 현기증, 이명 등의 증상이 동반되어 나타나기도 한다.

Ⅲ. 신경

1. 인체의 신경

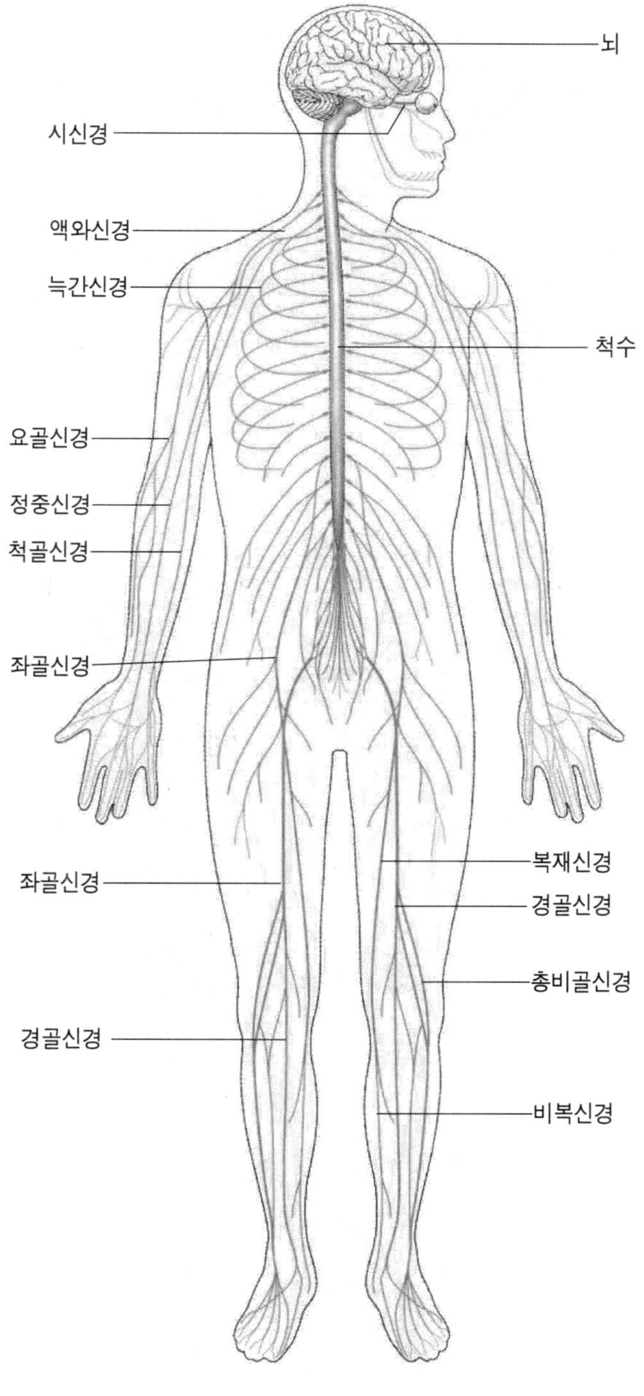

「그림 2-8」 인체의 신경

2. 삼차신경과 팔의 신경

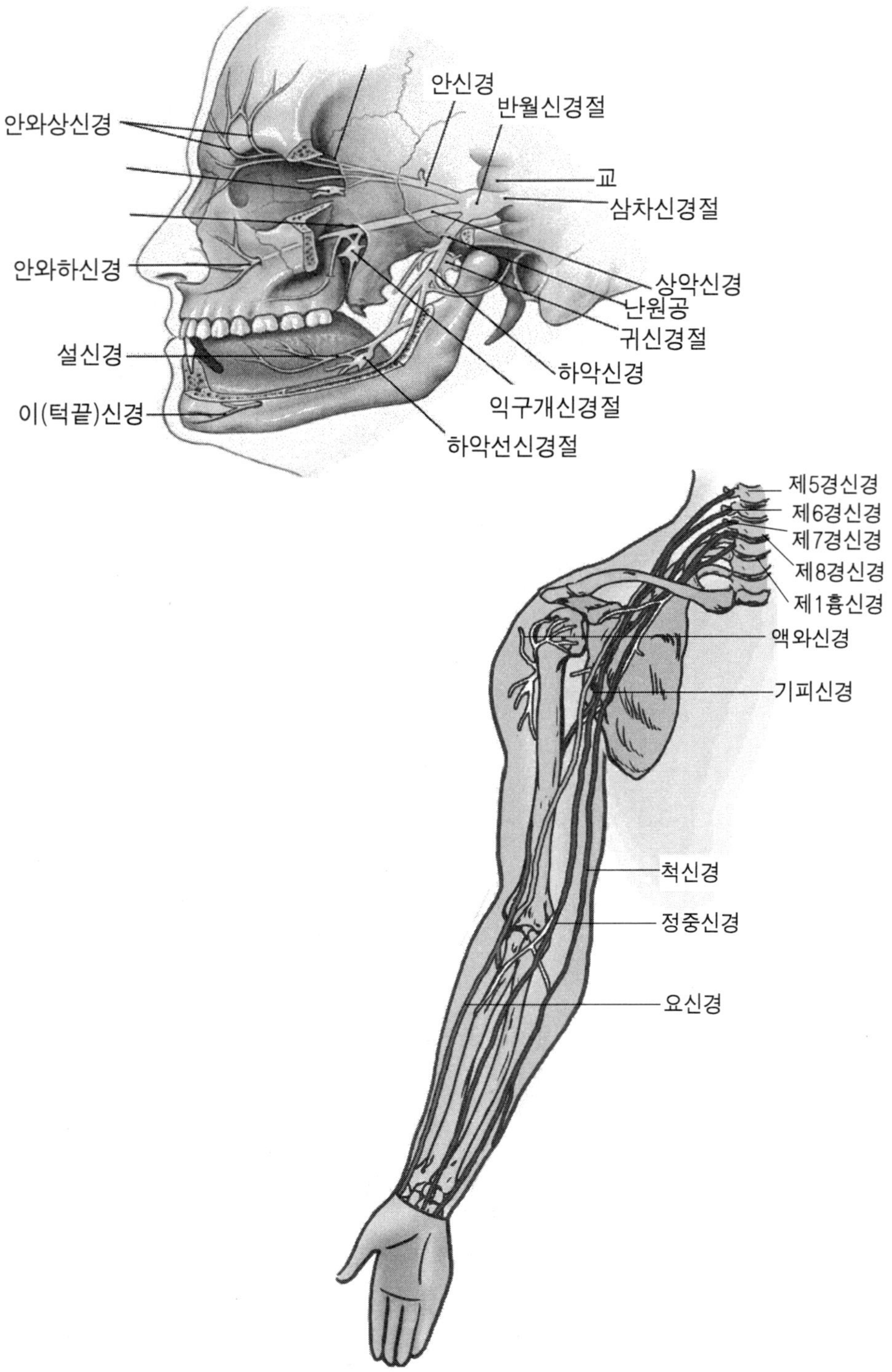

「그림 2-9」 삼차신경과 팔의 신경

Ⅳ. 신경계

- 신경계
  - 중추 신경계
    - 뇌
      - 대뇌
      - 간뇌(시상, 시상하부, 뇌하수체)
      - 중뇌
      - 교
      - 소뇌
      - 연수
    - 척수
  - 말초 신경계
    - 체성 신경계
      - 뇌신경(12쌍)
        - 운동신경
        - 감각신경
      - 척수신경(31쌍)
    - 자율 신경계
      - 교감신경
      - 부교감신경

「표 2-1」 신경계

우리 몸의 신경계는 크게 중추신경계와 말초신경계로 구분이 된다.

1. 중추신경계

중추신경계는 뇌와 척수로 구성이 되어 외부의 자극으로부터 수용기에서 받아들인 정보들을 감각신경(구심성신경)에 의해 중추신경에 전달을 하면 이들을 종합하여 분석을 하고 적절한 대응 방법을 운동신경(원심성신경)을 통하여 관련 기관으로 보내어 대처를 할 수 있게 한다.

일예로 최전방의 경계초소에서 경계 근무를 서고 있던 보초가 적의 이상 징후를 발견하게 되면(수용기) 즉시 지휘부(중추신경)에 보고(구심성신경)를 할 것이다. 또한 지휘부(중추신경)에서는 보고된 정보를 분석하여 명령을 하달(원심성신경)하면 보초는 명령을 즉시 수행하는 것과 같을 것이다.

1) 뇌

뇌는 대뇌 · 간뇌(시상, 시상하부, 뇌하수체) · 뇌간(중뇌, 뇌교, 연수), 소뇌로 구분을 할 수가 있다.

(1) 대뇌

대뇌는 보고된 정보들을 분석하고 명령을 하달하여 적절한 대응을 할 수 있도록 신체 반응을 주관하고 있으며

(2) 간뇌

간뇌는 대뇌와 중뇌 사이에 위치하고 있는 뇌의 일부로 모든 감각을 종합하여 대뇌피질로 전달하는 시상과 체온 및 체액과 식용중추 등 신체의 항상성 유지에 관여를 하는 시상하부 그리고 각종 호르몬을 생성하고 분비를 하는 뇌하수체로 구성되어 있다. 또한

(3) 뇌간

뇌간은 중뇌와 호흡중추 및 골격근의 긴장 등을 조절하는 중추가 위치하고 있는 뇌교에는 제5뇌신경(삼차신경) 및 제6뇌신경(외전신경)과 제7뇌(안면신경)와 제8뇌(내이신경)이 나오며 뇌와 척수를 연결하는 신경통로로써 척수로 가는 운동신경 섬유의 통로 역할을 하며 제9뇌신경(설인신경)과 제10뇌신경(미주신경) 및 제11뇌신경(부신경)과 제12뇌신경(설하신경)의 핵이 존재하는 연수로 구성되어 있다.

(4) 소뇌

소뇌는 뇌나 척수의 신경세포에 자극을 전달하며 자세와 평형을 유지하고 수의운동의 조절에 관여를 하며 호흡 및 타액의 분비 등을 지배조절 하는 많은 중추들이 위치를 하고 있다.

2) 척수

척수는 척추관내에 존재하며 뇌와 몸의 피부 및 관절과 근육 사이를 왕래하는 정보의 주요 경로 역할을 하고 있다.

2. 말초신경계

말초신경계는 온몸에 분포되어 있는 신체의 감각기관에서 받은 자극을 중추신경계에 보내고 이로부터 하달된 명령을 골격근이나 내장근과 선으로 보내는 신경로인 체성신경계와 자율신경계로 분류를 한다.

1) 체성신경계

체성신경계는 뇌신경과 척수신경으로 구별이 된다.

(1) 뇌신경

뇌신경은 12쌍으로 소뇌를 제외한 뇌 저변의 각 부위에서 몇 개씩 나오며 편의상 나오는 순서에 따라 숫자로 나타내고 있다. 이를 살펴보면

① 제1뇌신경(후신경, 감각신경) : 코에서 뇌로 전도되며 후각기능을 한다.

② 제2뇌신경(시신경, 감각신경) : 눈에서 뇌로 전도되며 시각기능을 한다.

③ 제3뇌신경(동안신경, 운동신경) : 뇌에서 눈의 근육으로 전도되며 눈의 운동과 동공의 축소와 수정체의 조절 등의 기능을 한다.

④ 제4뇌신경(활차신경, 운동신경) : 뇌에서 외측눈의 근육으로 전도되며 눈의 운동 등의 기능을 한다.

⑤ 제5뇌신경(삼차신경, 감각과 운동신경) : 안신경지, 상악신경지, 하악신경지로 두피와 점막과 치아에서 뇌로 또는 뇌에서 씹는 근육으로 전도되며 머리와 안면의 감각과 저작등의 기능을 한다.

⑥ 제6뇌신경(외전신경, 운동신경) : 뇌에서 외측눈의 근육으로 전도되며 외선운동 등의 기능을 한다.

⑦ 제7뇌신경(안면신경, 감각과 운동신경) : 혀에서 뇌로 또는 뇌에서 안면근육으로 전도되며 안면의 표정과 타액의 분비와 맛 등의 기능을 한다.

⑧ 제8뇌신경(내이신경, 감각신경) : 귀에서 뇌로 전도되며 평형각과 청각 등의 기능을 한다.

⑨ 제9뇌신경(설인신경, 감각과 운동신경) : 목과 혀에서 뇌로 또는 뇌에서 목근육과 침샘으로 전도되며 혀의 감각과 연하운동 및 타액의 분비 등의 기능을 한다.

⑩ 제10뇌신경(미주신경, 감각과 운동신경) : 목과 흉부 및 복강에서 뇌로 또는 뇌에서 목근육 및 목기관과 복강으로 전도되며 감각과 운동(장운동촉진 및 심장박동 억제 등)등의 기능을 한다.

⑪ 제11뇌신경(부신경, 운동신경) : 뇌에서 어깨와 뇌의 일부근육으로 전도되며 팔과, 머리 운동 등의 기능을 한다.

⑫ 제12뇌신경(설하신경, 운동신경) : 뇌에서 혀의 근육으로 전도되며 혀의 운동 등에 관여를 한다.

(2) 척수(추)신경

척수(추)신경은 척주(추)를 구성하고 있는 경추(7개) 흉추(12개) 요추(5개) 천추(5개) 미골(1개)의 각 추간공을 지나 천추관에서 쌍으로 나오는 말초 신경으로 다만 경수(추)신경 만은 제1경신경이 후두골과 제1경추사이로 출입을 하고 제8신경은 제7경추와 제1흉추사이를 통과 함으로써 8쌍의 경수(추)신경(cervical nerve C1~C8)으로 되어있으며 그 외에는 12쌍의 흉신경(thoracic nerve T1~T12) 5쌍의 요수(추)신경(lumbar L1~L5), 5쌍의 천골신경(Sacral nervs S1~S5), 1쌍의 미골신경(coccygeal nerve C0)으로 총 31쌍의 분절로 이루어져 있다.

「표 2-2」 척수신경과 가지

척추	척수신경	전지의신경총	신경총의 척수신경	주요기능
경추 (1~7)	경신경 (1~4)	경신경총 경수1번 ~4번	후두하신경 C1	운동신경
			대후두신경 C2	
			소후두신경 C2, C3	
			대이개신경 C2, C3	귀의 후부 및 하악각 부근의 피부에 분포. 지각신경 섬유이다.
			횡경막신경 C3, C4	횡경막을 지배하는 운동신경
			쇄골상신경 C3, C4	쇄골부와 견부
	경신경 (5~8)	상완신경총 경수5번 ~흉수1번	견갑하신경 C5, C6	견갑하근과 전거근을 지배
			견갑상신경 C5, C6	극상근과 극하근의 운동지배
			근피신경 C5, C6	오훼완근, 상완근, 상완이두근을 지배
			장흉신경 C5, C7	전거근의 운동지배
			쇄골하신경 C5	

			액와신경 C5, C7	삼각근과 삼각근 상부 피부 감각 지배
			정중신경 C5, T1	손목과 손의 운동기능을 지배, 손바닥의 감각 지배
			흉배신경 C6~C8	광배근 지배
			내 · 외측흉근신경 C6~T1	대흉근과 소흉근 지배
			척골신경 C8~T1	전완의굴근과 팔의 안쪽 피부 감각 지배
			요골신경	상완삼두근과 팔의 신근 및 손의 피부 감각에 관여
흉추 (1~12)	흉신경 (1~12)	늑간신경은 흉신경의 전지로 늑골 사이를 지나는 신경으로 12쌍이 있으며 근지는 상하의 후이근, 내 · 외늑간근, 흉횡근, 전복근, 측복근을 지배한다.		
요추 (1~5)	요신경 (1~5)	요신경총	장골하복신경 T12~요수1	복근과 대퇴측면근육 지배
			장골서혜신경 T12~요수1	아랫배의 근육과 남녀 생식기와 외음부 지배
			음부대퇴신경 L1, 2	외성기와 서혜부의 피부 감각 지배
			대퇴신경요추 2번~4번	장골근, 대퇴사두근, 봉공근, 치골근을 지배
			폐쇄신경요추 2번~4번	대퇴부의 내측과 관절부위 피부감각을 지배
			외측대퇴표피신경 요추2번 3번	대퇴외측의 감각 지배
천추 (1~5)	천골신경 (1~5)	요천골신경총	좌골신경요추 2번~천추3번	하지의 후면부외측으로의 신경 지배에 관여
			상하둔신경요추 4번~천추2번	둔부근과 대퇴근막장근을 지배
			후대퇴피신경 천추1번~3번	둔부대퇴후면과 하퇴후면의 감각 지배
			음부신경천추 2번~4번	회음부와 회음부의 피부감각을 지배
			총비골신경	발등의 근육 운동과 발의 피부 감각을 지배
			경골신경	하퇴와 발의 근육과 피부 감각을 지배
미추	미골신경	미골신경총		항문주위의 피부

(3) 신경총

또한 이러한 척수(추) 신경들은 중추신경계에서 근육이나 분비샘으로 정보를 전달하는 운동섬유인 전근과 들어오는 감각정보를 전달하는 감각섬유인 후근으로 구성되어 있으며 척주(추)의 추간공에서 합쳐져 하나의 척수(추)신경을 이루게 된다. 그리고 추간공에서 나오게 되면 체성신경계에 속한 섬유인 전지와 후지로 그리고 자율신경계의 섬유인 백교통으로 나누어지게 된다.

전지는 추간공의 바깥쪽에서 서로 결합을 하여 척수신경총을 형성하게 되는데 그 위치에 따라

경신경총(경수(추)1번~4번), 상완신경총(경수(추)5번~흉수(추)1번), 요신경총(요수(추)1번~4번), 요천골신경총(요수(추)1번~천수(골)4번) 그리고 미골신경총으로 구분되며 흉수(추)신경(흉수(추)1번~12번)은 신경총을 형성하지 않고 12쌍의 늑간신경을 이루게 된다.

① 경신경총

전지로 구성되는 신경총으로 그 가지들은 경부(목)와 그 인접한 부위의 피부와 근육을 지배한다. 가지들로는 횡경막을 지배하는 운동신경으로 횡격막신경(경수 3번, 4번)과 순수한 운동신경인 후두하신경(경수1번) 및 대후두신경(경수2번)과 쇄골상신경 등을 형성한다.

② 상완 신경총

팔을 지배하는 신경총으로 3개의 신경간(상간, 중간, 하간)을 형성하여 각각의 신경간에서 전분지와 후분지를 낸다. 그리고 3개의 후분지들이 모여 후신경속을 형성하여 겨드랑이 신경으로 삼각근의 운동과 삼각근 상부의 피부감각을 지배하는 액와신경과 상지를 지배하는 신경으로 팔의 신근과 손의 피부감각에 관여를 하는 요골신경을 형성하며 상간과 중간의 전분지는 모여 외측신경속을 형성하여 상완의굴근과 피부 감각을 지배하는 근피신경과 전완의굴근(팔굽혀펴기나 회전 운동 등)과 손바닥의 피부 감각을 지배하는 정중신경의 외측가지를 형성하고 하간의 전분지는 내측 전분지를 형성하여 전완의 굴근과 팔의 안쪽 피부감각을 지배하는 척골신경과 정중신경의 내측 가지를 형

성한다. 그리고 견갑하근과 전거근을 지배하는 경갑하신경(경수 5번, 6번)과 광배근을 지배하는 흉배신경(경수6번~8번) 및 전거근의 운동을 지배하는 장흉신경(경수5번~7번)과 극상근과 극하근의 운동을 지배하는 견갑상신경(경수 5번, 6번) 및 대흉근과 소흉근을 지배하는 내·외측흉근신경(경수6번~흉수1번)과 쇄골하신경 등을 형성한다.

③ 요신경총

후분지에서 대퇴신경이 전분지에서는 폐쇄신경이 나오는데 대퇴신경은 대퇴부의 근육(장골근, 대퇴사두근, 봉공근, 치골근 등)과 피부 및 바깥쪽의 생식기 등을 다스리며 대퇴사두근과 봉공근을 지배한다. 폐쇄신경은 대퇴부의 내측과 관절부위와 피부감각 및 내전근을 지배한다. 그리고 복근과 대퇴측면근을 지배하는 장골하복신경(흉수12번, 요수1번)과 남녀생식기와 외음부를 지배하는 장골서혜신경(흉수12~요수1)은 하복부와 여성의 대음순 및 외음부와 남성의 음낭을 지배한다. 그밖에 음부대퇴신경(요추1번, 2번)과 외측대퇴표피 신경 등이 형성한다.

④ 요천골신경총

좌골신경(요수4번~천수3번)은 전분지와 후분지가 모여 형성되는 신경으로 대퇴부의 잡아당기는 근육과 대퇴부 아래쪽 근육의 운동 및 피부감각의 지배에 관여를 한다. 그리고 좌골신경은 대퇴에서 총비골신경과 경골신경으로 갈라지는데 총비골신경은 몸통 아래의 움직임과 종아리의 근육 및 발등의 피부감각을 지배하며 경골신경은 하퇴와 발의 근육운동과 발의 피부감각을 지배한다.

그밖에 회음부의 운동과 방광이나 항문의 괄약근 운동을 지배하고 회음부와 외음부의 피부감각을 다스리는 음부신경(천수2번~4번)과 상·하둔신경(요수4번~천수1번) 등을 형성한다.

⑤ 미골신경총

미골부와 피부감각 등을 지배한다.

2) 자율신경계

자율신경계는 교감신경과 부교감신경으로 구별할 수 있으며 시상하부의 조절 중추에서 교감신경과 부교감신경을 통해 명령을 내리게 된다.

(1) 교감신경

교감신경은 흉수(추)(흉수1번~12번)와 요추(1번과 2번) 사이의 측각에서 나오며 혈관의 조절과 심장박동을 촉진하고 기관지를 확장하며 소화관의 연동을 억제 하는 등에 관여를 하며 긴급상황에 대처하기 위한 즉각적인 반응을 보인다. 그리고 교감신경의 신경절은 척수 옆에 위치하고 있는 측척수신경절과 척수의 앞에 위치하고 있는 전척수신경절로 나뉘어지며 측척수신경절은 경수3쌍, 흉수12쌍, 요수5쌍, 천수5쌍 무대신경절 1개로 구성되며 전척수신경절은 복강신경절과 상장간막동맥신경절 및 하장간막동맥과 신경절로 구성이 된다. 측척수신경절에서 나오는 신경섬유는 동공의 확대와 침의 분비를 억제하고 심장의 박동을 증가시키며 기관지를 확장하는 등의 기능을 하며, 전척수신경절에서 나오는 신경섬유는 소화를 억제시키며 효소분비를 억제한다. 그리고 오르가즘을 촉진하며 방광을 이완시키는 등의 기능을 한다.

(2) 부교감신경

부교감신경은 소화관의 수축과 심장의 박동을 억제하며 기관지를 수축시키고 침샘분비 등의 기능을 한다.

3. 운동신경과 감각신경

신경세포는 또는 신경섬유를 뉴런(neuron)이라 하는데 신경섬유는 그 안에 핵을 갖고 있는 세포체와 신경자극을 받아들이는 수상돌기 그리고 받아들인 자극을 다른 신경섬유와 근섬유와 같은 최종기관에 전달하는 축삭으로 되어 있다. 그리고 신경세포는 신경 충격을 전달하는 방향에 따라 신체전반에서 척수와 뇌로 신경을 전달하는 감각신경세포(구심성신경세포)와 뇌나 척수에서 근육이나 상피조직에 신경충격을 전달하는 운동성 신경세포(원심성신경세포)로 또한 감각신경세포로부터 운동신경세포로 신경 충격을 전달하는 사이 신경 세포로 구별을 한다.

제2장 얼굴과 목의 근육

Ⅰ. 얼굴의 근육

얼굴의 근육은 크게 표정을 짓게 하는 안면근과 음식물을 씹게 하는 저작근으로 구별을 할 수가 있다. 안면근에는 이마에 주름살을 잡히게 하는 전두근과 후두근이 있으며 눈썹을 미간쪽으로 당겨 미간에 주름이 생기게 하는 추미근과 턱과 아랫입술을 올리고 턱에 주름이 잡히게 하는 이근과 웃는 표정을 짓게 하는 대관골근과 윗입술을 위로 당겨 화가난 표정을 짓게 하는 소관골이 그리고 눈을 깜박이게 하는 안륜근과 입을 오므려 휘파람을 불게 하는 구륜근과 음료수 등을 스토롱을 이용하여 빨아 먹을 수 있게 하는 협근 등이 있다. 그리고 저작근으로는 아래턱(하악골)을 위로 당기게 하는 교근과 아래턱을 위쪽 뒤로 당기게 하는 측두근과 아래턱을 위로 당겨 입을 다물게 하는 내측익돌근과 아래턱을 앞으로 당기며 턱을 좌 · 우로 움직이게 하는 외측익돌근과 혀의 움직임을 원활하게 하는 설근 등이 있으며 이들 저작근들은 하악신경의 지배를 받으며 입을 다물거나(교근, 측두근, 내측익돌근) 턱을 앞으로 내밀고(내측익돌근, 외측익돌근) 입을 벌리는(외측익돌근) 등의 작용을 한다. 이러한 얼굴의 근육(그림 2-10, 그림 2-11)들 중에서 몇 가지를 살펴보면

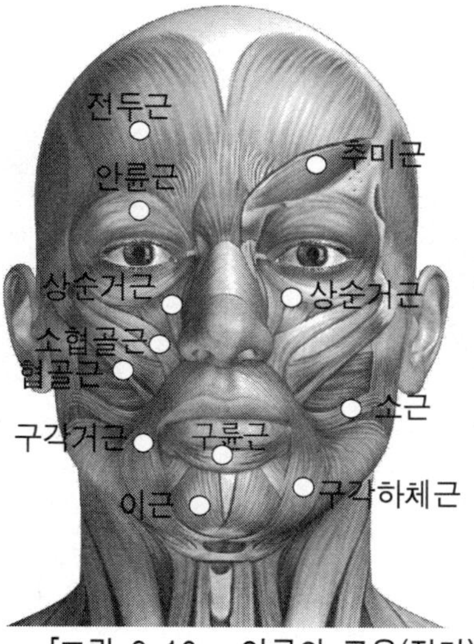

「그림 2-10」 얼굴의 근육(전면)

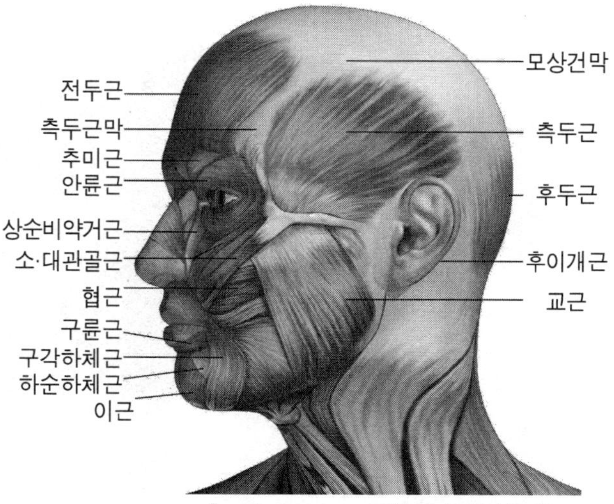

「그림 2-11」 얼굴의 근육(측면)

1. 교근 (咬筋, Masseter)

삼차신경의 분지인 하악신경의 지배를 받는 교근은 협골궁(頰骨弓)에서 하악각 및 하악지의 외측면에 부착을 하고 천층과 심층으로 되어 있으며 이를 악물 때 만져지는 사각형의 근육으로 입을 다물거나 음식물의 분쇄(저작)와 턱을 앞으로 내밀고 뒤로 당기는 작용을 한다(그림 2-12). 교근은 지속된 과로나 피로의 누적 또는 딱딱한 음식물의 저작 및 턱관절 또는 치아 결손 등에 의해 통증이 발생할 수 있으며 통증이 발생을 하면 상악(위턱)과 하악(아래턱) 및 대구치와 이에 인접을 하고 있는 치은의 통증과 개구(開口)장애, 이명 등의 증상들이 발생한 위치에 따라 다르게 나타난다.

1. 상부에 통증이 발생한 경우: 상악부위에 연관통이 집중하며 인접한 치아에까지 통증을 느끼게 된다(그림 2-13).
2. 중간부위에 통증이 발생한 경우: 하악부위에 연관통이 집중하며 인접한 치아에까지 통증을 느낀다(그림 2-14).
3. 하부에 통증이 발생한 경우: 아래 어금니와 하악골은 물론 측두부를 지나 관자놀이와 눈썹 부위까지 연관통이 분포하고 심한 경우에는 악관절통을 일으킨다(그림 2-15).
4. 심층에 통증이 발생한 경우: 악관절 주변부위(뺨 중앙부)의 연관통과 심한 경우 이명이 발생할 수 있다(그림 2-16).

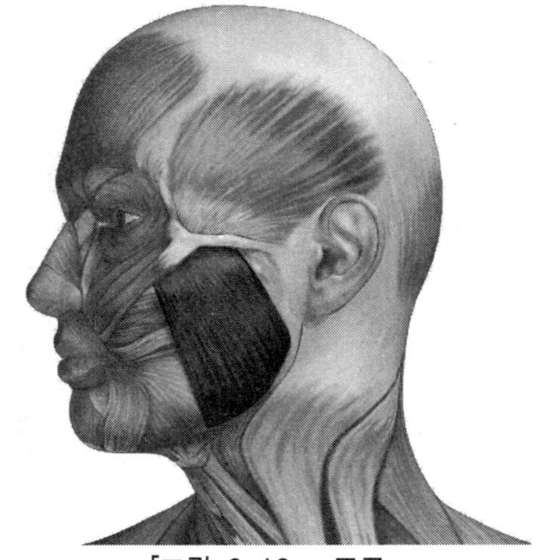

「그림 2-12」 교근

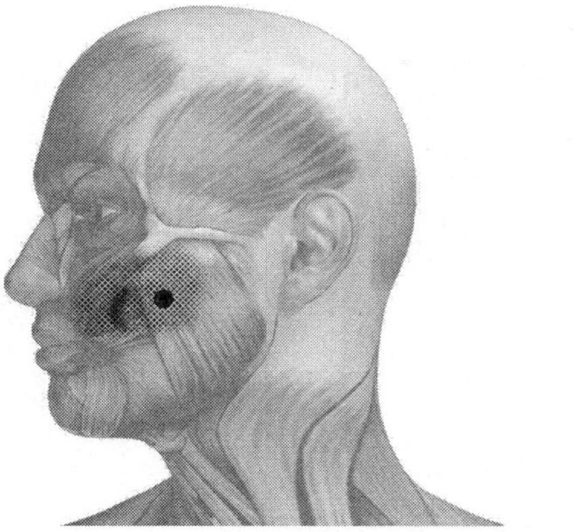

「그림 2-13」 교근 상부에 발생한 통증과 연관통

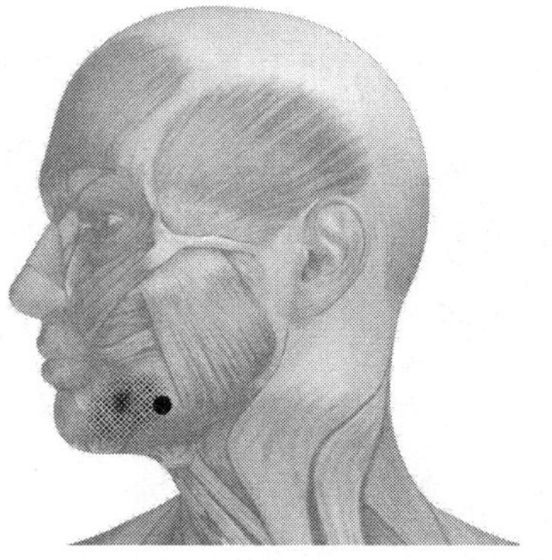

「그림 2-14」 교근 중간 부위에 발생한 통증과 연관통

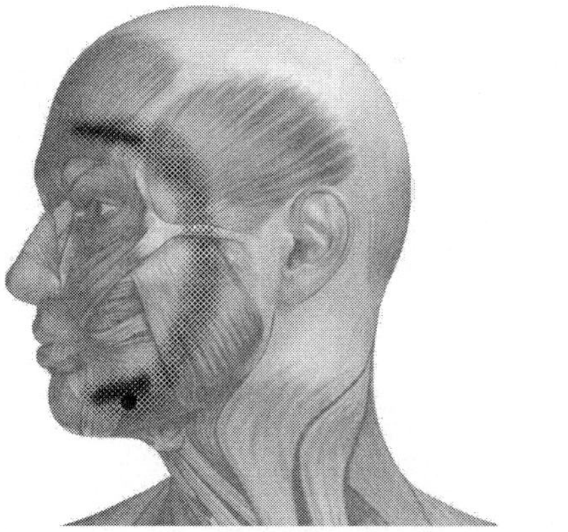

「그림 2-15」 교근 하부에 발생한 통증과 연관통

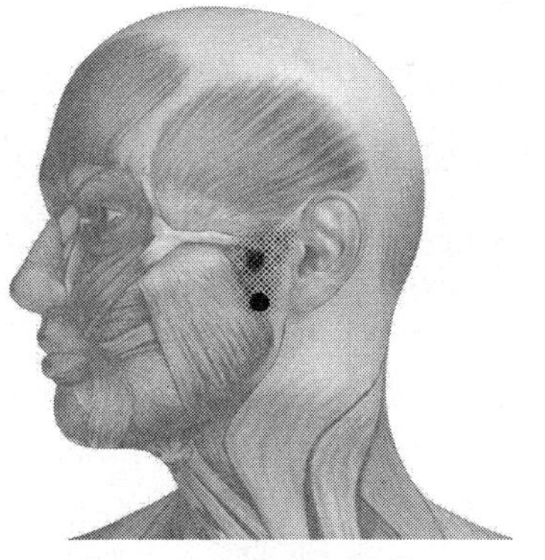

「그림 2-16」 교근 심층 부위에 발생한 통증과 연관통

2. 측두근 (側頭筋, Temporalis)

제5뇌신경(삼차신경 : 안신경, 상악신경, 하악신경)의 3지인 하악신경의 지배를 받는 측두근은 측두와에서 협골궁의 아래를 지나 하악골의 관상돌기에 부착을 하여 입을 다물거나 턱을 뒤로 당기는 작용을 하는 부채 모양을 하고 있는 근육이다(그림 2-17). 측두근은 주로 두통과 치통이 함께 나타나게 되는데 자극적인 식 · 음료를 섭취할 때 치아에 통증이 나타나기도 한다. 그리고 관자놀이 부위의 근육 손상은 눈동자를 욱씬 거리게 하며 또한 맥동과 함께 일정한 간격으로 옆머리가 욱씬거리는 통증을 일으킨다. 통증이 발생할 때 끈 등으로 머리를 동여매면 다소 완화되기도 하나 통증이 심한 경우에는 구토와 오심 등이 동반되는 경우도 있다. 발통점의 부위에 따라

1. 관자놀이 부위에서 시작되어 눈썹 부위와 눈 뒤 및 이마쪽과 관절을 지나 상악으로 또한 윗니 부위로 연관통이 발생하며(그림 2-18)
2. 관자놀이와 귀의 중간 부위에서 시작되어 측두근의 중간과 관골을 지나 송곳니 부위로 연관통이 발생하는 경우도 있다(그림 2-19). 그리고
3. 귀의 앞부분에서 시작하여 측두근의 뒷부분과 관골을 지나 어금니 부위로 연관통이 나타나기도 하며(그림 2-20) 측두근의
4. 후방에서 시작하여 후두부위로 연관통이 나타나기도 한다(그림 2-21).

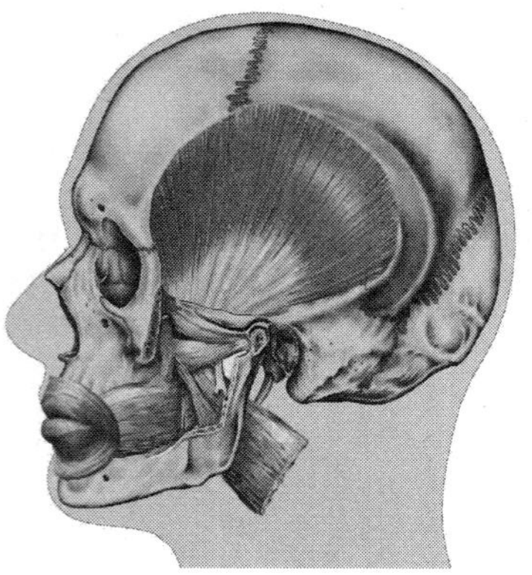

「그림 2-17」 측두근

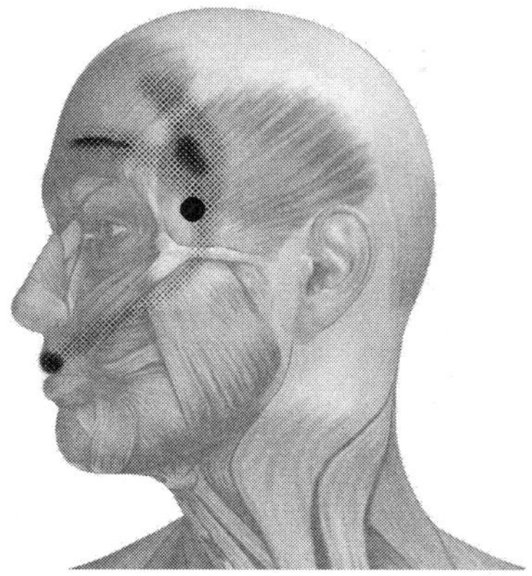

「그림 2-18」 측두근 관자놀이 부위에 발생한 통증과 연관통

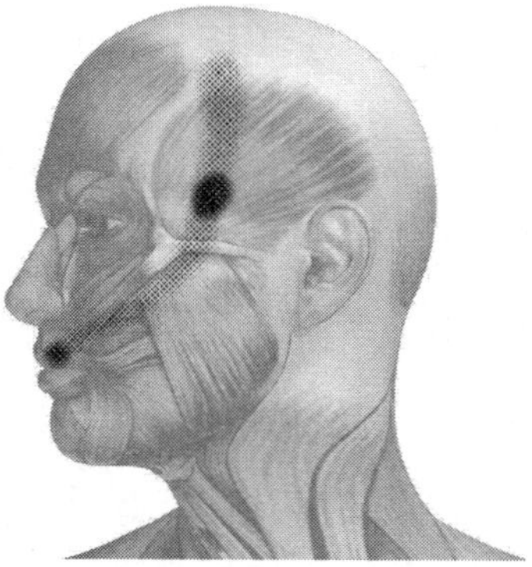

「그림 2-19」 측두근 관자놀이 부위와 귀의 중간 부위에 발생한 통증과 연관통

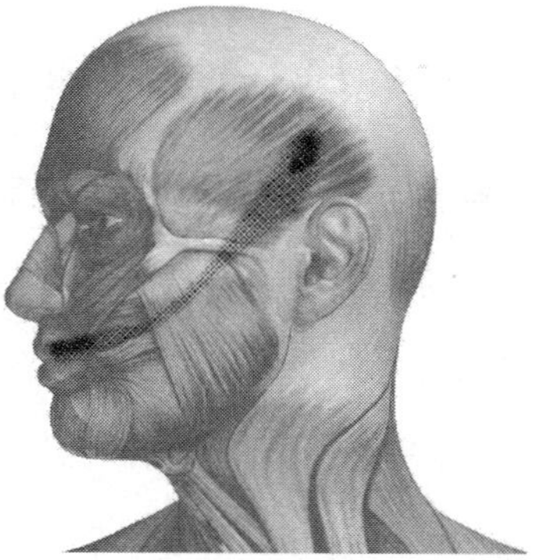

「그림 2-20」 측두근 귀 앞 부위에 발생한 통증과 연관통

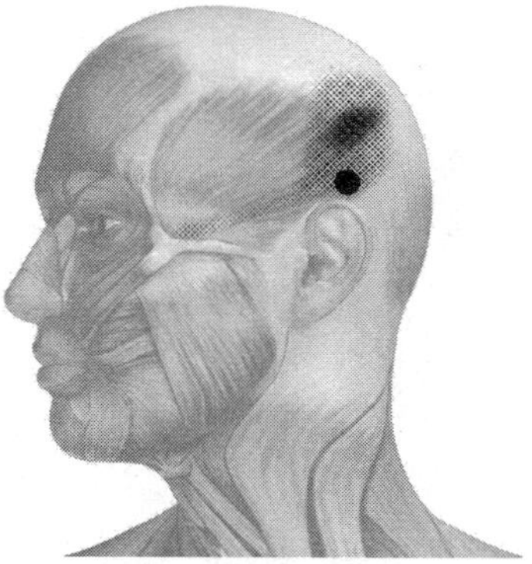

「그림 2-21」 측두근 후방에 발생한 통증과 연관통

3. 내측익돌근 (內側翼突筋, Medial pterygoid)

하악신경의 지배를 받는 내측익돌근은 구개골의 주체돌기, 상악골결절, 외측익돌판의 안쪽 면에서 후하방으로 비스듬히 내려와서 하악각의 안쪽면에 부착을 하며 천층두와 심두의 두 부분으로 구분이 된다(그림 2-22).

내측익돌근은 입을 다물거나 턱을 당기며 좌우운동을 시키는 기능을 한다. 통증이 발생을 하게 되면 턱을 움직일 때(입을 벌리거나 음식물을 씹을 때 등) 악관절 주변의 통증과 귓 속 깊숙이 은근한 통증 및 개구장애가 발생을 하며 입속의 통증과 아울러 물을 삼킬 때 목구멍이 따가운 통증이 발생하고 두통을 호소하기도 한다(그림 2-23).

4. 외측익돌근 (外側翼突筋, Lateral pterygoid)

하악신경의 지배를 받는 외측익돌근은 접혈골대익의 측두아래면과 측두하능, 외측익돌판의 바깥면에서 뒤쪽으로 악관절, 의관절낭 및 관절 원반과 하악경의 전반에 부착을 한다. 그리고 이 근육은 하두와 상두로 구분되며 턱을 앞으로 내밀고 입을 벌리며 턱을 한쪽만 수축을 하게 되면 내측익돌근과 함께 측방운동작용을 한다(그림 2-23). 저작근 중 통증이 많이 발생하는 근육이나 치통은 수반하지 않으며 그에 의한 연관된 통증은 주로 악관절 주변과 상악동에 나타난다(그림 2-24).

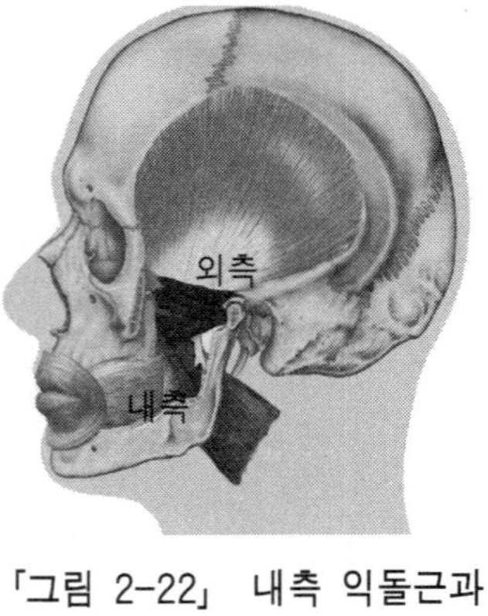

「그림 2-22」 내측 익돌근과 외측 익돌근

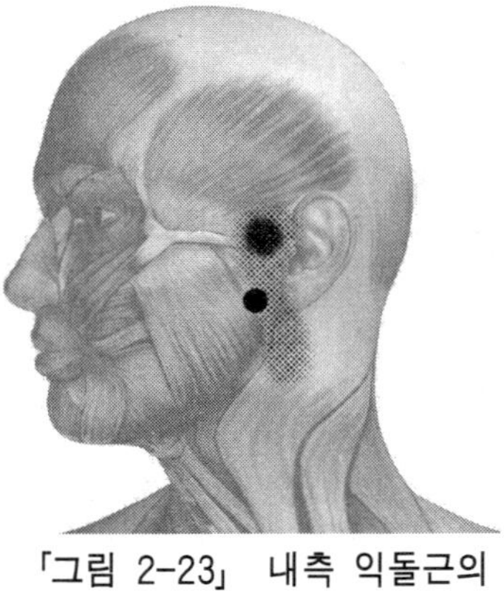
「그림 2-23」 내측 익돌근의 발통점

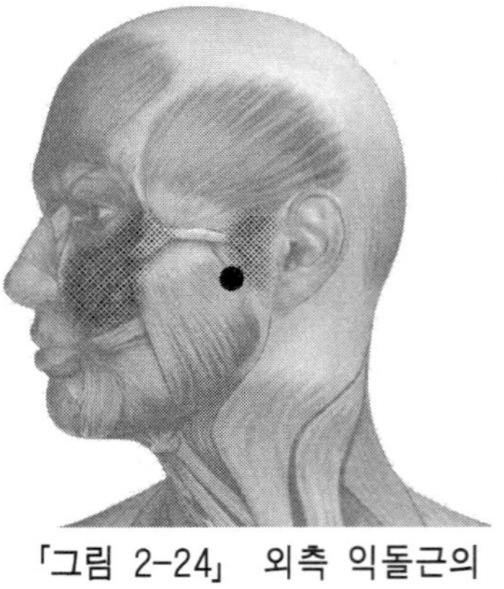
「그림 2-24」 외측 익돌근의 발통점과 연관통

5. 안륜근과 관골근(觀骨筋)

안면의 여러 근육 중에서 안륜근(orbicularis oculi)은 눈을 감게 해주는 근육으로(그림 2-25) 주로 눈의 윗부분에 발통점이 발생을 하며 심한 피로나 두통과 함께 또는 안면마비 이후에 발생을 잘하는 근육이다(그림 2-26). 그리고 대관골근(zygomaticus oculi)은(그림2-25) 미소를 지을수 있게 하는 근육으로 직업적으로 자주 미소를 짓고 있어야 하는 경우에 과도한 경직성 긴장이 발생되어 발통점이 유발되는 근육이다(그림 2-27).

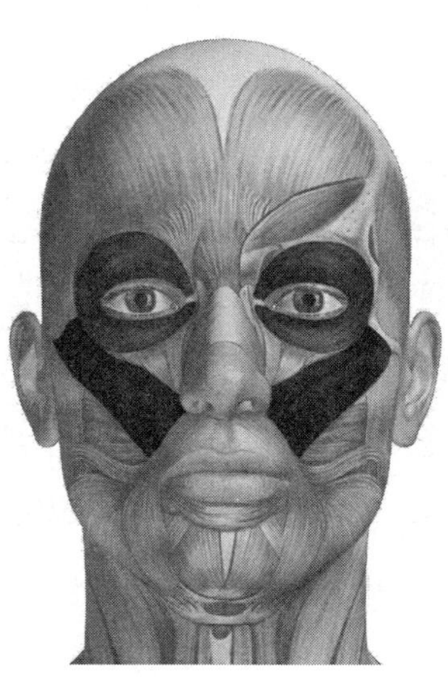

「그림 2-25」 관골근

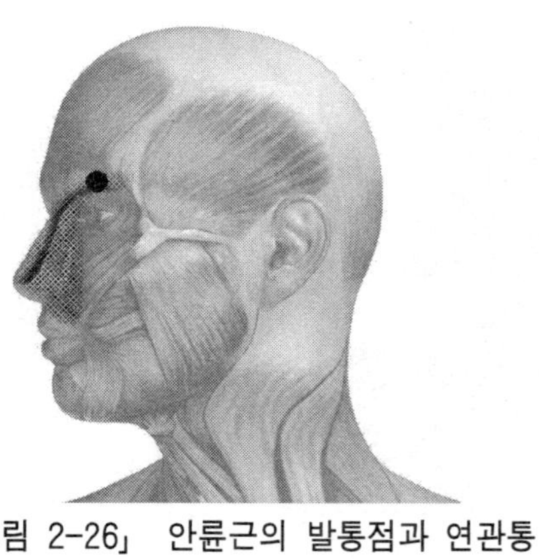

「그림 2-26」 안륜근의 발통점과 연관통

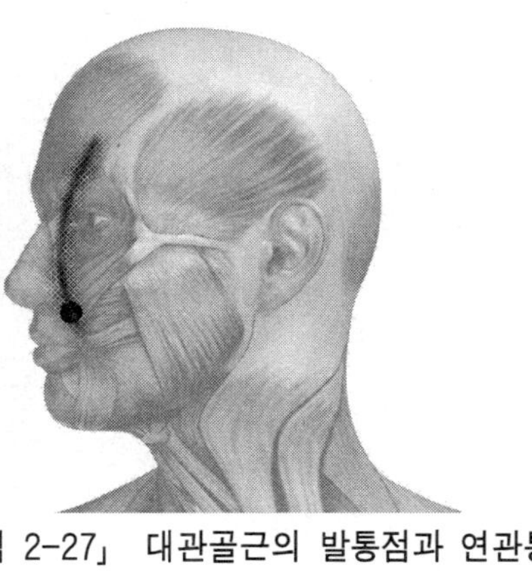

「그림 2-27」 대관골근의 발통점과 연관통

Ⅱ. 목의 근육

목의 근육에는 목의 정면과 측면의 피하에 위치하고 있는 천경근으로 슬픈 표정을 짓게 하거나 목에 주름을 잡히게 하는 광경근과 머리를 좌우로 돌리게 하거나 뒤로 제껴 얼굴을 위로 향하게 하는 흉쇄유돌근과 설골을 지지하고 음식물을 삼키거나 소리를 낼 때 혀를 들어 올리게 하는 설골상근(악이복근, 경돌설골근, 악설골근, 이설골근)과 음식물을 삼키거나 소리를 낼 때 설골 및 후두를 내리게 하는 설골하근(흉골설골근, 흉골갑상근, 견갑설골근, 갑상설골근) 등이 있으며 심부에 위치하고 있는 심경근으로는 목의 굴곡과 흡기근으로 호흡시 늑골을 위로 당기는 사각근(전사각근, 중사각근, 후사각근) 등이 자리를 하고 있다. 그리고 목 뒤의 근육으로 견갑골을 상 · 하로 당기고 머리를 뒤와 옆으로 굽히게 하는 승모근과 견갑골을 위로 올리게 하는 견갑거근과 두부(머리)와 경부(목)의 신전과 외측굴곡에 관여를 하는 판상근(두판상근, 경판상근)과 머리의 굴곡과 신전 및 회전에 관여를 하는 후두하근(대후두직근, 소후두직근) 및 상두사근과 하두사근이 자리를 하고 있으며 또한 척추(주)기립근(장늑근, 최장근 극근) 중 일부와 척추(주) 기립근의 기능을 도와주는 횡돌극근의 일부 등이 자리를 하고 있다. 따라서 이러한 근육들의 기능들을 아래와 같이 살펴보고자한다(그림2-28, 그림2-29).

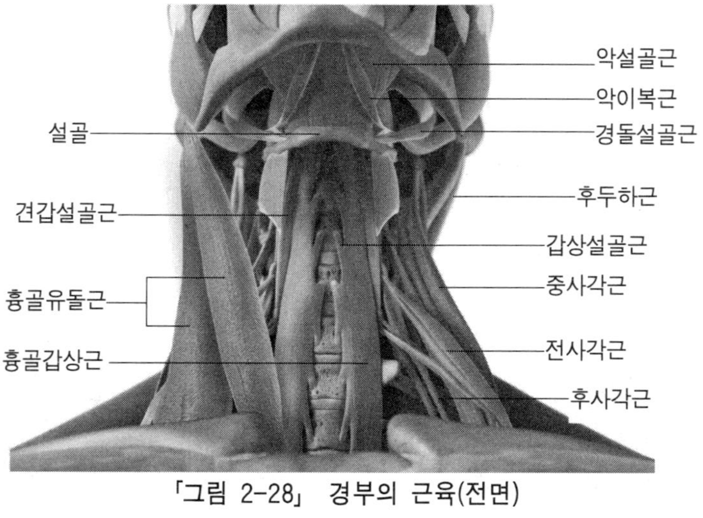

「그림 2-28」 경부의 근육(전면)

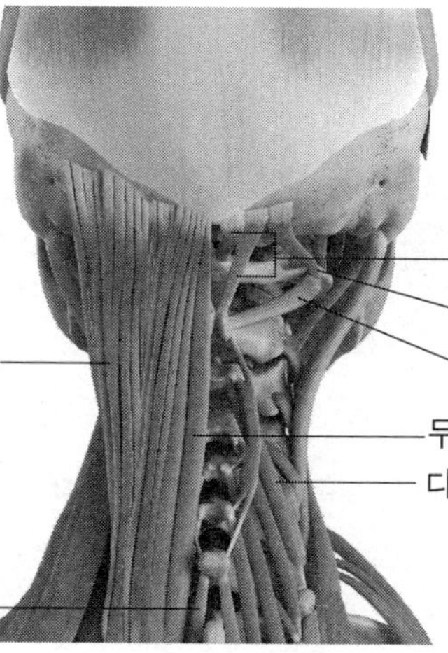

「그림 2-29」 경부의 근육(후면)

1. 흉쇄유돌근 (胸鎖乳突筋, sternocleido mastoid)

흉쇄유돌근은 제11뇌신경(부신경)과 경수신경(경추2, 3번)의 지배를 받아 두부와 경부의 굴곡과 회전 기능을 하는 근육으로 흉골의 전면에서 시작되는 흉골지와 쇄골의 안쪽 끝에서 시작되는 쇄골지로 구성이 되어있으며 각각의 시작부위로부터 목의 옆면으로 하여 유양돌기와 후두골의 목덜미 선에 부착을 한다(그림 2-30). 안면에 나타나는 흉쇄유돌근의 연관된 통증은 삼차신경통이 나타나는 부위와 비슷하지만 삼차신경통과 같은 흉골의 통증은 동반되지 않는다.

흉쇄유돌근에 통증이 발생을 하면 주로 두부와 안면에 연관된 통증이 나타나며 안면신경마비나 3차신경통과 안면이 쉽게 붉어지고 눈이 잘 충혈이 되며 침침해지고 귀에 문제가 자주 발생을 하게 되면 흉쇄유돌근의 긴장이 원인이다. 그리고 어지럼증과 멀미와 속이 메스꺼우며 안윤근의 경련과 통증이 동시에 일어나고 코감기나 알러지 비염 등의 증상이 나타나고 또한 마른기침 등의 증상이 나타날 수가 있으며 음주후 앞골이 쏟아질 것 같고 깨질듯한 통증이 발생할 수가 있다. 그리고 한쪽의 흉쇄유돌근에만 통증이 발생을 하게 되면 고개는 발생한 쪽으로 기울게 되고 얼굴은 반대쪽으로 회전이 되어 어깨가 한쪽으로 기울게 된다. 따라서 양 어깨의 높이가 차이가 있게 된다.

1) 흉골지

흉골지의 통증이 발생한 위치에 따른 증상을 살펴보면 흉골지의 상단에 통증이 발생을 하면 귀 뒷부분과 귓속에 연관통이 발생을 하며 두정부에 망치로 치는 듯한 통증이 반복되고 머리카락이 스치기만 하여도 통증이 나타난다. 그리고 흉골지의 중간에서 통증이 발생을 하면 같은쪽 뺨 부위와 눈 주위로 연관통이 발생하여 귓속까지 통증이 확산되는 경우도 있으며 흉골지의 아래 안쪽에서 통증이 발생을 하면 턱의 끝부분과 입속의 인두에 연관통이 나타나며 음식물을 삼키게 되면 혀의 뒤쪽과 인두에 통증이 나타나며 흉골지 아래에 통증이 발생을 하면 흉골의 상부에 연관통이 나타난다(그림 2-31의 ①).

2) 쇄골지

쇄골지의 상부에 통증이 발생을 하게 되면 같은 쪽 귓바퀴의 뒤쪽과 귓속에 통증이 나타나며 때로는 뺨과 대구치(molor teeth)까지도 통증이 확산된다. 그리고 쇄골지의 중간부분에 발통점이 발생을 하면 같은 쪽의 이마에 연관통이 나타나고 심하면 반대쪽 이마까지도 확산된다. 머리와 몸체 간의 상호균형관계는 목의 근육 특히 흉쇄유돌근과 승모근의 긴장도에 의해 통합이 된다. 따라서 통증이 발생을 하여 흉쇄유돌근 또는 승모근이 병적으로 긴장을 하게 되면은 머리와 몸 전체 간의 균형 감각에 이상이 초래되어 현기증이나 오심 등의 증상들이 나타나고 차멀미나 배멀미를 심하게 느끼게 된다.

그리고 쇄골지의 이상긴장에 의해 기립성 어지러움증이 있는 사람이 목을 움직여 쇄골지의 긴장도가 갑자기 변화하게 되면은 발작적인 현기증이 나타나며 심한 경우에는 실신까지 하는 경우도 있다. 그리고 측정 이상(물체의 무게를 정확하게 인식하지 못하는 현상) 또한 쇄골지의 통증에 의한 증상으로 주로 한쪽 쇄골지에만 통증이 생긴 경우에 나타나기 쉬우며 양손에 동일한 무게의 물건을 들어도 통증이 발생한 쪽의 무게가 더 가볍게 느끼게 된다. 쇄골지의 경우 이마에 국소적인 발한과 혈관의 수축이 나타나고 때로는 청력이 감소되거나 이명 등이 나타날 수도 있다(그림 2-31의 ②).

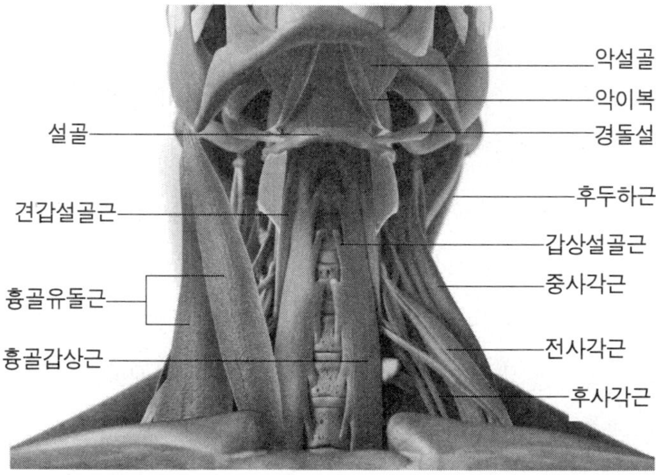

「그림 2-30」 흉쇄유돌근

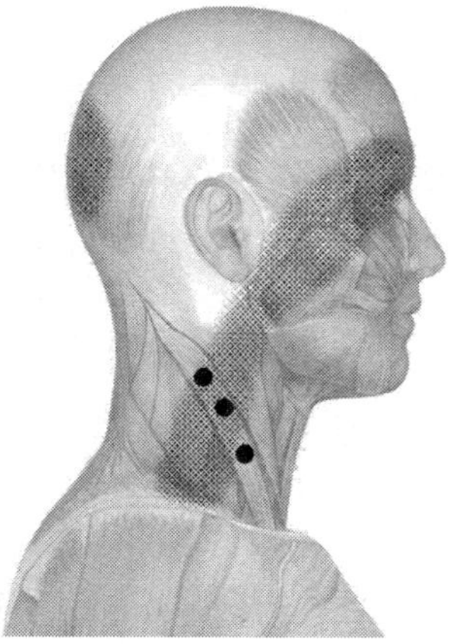

①흉골지

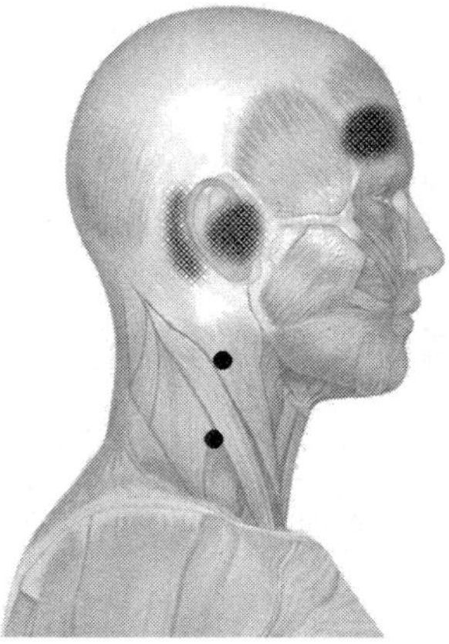

②쇄골지

「그림 2-31」 흉쇄유돌근(①흉골지 ②쇄골지)의 발통점과 연관통

2. 사각근 (斜角筋, scalene muscles)

경수신경(경추2번~7번)의 지배를 받는 사각근은 전사각근과 중사각근 및 후사각근으로 구성되어 있으며 전사각근은 제3경추~제6경추의 횡돌기에서 제1늑골 내측면 외측에, 중사각근은 제2경추~제7경추의 횡돌기에서 제1늑골에, 후사각근은 제5경추~제7경추 횡돌기에서 제2, 3늑골 외측에 부착을 하며(그림 2-32) 경추를 측굴시키고 제1, 2늑골을 위로 당겨 호흡근으로 작용을 하는 등 경추골을 보호하고 안정시키는 근육이다. 사각근의 연간된 통증은 누운 자세에서는 흉곽이 목쪽으로 상승을 하여 사각근이 단축되기 때문에 연관통이 밤에 더 심해지며 특히 새벽녘에 심하여 잠을 이루지 못하게 하는 특징이 있다. 따라서 베개를 등에 고여 상체를 높여주거나 소파에 기대고 잠을 자면 다소 편안하게 잠을 잘 수가 있게 된다.

사각근에 통증이 발생하면 상완신경층과 쇄골하정맥 및 인파관 등이 압박되어 신경혈관포착증후군이 나타나기도 한다. 상완신경총은 제1늑골위를 돌아서 흉곽을 벗어날 때 lower trunk가 압박이 되며 따라서 주로 척골신경의 지배영역을 중심으로 손(제1지와 2지)에 마비감과 저린 느낌이 나타나고 때로는 손에 쥐고 있는 물건을 갑자기 떨어뜨릴 수가 있게 된다. 쇄골하정맥과 임파관은 전사각근의 앞쪽에서 압박되어 손가락과 손등의 부종이 동반되며 기상시에는 손가락이 뻣뻣하나 손을 계속 쓰게 되면 강직과 부종이 점차 감소가 된다. 전사각근의 통증에 의한 연관통은 어깨의 뒤쪽으로 확산이 되어 상흉추부의 양쪽 견갑골 사이에 집중적으로 통증이 나타나며 통증이 중사각근과 전사각근의 상부에 나타나면 연관통은 어깨의 앞쪽에 나타나서 상완의 앞 · 뒷면과 요골(팔)을 거쳐 엄지와 인지까지 확산이 된다.

그리고 중사각근과 후사각근의 아래쪽에 통증이 발생을 하면 쑤시는 듯한 지속적인 증상이 전 흉부를 거쳐 유두까지 연관통이 확산이 된다.

사각근의 연관통은 극하근의 연관통과 비슷하나 사각근의 연관통은 비교적 얕은 통증이며 극하근 통증은 심부에서 나타난다(그림 2-33).

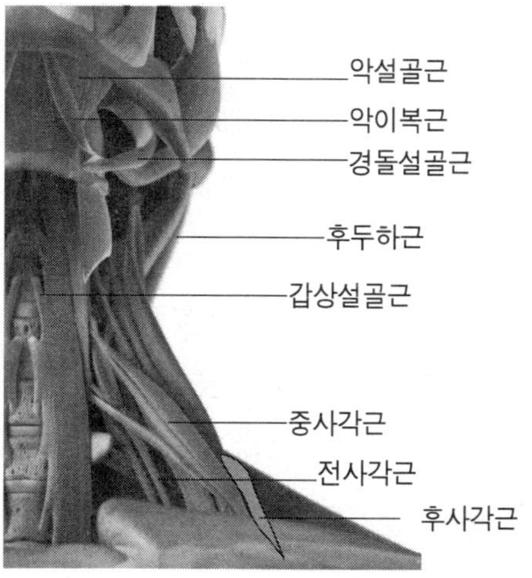

「그림 2-32」 사각근

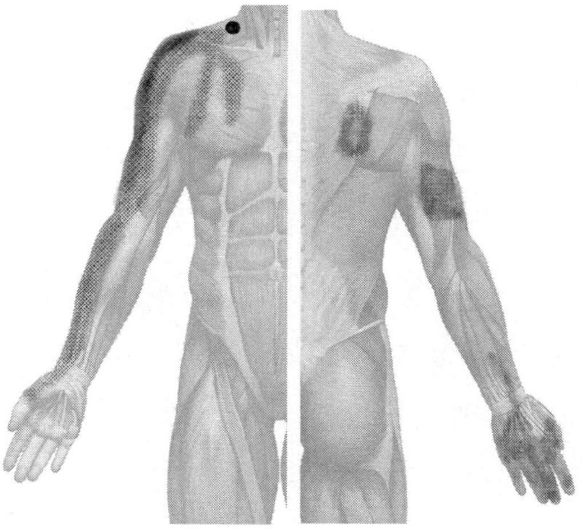

「그림 2-22」 사각근의 발통점과 연관통

3. 승모근 (僧帽筋, trapezius)

승모근은 제11뇌신경(부신경)과 경수신경(경추3번, 4번)의 지배를 받는 근육으로 위 목덜미선(上項線)에서 외후두융기와 목덜미 인대를 거쳐 제12흉추돌기까지 몸의 정중선에서 기시를 하는 얇고 편편한 삼각형 모양의 근육으로 상부(쇄골의 2분의 1 경추1번~5번 극돌기와 견봉쪽 지점에 부착)와 중부(경추 6번~흉추3번의 극돌기와 견봉과 견갑골극 상연에 부착) 및 하부(흉추5번~12번 극돌기와 견갑극에 부착)에 각각 부착을 하여 견갑골을 올리고 내리는 것과 젖힘 등의 작용을 한다(그림 2-34).

승모근은 흉쇄유돌근과 더불어 교감신경이 비교적 많이 분포된 대표적인 스트레스 근육의 하나로 정서적인 긴장의 영향을 직접 받아 근육의 긴장과 통증이 잘 발생하는 근육의 하나이다.

따라서 정신적인 스트레스를 많이 받는 사람들이나 운전자와 사무직 종사자들 또는 장시간 무거운 배낭이나 등짐을 지는 경우 대부분이 승모근 상부가 긴장이 되고 단단하게 굳게 되어 목덜미와 뒷덜미가 뻐근하고 어깨죽지가 묵직하다고 호소를 한다.

승모근의 상부에서 통증이 발생을 하면 목덜미와 뒷골 및 어깨쪽으로 연관통이 나타난다. 연관통은 묵직하고 뻐근한 느낌이 처음에는 목덜미와 어깨죽지에서 시작하여 점차 위쪽으로 올라가고 심한 경우에는 유양돌기를 중심으로 격렬한 통증이 반복되기도 하며 측두부를 지나 안구의 뒤까지 확산이 되고 때로는 하악각으로 통증이 몰리는 경우도 있게 되며 심한 어지러움을 호소하기도 한다(그림 2-35).

그리고 견갑골의 내측 상부에 통증이 발생하면 제6경추와 통증이 발생한 중간 부위에 찢어지는 듯한 통증이 나타나고(그림 2-36), 견봉의 안쪽에 통증이 발생하면 쑤시는 듯한 통증이 발통점 주변에 계속되어 심하면 만질 수도 없게 통증이 나타나고(그림 2-37) 견갑극 아래에 통증이 발생하면 견갑골의 안쪽 모서리를 따라 위로 지속적인 통증이 나타난다(그림 2-38).

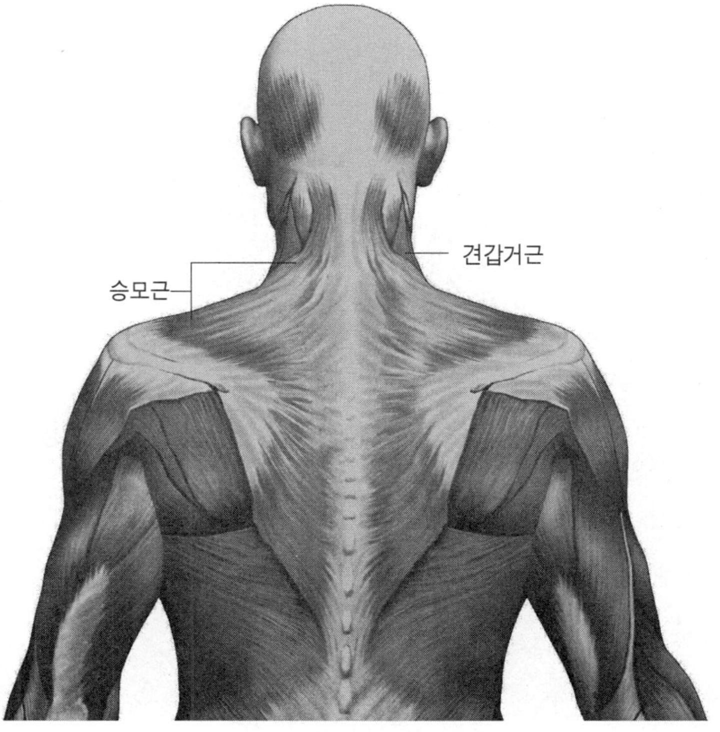

「그림 2-34」 승모근

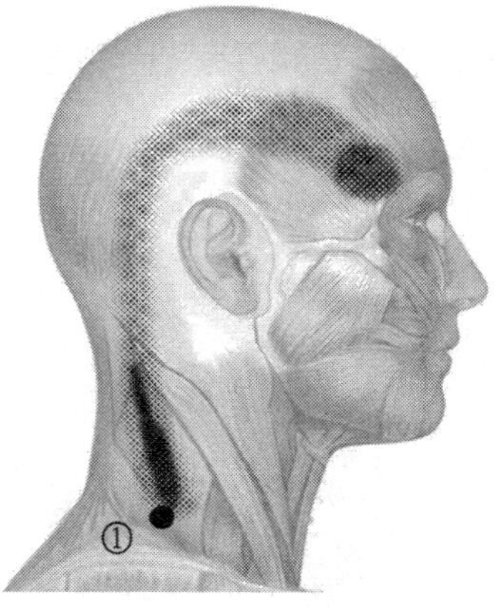

「그림 2-35」 승모근 ①상부의 발통점과 연관통

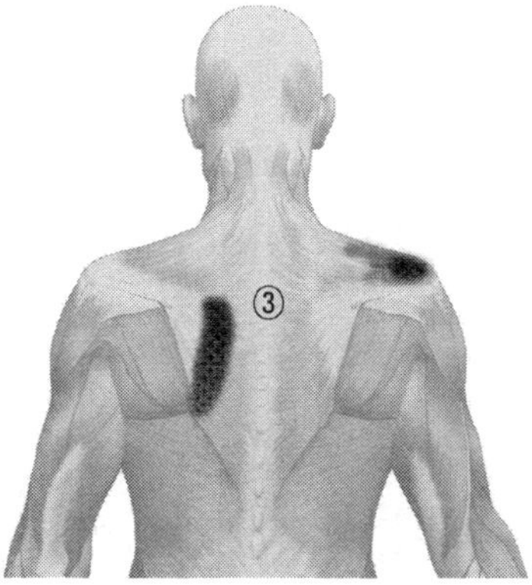

「그림 2-36」 승모근(③견갑골 내측)의 발통점과 연관통

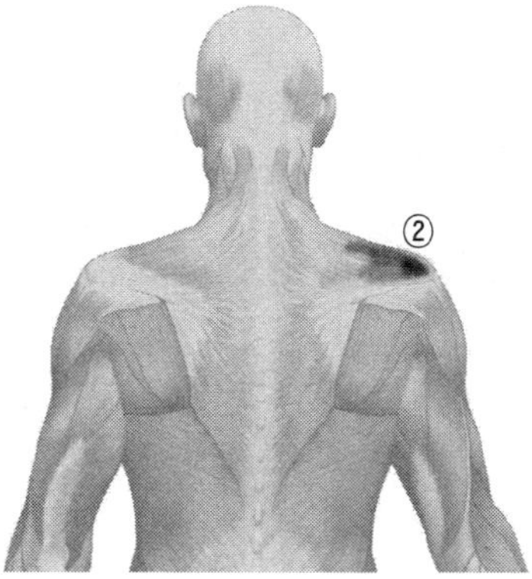

「그림 2-37」 승모근(②견봉 안 쪽) 발통점과 연관통

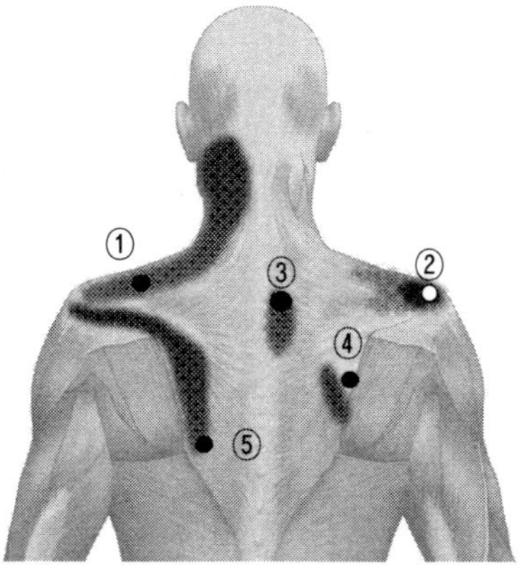

「그림 2-38」 승모근 하부(⑤견갑극)의 발통점과 연관통

4. 견갑거근 (肩胛擧筋, levator scapulac)

경수신경(경추3번, 4번)과 견갑배신경의 지배를 받는 견갑거근은 제1,2,3,4 경추 횡돌기의 후결절에서 견갑극 극상와의 안쪽 모서리에 180도로 꼬여서 부착을 하는 띠 모양의 근육으로(그림 2-39) 견갑골을 들어올리고 회전을 시켜 상완와를 아래로 향하게 한다. 평소 과음을 하였거나 피곤한 상태에서 잠이든 후 다음날 일어났을 때 목이 잘 돌아가지 않는(항강증) 경우를 경험하였을 수도 있었을 것이다.

견갑거근의 연관통은 어깨죽지를 중심으로 나타나지만 견갑골의 안쪽 모서리와 어깨의 뒤쪽으로도 확산이 되며 처음에는 목을 돌릴 때 통증이 유발되는 정도이지만 심해지게 되면 목을 움직이지 않을 때에도 통증이 계속된다. 보통은 통증이 좌우 양쪽에 생겨 머리를 어느 쪽으로도 돌리지 못하게 되어 몸 전체를 돌려야 하는 상황이(항강증) 발생하게 된다. 그러나 목의 굴곡운동(목을 숙이거나 뒤로 제끼는)은 거의 정상에 가깝게 이루어지며 견관절에는 약간의 운동제한만 나타난다(그림 2-40).

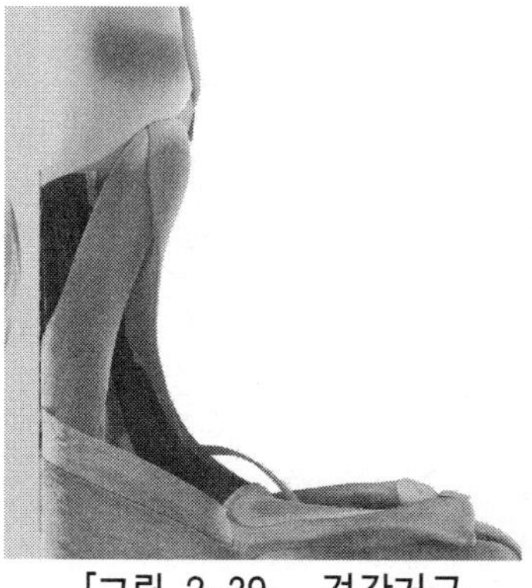

「그림 2-39」 견갑거근

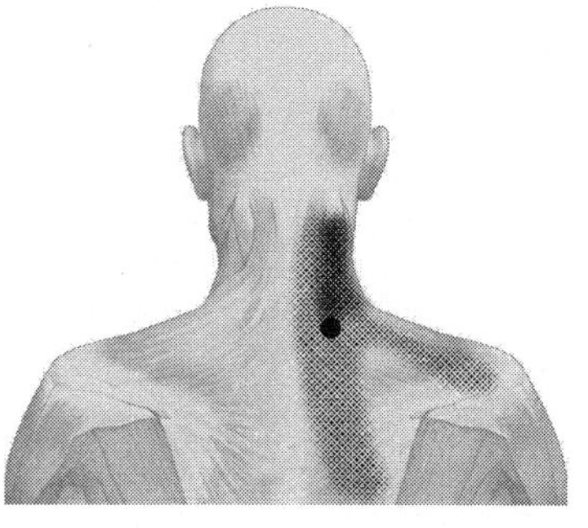

「그림 2-40」 견갑거근의 발통점과 연관통

5. 판상근 (板狀筋, splenius)

경수신경(경추2번~4번)의 지배를 받는 판상근은 두판상근(頭板狀筋)과 경판상근(脛板狀筋)으로 이루어진 근육이다(그림 2-41).

두판상근은 한쪽만 수축을 하였을 때에는 머리를 옆으로 굴곡을 시키며 양쪽이 수축을 하였을 경우에는 목을 신전시키는 기능을 한다. 두판상근은 하부 경추와 흉추 1번~4번의 극돌기 위의 근막에서 목의 측상방으로 올라가 유양돌기와 후두골 아래에 부착을 하며 두판상근에 통증이 발생을 하게 되면 연관통은 아픈 쪽의 정수리에 나타나고 목을 앞으로 숙이게 되면 목 뒤가 당기면서 뻣뻣하고 무거운 통증을 느끼기도 한다(그림 2-42). 그리고 경판상근은 한쪽만 수축을 하였을 때에는 머리를 회전시키며 양쪽이 수축을 하였을 경우에는 목을 신전시키는 기능을 한다.

경판상근은 흉추 제3번~6번 극돌기에서 경추 제1번~3번 극돌기에 부착을 한다. 그리고 경판상근의 위쪽에 통증이 발생하면 아픈쪽의 머릿속에서 눈의 뒷부분까지 눈동자가 빠지는 것 같은 통증이 나타나고 같은 쪽에 시력 장애가 발생하며(그림 2-43) 경판상근의 아래쪽에 통증이 발생하게 되면 아픈쪽의 목부분과 어깨죽지 부위가 끊어지는 것 같은 아픈 연관통이 나타나게 된다(그림 2-44).

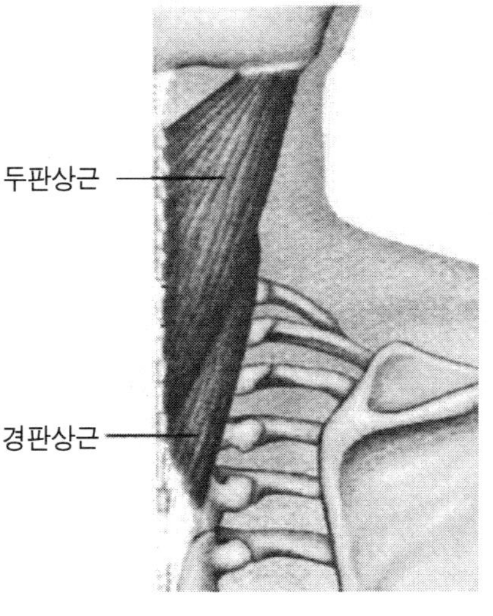

「그림 2-41」 판상근

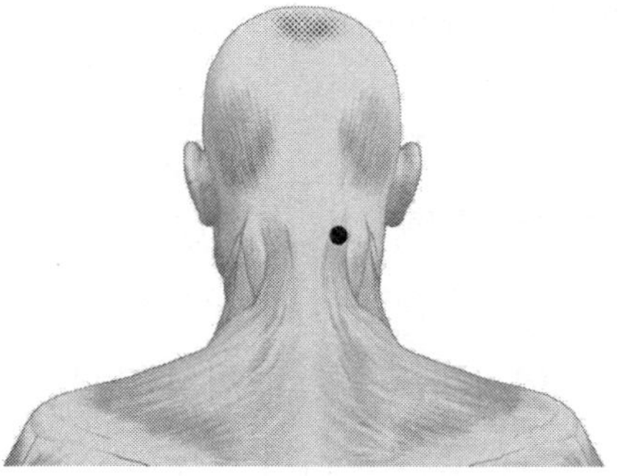

「그림 2-42」 두판상근의 발통점과 연관통

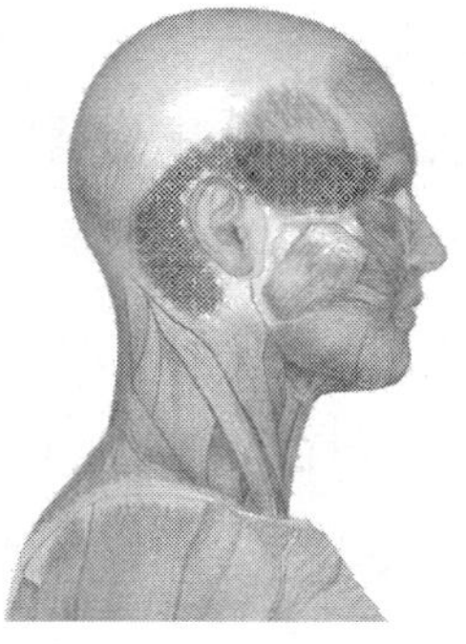

「그림 2-43」 경판상근 상부의 발통점과 연관통

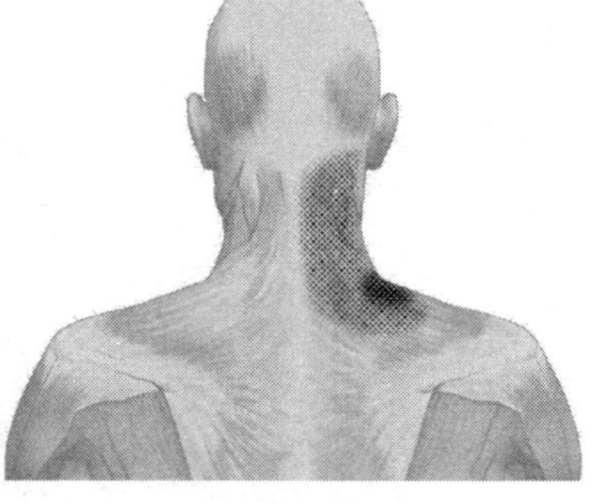

「그림 2-44」 경판상근 하부의 발통점과 연관통

6. 횡돌극근 (橫突棘筋, Transver sospinalis)

척수신경 후지의 지배를 받는 경부판상근의 심부에 위치한 횡돌극근은(그림 2-45) 두반극근(頭半棘筋)과 경반극근(經半棘筋) 및 다열근(多裂筋)을 일컫는 것으로 두반극근은경수신경(경추 제1번~5번)의 지배를 받아 머리의 신전 등의 기능을 하는 심배근의 근육으로 경추2~5번 경추극돌기에서 후두골에 부착하며 경반극근은 경추3~6번의 횡돌기에서 흉추 1~6번의 흉추극돌기에 부착을 한다. 그리고 다열근은 경추 2~5번 경추극돌기에서 경추 4~7번 횡돌기에 서로 부착을 한다. 그리고 횡돌극근이 한쪽만 수축할 경우에는 목의 회전운동을 시키고 양쪽이 수축할 경우에는 목을 신전시키는 기능을 한다.

두반극근의 통증은 주로 후두융기 아래 두반극근의 부착 부위에서 바늘로 찌르는듯한 통증과 후끈하게 열이 나는 듯한 작열통이 발생되며 연관통은 목에는 나타나지 않고 후두부에서 띠 모양으로 머리를 감싸고 돌아 측두부와 눈의 위쪽에 집중적으로 나타난다(그림 2-46).

경반극근은 경수신경(경추 제3번~6번)의 지배를 받아 경추의 신전과 척추의 회전 및 측굴 등의 기능을 하는 심배근의 근육으로 통증은 후두하(suboccipital) 약 3cm 되는 부위에 발생되며 연관통은 후두부에서 두정부에 이르는 뒷골에 나타나며 머리가 흔들리게 되면은 상당한 두통이 발생할수도 있다(그림 2-47).

다열근의 통증은 제4, 5경추 부위와 후두하 부위에서 통증 및 압통이 발생하며 아래로 확산이 되어 견갑골의 내측상연을 지나 어깨의 중앙부위까지 연관통이 발생한다(그림 2-48).

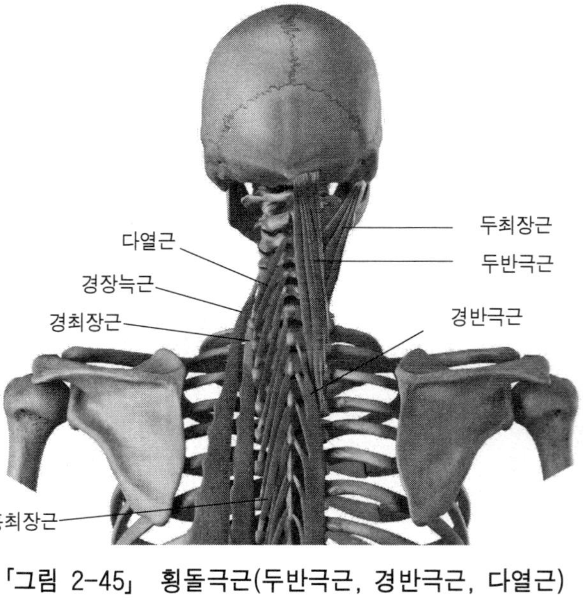

「그림 2-45」 횡돌극근(두반극근, 경반극근, 다열근)

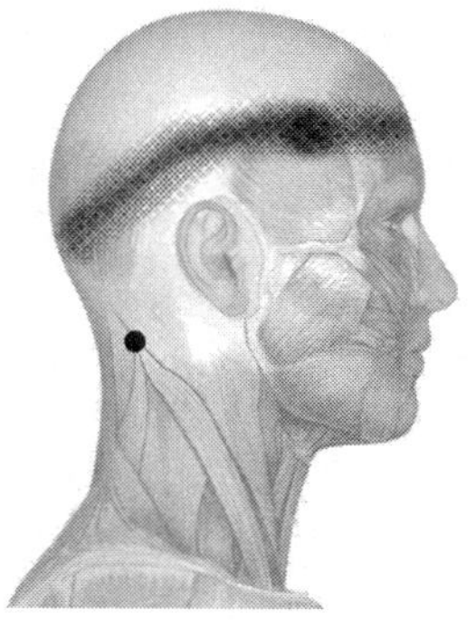

「그림 2-46」 두반극근의 발통점과 연관통

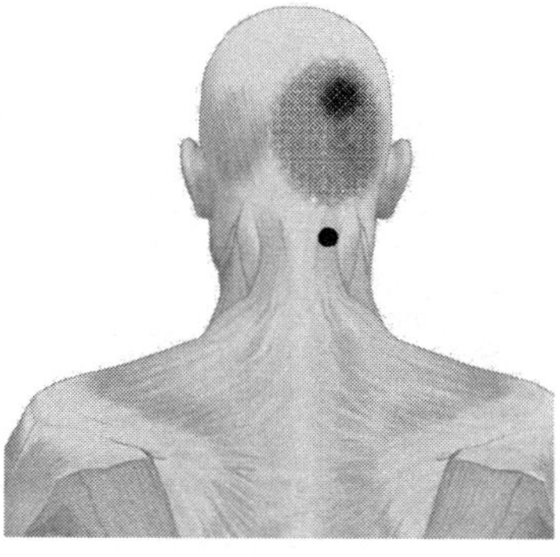

「그림 2-47」 경반극근의 발통점과 연관통

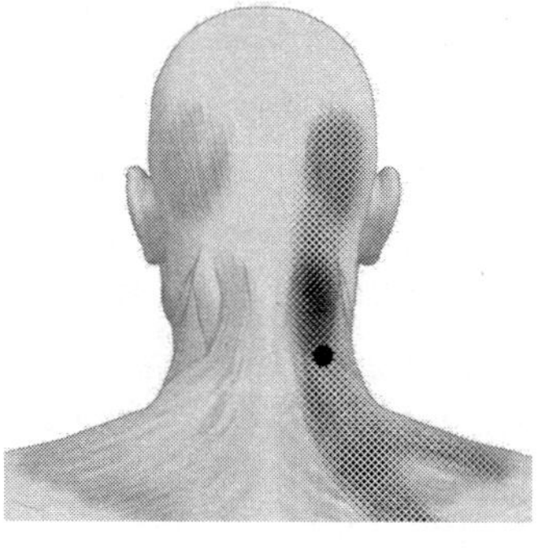

「그림 2-48」 다열근의 발통점과 연관통

7. 후두하근 (後頭下筋, suboccipital muscle)

제1경수신경(경추1번, 후지의 지배를 받는) 후두하근육은 안면 근육 떨림이나 안면 신경마비와 비염 등 안면에 오는 질환의 기본적인 치료근육으로 승모근과 두반극근의 심부에 있는 대후두직근과 소후두직근 및 하두사근과 상두사근을 말하며 머리의 회전과 자세를 유지하고 목의 굴곡 및 신전과 긴장상태를 유지하는 기능을 주로한다(그림 2-49). 대부분 후경부의 다른 근육 특히 두반극근에 발통점이 생길 때 2차적으로 발생하게 되는데 후두하 근육에 통증이 발생하면 근긴장에 의해서 후두피 신경을 압박하게 되어 후두피신경통이나 머리가 깨져 나가는 듯한 두통 또는 측두통이 연관통으로 나타나게 되며 베게를 베게 되면 통증이 압박이 되어 즉각적으로 두통이 일어나게 된다(그림 2-50).

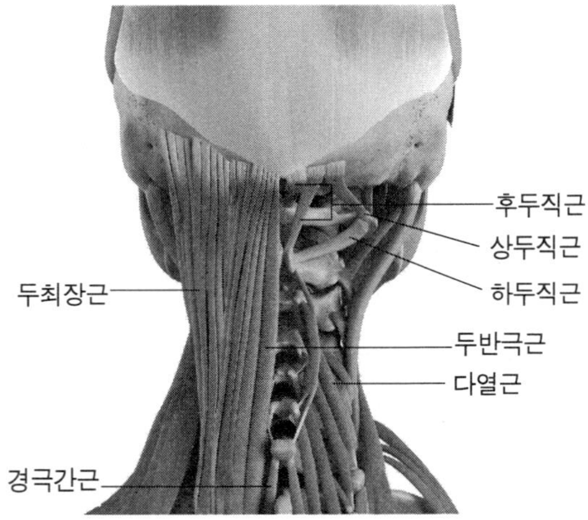

「그림 2-49」 후두하근

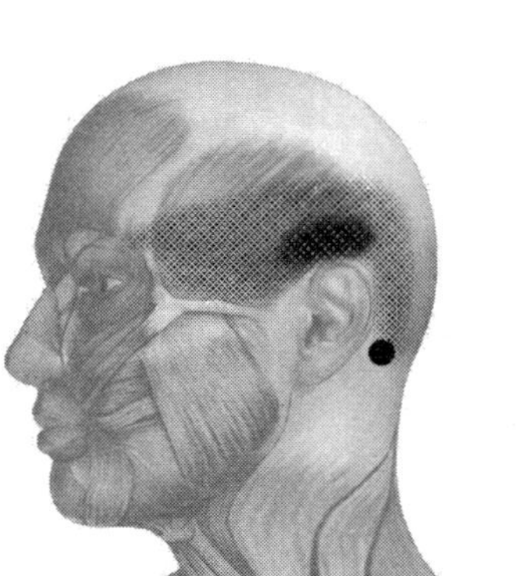

「그림 2-50」 후두하근의 발통점과 연관통

제3장 어깨와 팔의 근육

Ⅰ. 어깨부위의 근육

어깨부위의 근육들로는 견관절의 내진 및 내측회전기능을 하는 견갑하근과 상완을 외견과 내·외측회전의 기능을 하는 삼각근및 견갑하근과 함께 회전근개를 구성하는 근육으로 상완의 외전기능을 하는 극상근 그리고 상완의 외측회전 기능을 하는 극하근이 있으며 또한 상완의 내전과 내측회전의 기능을 하는 대원근과 상완의 내전과 외측회전의 기능을 하는 소원근 등이 있다. 그리고 견갑골을 내상방으로 잡아당겨주는 능형근(대능형근, 소능형근)과 상완의 신전과 내전 및 내측회전의 기능을 하는 광배근 및 늑골을 들어올려 호흡(흉기)를 도우는 상후거근과 늑골을 아래로 당겨주는 하후거근 그리고 견갑골을 앞으로 당기거나 회전운동에 관여를 하는 전거근 등이 위치를 하고 있다. 이들 근육의 기능들을 살펴보면,

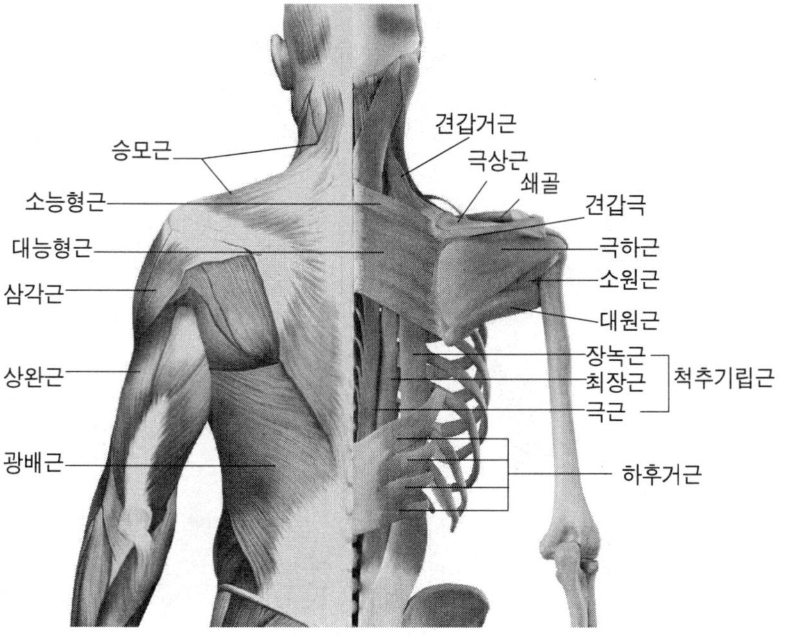

「그림 3-1」 견갑대의 근육

1. 견갑하근 (肩胛下筋, subscapularis)

견갑하신경(흉추5번, 6번)의 지배를 받는 견갑하근은 견갑골에 의해 가려져 있는 삼각형의 근육으로 견갑하와(肩胛下窩) 내측면에서 상완골 소결절에 부착하여 견관절(상완)을 내전 및 내측회전을 시키며 극상근 · 극하근, 소원근 등과 함께 회전근개(回轉筋蓋)를 구성한다. 견갑하근에 통증이 발생하게 되면 오십견 증세인 견관절의 운동장애(외전 및 외측회전 등)가 나타나며(그림 3-2) 연관통은 어깨 뒷부분의 후삼각근 부위에 나타나서 견갑골과 상완의 뒷부분을 따라 손목부위까지 확산하며 어깨 뒤쪽이 쑤시고 결리며 심한 경우에는 어깨를 건드리기만 해도 기절할 것 같은 통증이 오며 잠을 자기도 힘들게 된다. 또한 손바닥보다 손등 쪽이 압통과 통증이 많으며 손목 주위가 욱씬거리고 시큰거리며 심하면 손이 제대로 기능을 못하고 팔을 들어올리거나 팔을 들어올려(어깨높이) 뒤로 뻗기가 힘든 오십견의 대표적인 근육으로 어깨 관절염의 초기로 오인하기도 한다(그림 3-3).

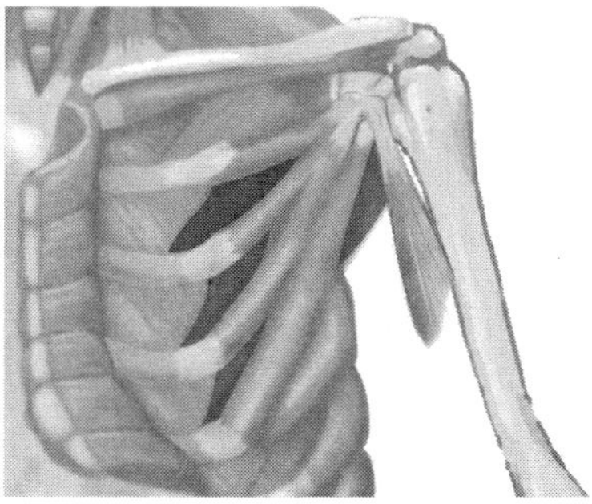

「그림 3-2」 견갑하근

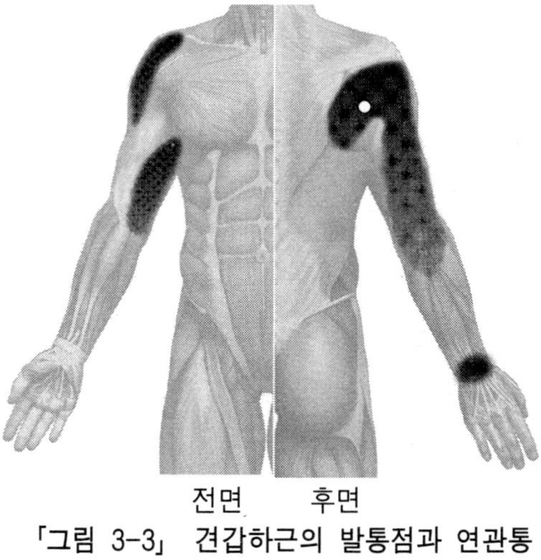

전면 후면

「그림 3-3」 견갑하근의 발통점과 연관통

2. 삼각근(三角筋, Deltoid)

액와신경(경추5번, 6번)의 지배를 받는 삼각근은 견관절의 굴곡과 내측회전 및 외측회전 그리고 외전과 신전 등을 시키고 상완골두를 견관절 내에 고정을 시켜주는 기능을 한다. 그리고 삼각근은 편의상 앞부분(전삼각근)과 중간부분(중삼각근) 그리고 뒤부분(후삼각근)으로 구별하고 있다(그림 3-4).

전삼각근은 쇄골(鎖骨)의 3분의 1 외측에서 중삼각근은 견봉(肩峰)에서, 후삼각근은 견갑극(肩胛棘)외츩에서 상완골의 삼각극조면(三角筋粗面)에 부착을 한다.

그리고 삼각근의 통증은 타격에 의한 경우가 많으나 삼각근 단독으로 통증이 발생되는 경우보다는 다른 근육에 발통점이 생길 때 동반하여 발생되는 경우가 대부분이다. 또한 전삼각근에 통증이 생기게 되면 연관통은 주로 견관절의 앞부분과 어깨의 측면에 통증이 집중되며 팔을 펴고 손바닥을 앞을 향하게 하여 견관절을 외전시키게 되면 통증이 나타나게 되며(그림 3-5의 ①) 후삼각근에 통증이 생기게 되면 어깨 뒤가 항상 뻐근하고 무거우며 견관절의 뒷부분으로 통증이 집중되고 심한 경우에는 인접한 상완 쪽으로 확산이 된다. 그리고 손바닥이 뒤를 향하게 하여 견관절을 외전시키게 되면 통증이 나타나 밥을 먹을 때나 팔을 등쪽으로 올리는 외전이 힘들어지게 된다(그림 3-5의 ②).

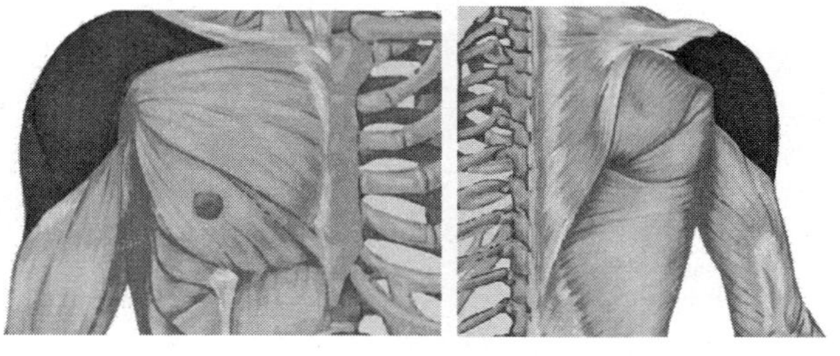

전면 후면

「그림 3-4」 삼각근

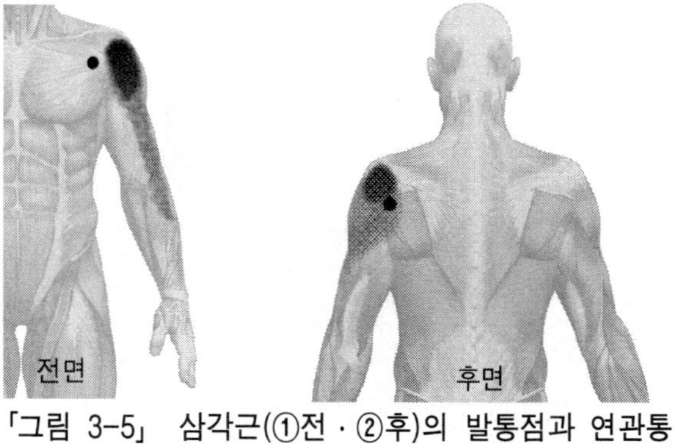

「그림 3-5」 삼각근(①전 · ②후)의 발통점과 연관통

3. 극상근 (棘上筋, Supraspinatus)

견갑상신경(경추5번)의 지배를 받는 극상근은 두꺼운 승모근에 의해 덮여 있으며 극상와에 깊숙이 위치하여 상완(팔)의 외측회전 기능을 하고 있다. 극상근은 견갑골극상와에서 견봉 밑을 거쳐 상완골의 대결절 끝에 부착하고 있다(그림 3-6). 극상근의 발통점은 주로 극하근이나 승모근에 통증이 생길 때 2차적으로 동반되어 생기는 경우가 대부분이며 극상근에 발통점이 생기게 되면 연관통은 쑤시는 듯한 심부통이 삼각근 중간부를 중심으로 나타나며 어깨 주변과 팔의 옆면을 따라 손목 윗부분까지 확산되고 머리를 빗거나 양치질 등 팔을 들어올리거나 견관절을 외전하려고 할 때 통증으로 동작이 제한 된다(그림 3-7).

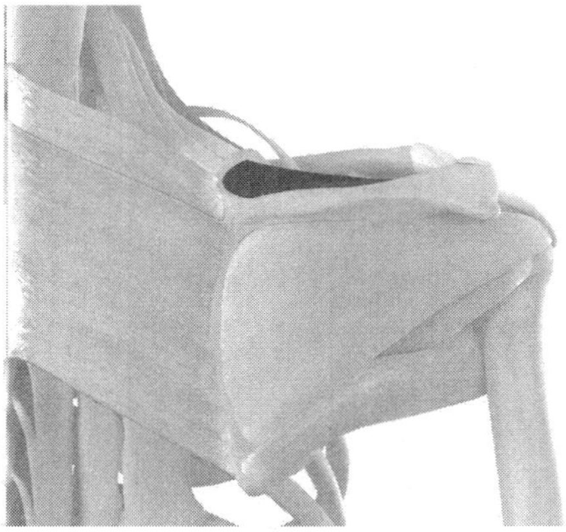

「그림 3-6」 극상근

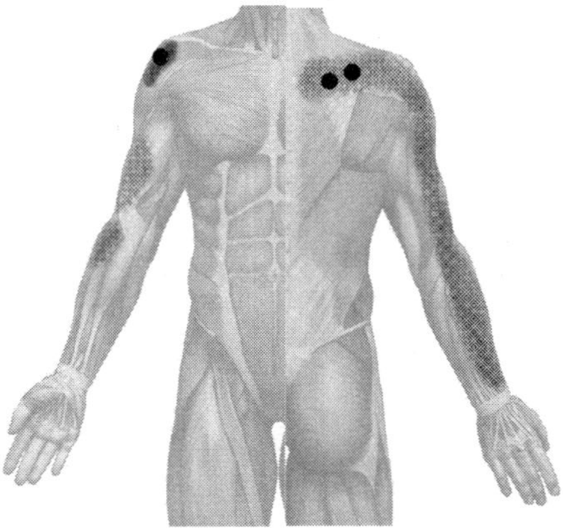

「그림 3-7」 극상근의 발통점과 연관통

4. 극하근 (棘下筋, infraspinatus)

견갑상신경(경추5번, 6번)의 지배를 받는 극하근은 견관절(팔)의 외측 회전을 담당하고 견갑하근, 극상근, 소원근과 함께 회전근개를 구성하여 상완골두를 견갑골의 관절와 속에 고정을 시키는 기능을 하며 견갑골극 밑 극하와에서 상완골대결절의 중간면에 부착을 하는 삼각형 모양의 근육이다(그림 3-8). 극하근의 연관통은 어깨의 앞쪽에 나타나며 상완(팔)의 전측면과 하완(팔)의 측면을 따라 손의 요골 쪽으로 내려가 엄지, 인지, 중지까지 확산이 되어 주먹을 힘있게 쥐지 못하고 상완(팔)의 내전 및 내측회전이 제한되어 상의를 입거나 벗기가 힘들고 손이 허리 뒤로 돌아가지 않게 된다. 그리고 어깨의 통증은 주로 견갑대 근육들의 근막통증 증후군에 의한 경우가 많은데 대부분이 극상근과 극하근 및 견갑거근에 생긴 통증이 원인이 되며 어깨 앞쪽으로 심한 통증이 견관절의 심부에서 느껴지는 경우에는 대부분이 극하근의 통증이 원인이 되는 경우가 많다(그림 3-9).

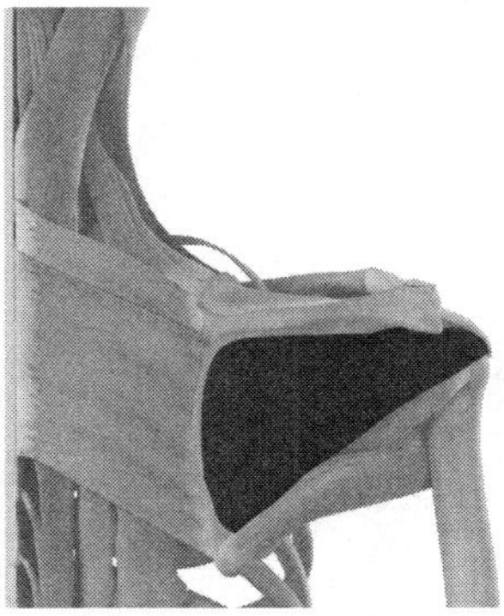

「그림 3-8」 극하근

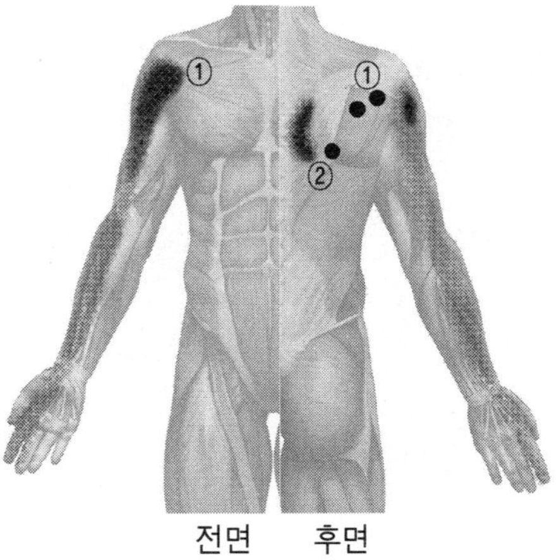

「그림 3-9」 극하근의 발통점과 연관통

5. 대원근 (大圓筋, Teres major)

견갑하신경(경추5번, 6번)의 지배를 받는 대원근은 상완(팔)을 내전 및 내측회전을 시키며 상완(팔)이 굴곡된 상태에서는 신전근으로 그리고 외전될 때에는 상완골두를 견갑골의 관절와에 고정을 시키는 기능을 한다. 대원근은 견갑골 아래 바깥쪽에서 광배근의 건(힘줄)과 함께 상완골의 소결절능선에 부착을 한다(그림 3-10). 대원근에 통증이 발생을 하게 되면 그에 따른 연관통은 어깨의 뒤쪽과 상완삼두근의 장두 쪽에 나타나며 심한 경우에는 전완의 뒷부분까지 확산이 된다(그림 3-11의 ①). 그리고 통증은 주로 견갑골의 바깥쪽 모서리의 중간부분과 광배근의 위쪽에 생기며 팔을 들어 올릴 때나 어깨 관절을 바깥쪽으로 회전을 시킬 때 특정한 각도에서 순간적으로 통증이 발생하게 되는 특징을 지니고 있으며(그림 3-11의 ②) 견갑하근의 연관통과 비슷하지만 대원근의 경우에는 손목 뒤에서 압통은 발생하지 않는다.

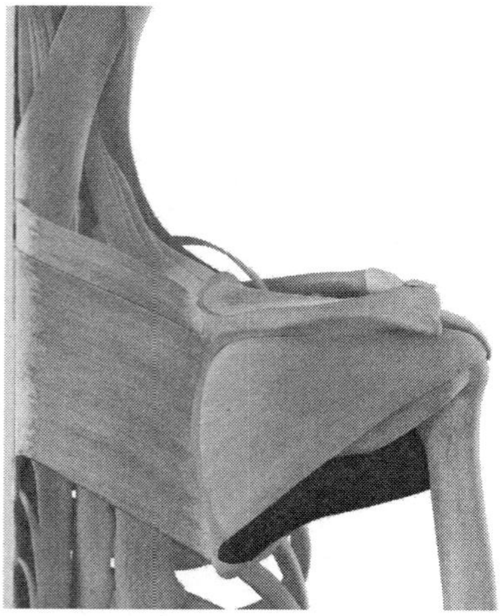

「그림 3-10」 대원근과 주변 근육

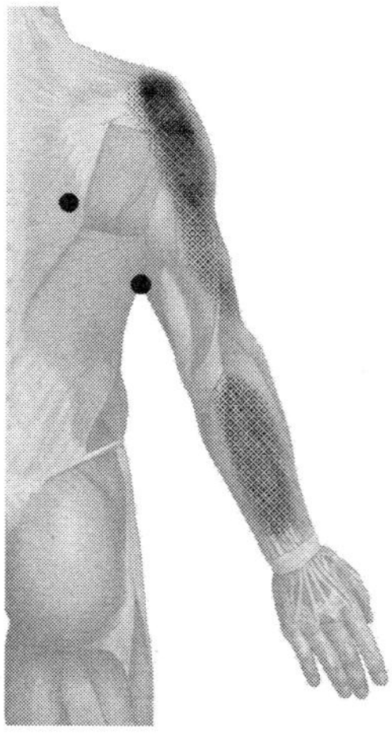

「그림 3-11」 대원근의 발통점과 연관통

6. 소원근 (小圓筋, Teres minor)

액와신경(경추5번)의 지배를 받는 소원근은 팔의 외측회전과 상완골두를 견갑골의 관절와 속에 고정을 시키는 기능과 함께 극하근의 보조적 역할을 한다(그림 3-12). 소원근은 주로 극하근에 발통점이 발생을 하게 되면 이차적으로 발생을 하는 경우가 대부분이며 소원근에 통증이 발생하게 되면 연관통은 어깨 뒷부분에 환자가 아픈 지점을 정확하게 지적할 수 있을 정도로 비교적 경계가 분명한 동전 크기 정도로 국한되어 통증이 나타나며 견관절(팔)의 내전과 내측 회전에 약간의 제한을 받게 된다(그림 3-13).

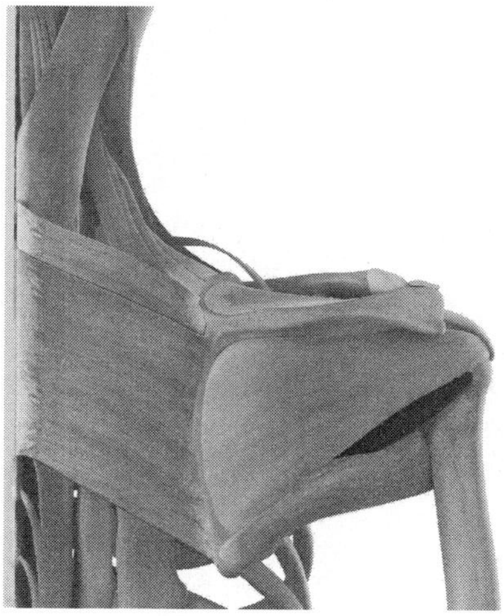

「그림 3-12」 소원근

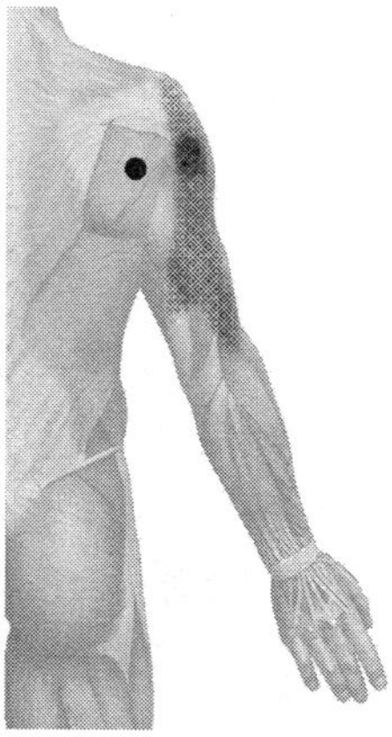

「그림 3-13」 소원근의 발통점과 연관통

7. 능형근 (菱形筋, Rhomboideus major & minor)

견갑배신경(경추5번)의 지배를 받는 능형근은 주로 견갑골을 내전하고 거상시키는 기능을 하는 근육으로 능형근은 제7경추(목뼈)와 제1흉추(등뼈) 극돌기에서 견갑골 내측 모서리의 상부에 부착을 하는 소능형근과 제2번~5번의 흉추(등뼈) 극돌기에서 견갑골 내측 모서리의 견갑극 하부에 부착을 하는 대능형근으로 구별한다(그림 3-14).

능형근은 대부분이 승모근의 심부에 위치하고 있어 주변 근육의 발통점에 의해 이차적으로 잘 발생하는 근육으로 주변의 견갑거근이나 승모근 및 극상근과 극하근 등을 치료하고 난 후 통증이 계속 있을시 심부압박을 가하여 압통의 유무로써 발통점을 찾아야 한다.

능형근에 통증이 발생하면 연관통은 견갑골 내측 모서리를 따라 분포하며 극상와 부위까지 확산이 되며 안정시 쑤시는 듯한 통증이 나타난다. 그리고 능형근의 연관통은 견갑거근의 연관통과 유사하기는 하지만 목줄기로 확산이 되거나 목의 회전 운동 장애는 나타나지 않는다(그림 3-15).

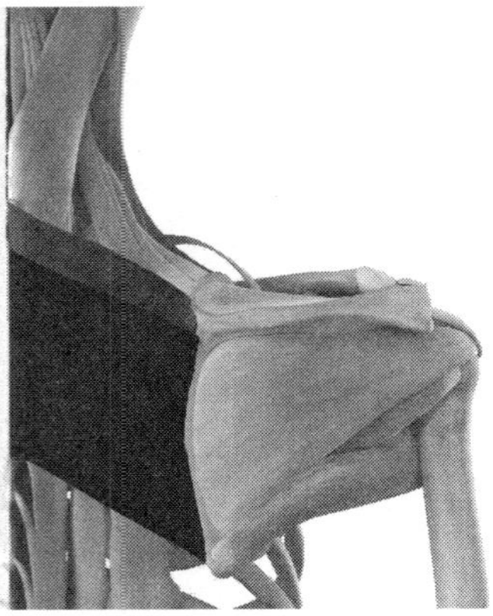

「그림 3-14」 능형근

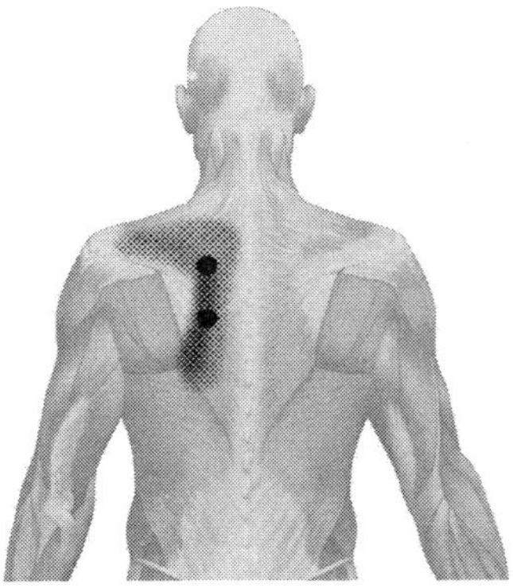

「그림 3-15」 능형근의 발통점과 연관통

8. 광배근 (廣背筋, Latissimus dorsi)

흉배신경(경추6번, 7번, 8번)의 지배를 받는 광배근은 견관절(팔)의 신전 및 내전과 내측회전 등의 작용을 하는 근으로 물건을 내리치거나 잡아당길 때 등의 기능을 하는 광배근은 제7흉추~제12흉추와 제1요추~제5요추 극돌기 및 천돌에서 요배건막 및 장골능과 제9늑골~제12늑골 그리고 광배근과 공통근을 이루어 상완골의 결절간구 안쪽에 부착을 하고 있는 등의 아래쪽에 넓게 자리하고 있는 삼각형의 근육으로 대원근과 같이 후액와 주름을 이룬다(그림 3-16). 광배근의 통증이 후액와주름에서 발생하면 연관통은 견갑골의 내연 아래쪽에 집중되고 인접한 흉배부를 중심으로 쑤시는 듯한 통증이 계속되며 심한 경우에는 팔의 뒤 안쪽을 따라 넷째손가락(약지)과 새끼손가락(애지)까지 확산이 된다(그림 3-17의 ①). 그리고 광배근의 아래쪽에 통증이 발생하게 되면 연관통은 그 주변(옆구리)과 어깨의 앞쪽에 심부통이 나타나기도 한다(그림 3-17의 ②).

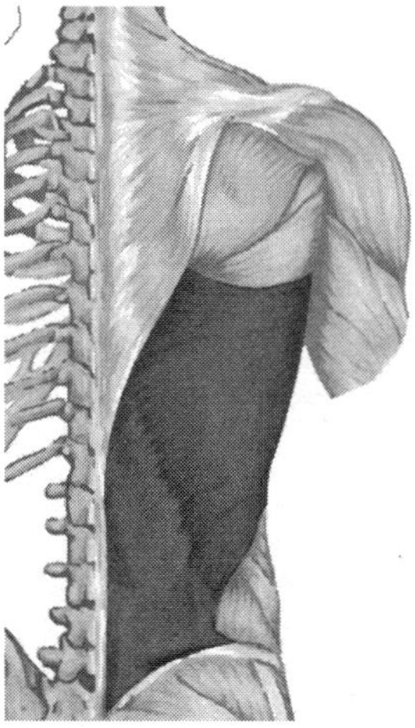

「그림 3-16」 광배근

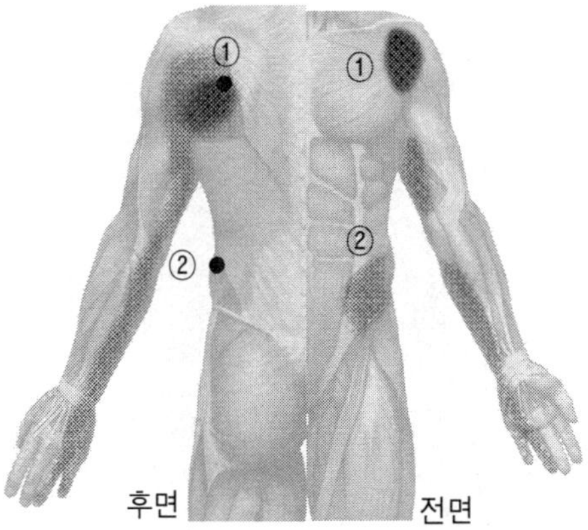

「그림 3-17」 광배근의 발통점과 연관통

9. 상후거근 (上後鋸筋, Sarratus posterior superior)

흉추신경(흉추1번~4번)의 지배를 받는 상후거근은 상부 4개 늑골(제2늑골~제5늑골)을 들어올려 흉곽의 내경을 확장시켜 호흡(흡기)을 도우는 흡기근으로 목과 등의 경계부에 승모근과 능형근의 심부에 위치하고 있는 납작한 근육이다. 상후거근은 목덜미인대의 아래와 제7경추~제3흉추의 극돌기에서 제2늑골~제5늑골의 위쪽 면에 부착을 하고 있다(그림 3-18). 그리고 상후거근의 통증 발생은 주로 사각근에 발통점이 발생됨으로써 2차적으로 발생되는 경우가 대부분이며 연관통은 통증이 발생되는 견갑골의 상부와 견관절(삼각근) 뒷부분에 심부의 통증이 나타나 상완(팔)의 뒷면과 전완의 척골면을 지나 새끼손가락 쪽으로 확산이 되며 또한 가슴의 앞쪽으로 관통성 흉통이 발생하기도 한다.

그리고 상후거근의 연관통은 안정시(휴식시)는 물론 일상적인 활동에서도 쑤시는 듯한 지속적인 통증이 승모근의 연관통보다 깊숙한 곳에서 나타나게 된다(그림 3-19).

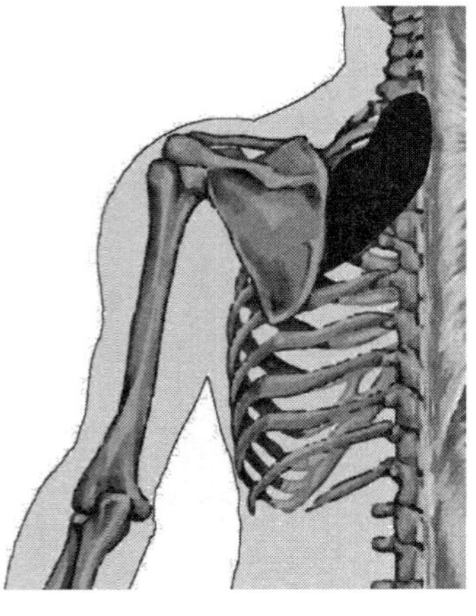

「그림 3-18」 상후거근

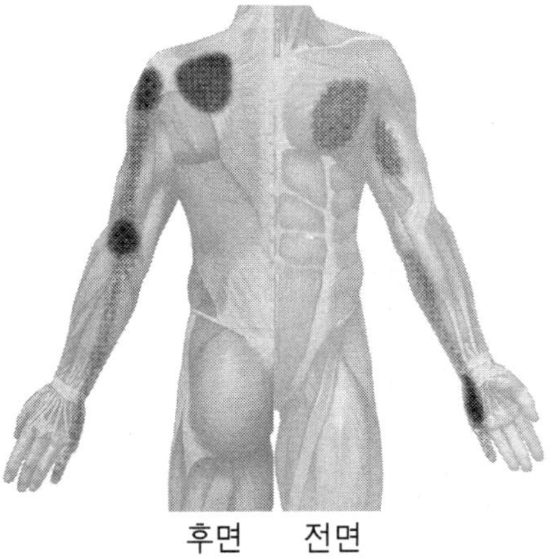

「그림 3-19」 상후거근의 발통점과 연관통

10. 하후거근 (下後鋸筋, Serratus posterior inferior)

흉추신경(흉추9번~12번)의 지배를 받는 하후거근은 호흡(호기시)을 할 때 늑골을 아래로 당겨 횡경막에 의해 늑골이 위로 올라가는 것을 방지하고 물건을 들 때 척추의 고정을 도와주는 등의 기능을 하는 근육으로 제11흉추~제2요추의 극돌기에서 제9늑골~제12늑골에 부착을 한다(그림 3-20). 하후거근의 통증 발생은 주위 근육에서 통증이 발생할 때 동반하여 발생 되는 경우가 대부분이며 연관된 통증은 통증이 발생한 주위에 쑤시는 듯한 불편한 느낌과 아래쪽 늑골 위로 결리는 듯한 느낌이 나타나며 상체를 곧게 펴거나 아픈쪽 반대편으로 몸을 돌릴 때 통증이 나타나기도 한다(그림 3-21).

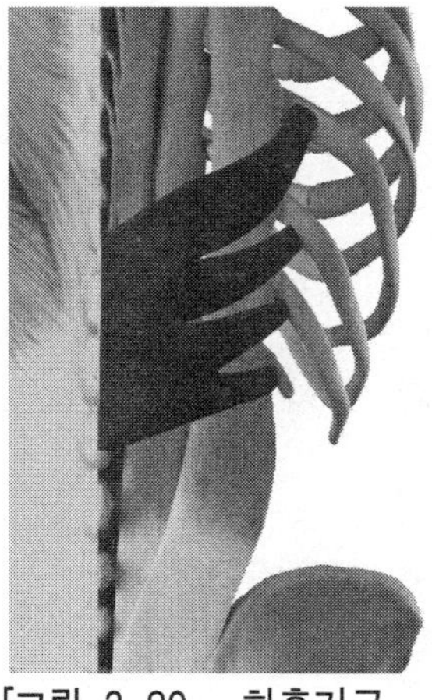

「그림 3-20」 하후거근

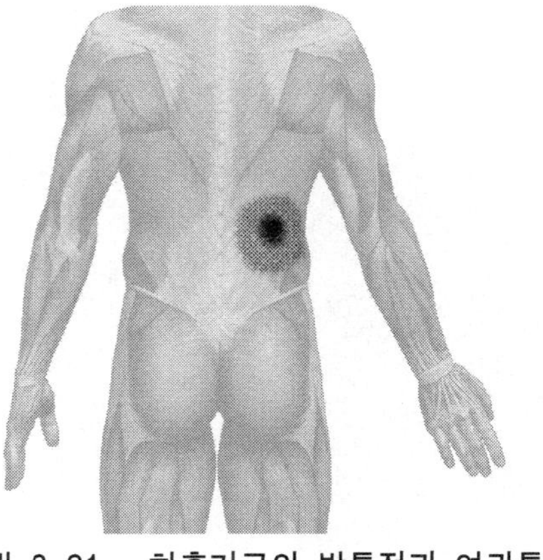

「그림 3-21」 하후거근의 발통점과 연관통

11. 전거근 (前鋸筋, Serratus anterior)

장흉신경(경추5번, 6번, 7번)의 지배를 받는 전거근은 견갑골을 위와 바깥쪽과 앞으로 움직이게 하며 견갑골을 앞으로 당겨 흉곽에 고정을 하는 근육으로 전거근의 상부섬유는 제1늑골에서 견갑골 상각에 부착을 하며 중간 섬유는 제2늑골과 제3늑골에서 견갑골 추골연에 부착을 하고 하부섬유는 제4늑골~제8늑골에서 견갑골의 하각에 부착을 한다(그림 3-22).

전거근의 연관통은 주로 흉부의 측면과 견갑골의 내측에서 나타난다. 초기에는 심호흡을 할 때나 활동을 할 때 흉부의 측면에서 국소적인 통증이 나타나며, 심한 경우에는 안정시에도 흉통이 계속되며 팔의 안쪽면을 따라 손바닥과 약지(네째손가락)와 애지(다섯째손가락)까지 확산이 되기도 한다(그림 3-23).

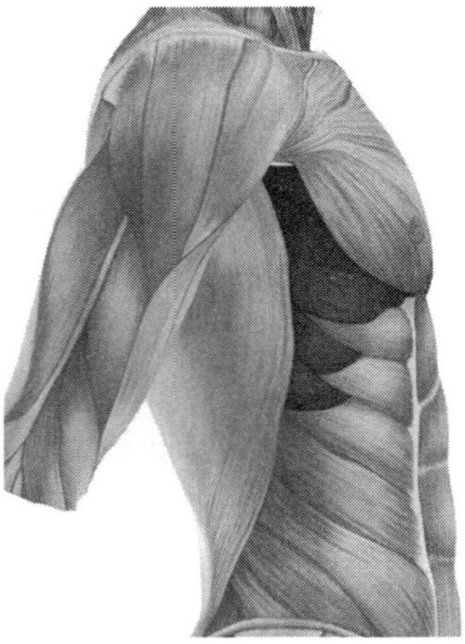

「그림 3-22」 전거근

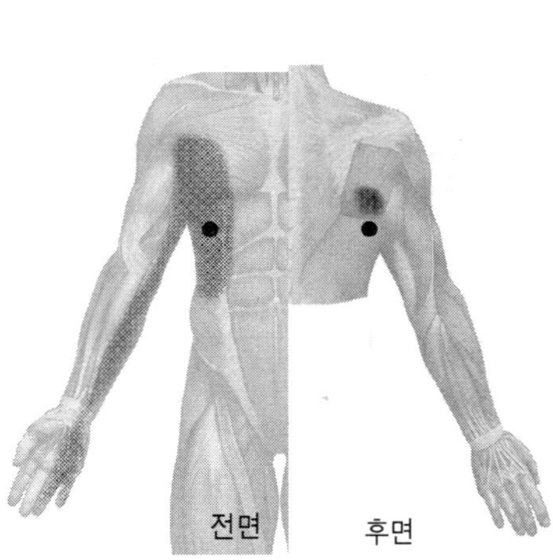

「그림 3-23」 전거근의 발통점과 연관통

Ⅱ. 팔의 근육

팔의 근육들 중 상완의 근육으로는 상완의 굴곡과 내전 기능을 하는 오구완근과 전(하)완의 굴곡 기능을 하는 상완근, 그리고 전(하)완의 굴곡과 상완의 외전 및 내전 기능을 하는 상완이두근 및 전(하)완의 신전 기능을 하는 상완삼두근과 주관절(팔급관절)의 굴곡기능을 하는 상완요골근과 전(하)완의 외전 기능을 하는 회외근 등이 있으며 전(하)완의 신전근으로써 손목의 신전가 외전의 기능을 하는 장요측수근신근과 단요측수근신근이 있으며 또한 손목의 신전과 내전의 기능을 하는 척측수근신근이 있다. 그리고 손가락(수지)의 신전근으로는 손목과 둘째손가락에서 다섯째손가락(제2~5지)의 신전 기능을 하는 지신근과 둘째손가락(제2지)의 신전기능을 하는 시지신근과 다섯째 손가락(제5지)의 신전 기능을 하는 소지신근이 있다. 그리고 굴곡근으로는 팔굽관절(주관절)의 굴곡과 전(하)완의 회내 기능을 하는 원회내근과 손목의 굴근으로 전(하)완의 굴곡과 손목의 외전 기능을 하는 요측수근굴근과 손목의 굴곡과 내전기능을 하는 척측수근굴근과 손목의 굴곡과 뒤집는 등의 기능을 하는 장장근 등이 있다.

또한 손가락의 굴근으로는 손목과 둘째손가락에서 다섯째손가락(제2자~5지)의 굴곡 기능을 하는 심지굴근과 둘째손가락에서 다섯째손가락(제2지~5지)의 굴곡기능을 하는 천지굴근과 모(무)지 말절골의 굴곡 기능을 하는 장모(무)지굴근과 모지의 내전기능을 하는 모지내전근과 모지중수골의 내전 및 내측회전과 굴곡기능을 하는 모지대립근 등이 있으며 손의 골간근으로 손가락의 외전 기능을 하는 배측(손등)골간근과 손가락의 내전기능을 하는 장측(손바닥)골간근과 새끼손가락의 굴곡기능을 하는 소지외전근과 중수지절관절의 굴곡기능을 하는 충양근 등이 위치하고 있다(그림 3-24). 이들 근육들을 좀 더 살펴보면

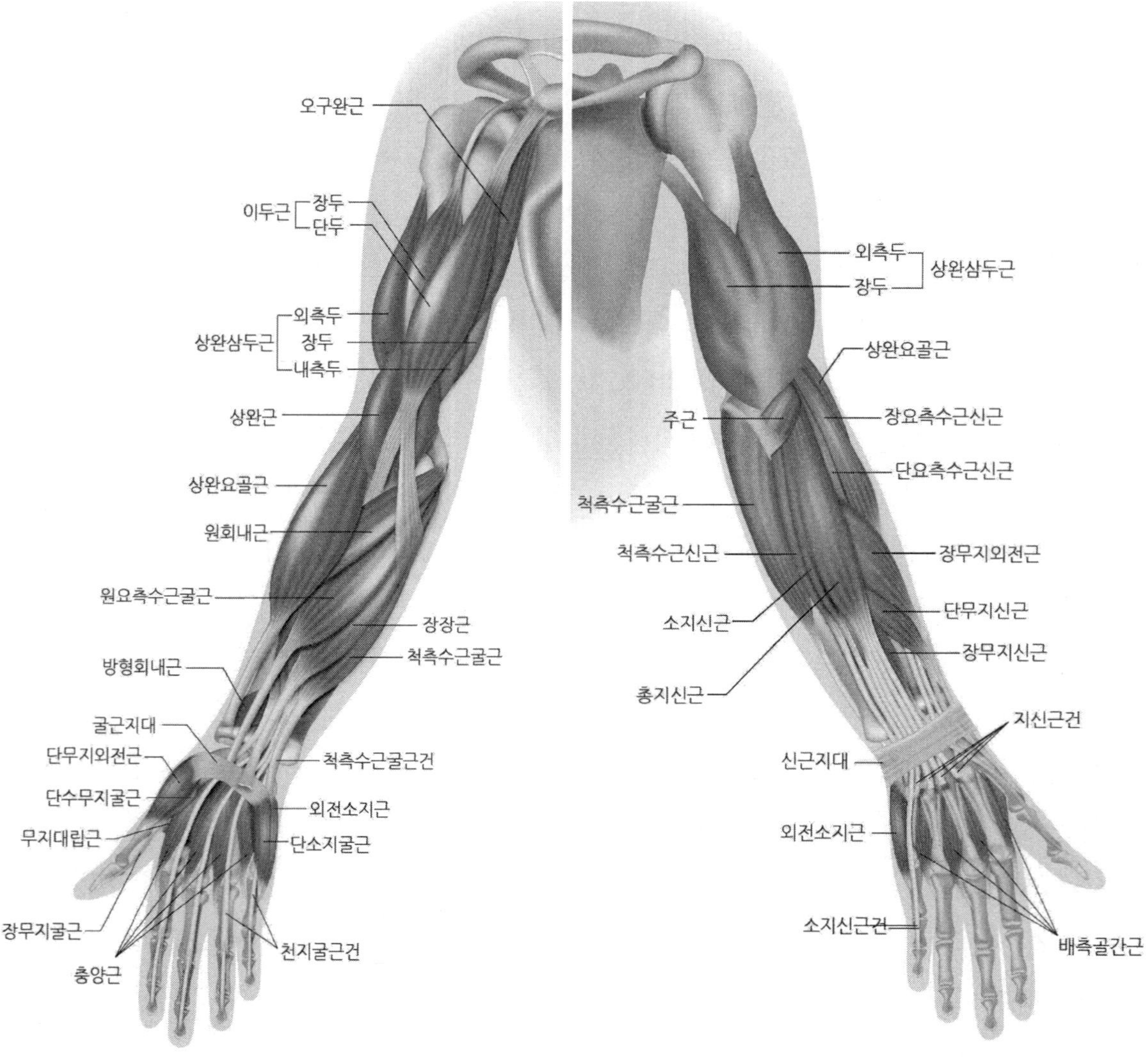

①전면(손바닥 쪽) 표층 ②후면(손등 쪽) 표층

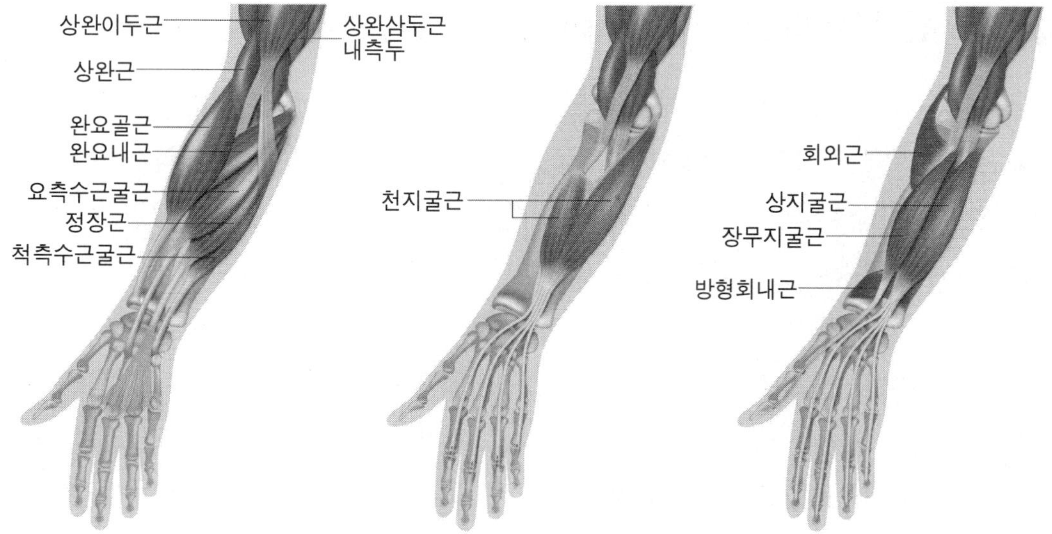

전완(손바닥쪽)의 근육(①표층 ②중층 ③심층)

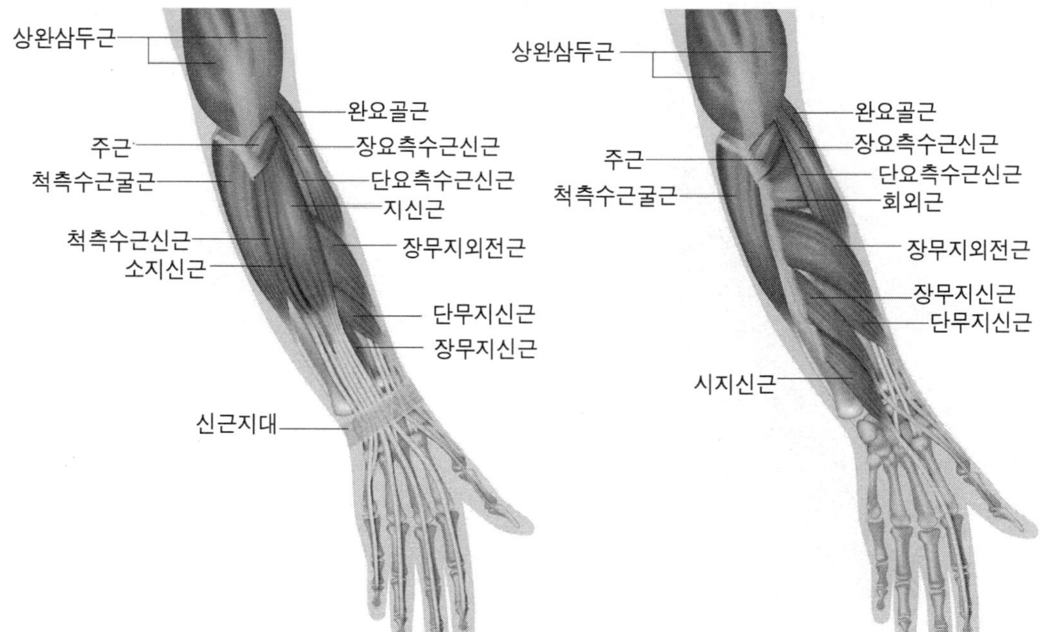

전완(손등쪽)의 근육(①표층 ②심층)

「그림 3-24」 팔의 근육(①전 ②후)

1. 오구완근(烏口腕筋, Coracobrachialis)

근피신경(경추6번, 7번)의 지배를 받는 오구(훼)완근은 견관절의 굴곡과 내전을 보조하고 상완골두를 견갑골의 관절와에 고정을 시키는 기능을 하며 견갑골의 오구돌기에서 상완골 중간 부위의 안쪽면 삼두박근과 상완근 사이에 부착을 한다(그림 3-25).

오구완근에 통증이 발생하는 것은 주변의 근육(삼각근, 상완이두근의 단두, 삼완삼두근의 장두, 극상근 등) 들에 통증이 발생될 때 이차적으로 발생 되는 것이 대부분이다. 따라서 주변 근육들의 통증 치료 후에도 어깨 앞쪽에 통증이 계속되고 있다면 오구완근에 의한 통증을 의심하여야 할 것이다. 오구완근에 통증이 발생하면 그에 따른 연관된 통증은 어깨 앞쪽에 집중되며 심한 경우에는 상완(팔)의 뒷부분을 지나 손등과 중지(가운데손가락) 까지도 확산이 되어 저리고 쑤시면서 따가운 통증이 나타날 수도 있다.

그리고 등을 긁거나 앞면과 옆면으로 팔을 높게 뻗을 수 없게 된다(그림 3-26).

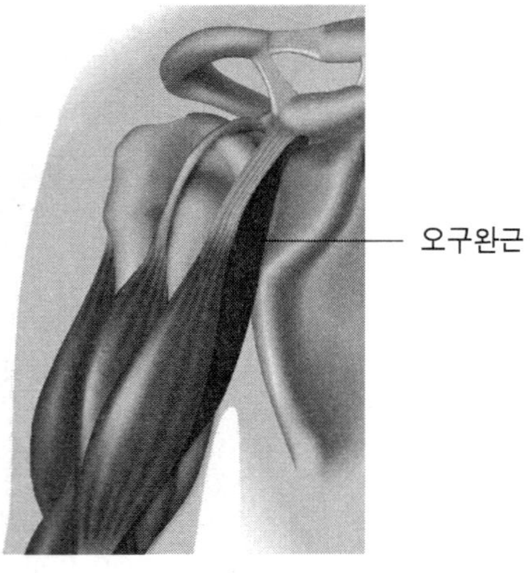

「그림 3-25」 오구완근

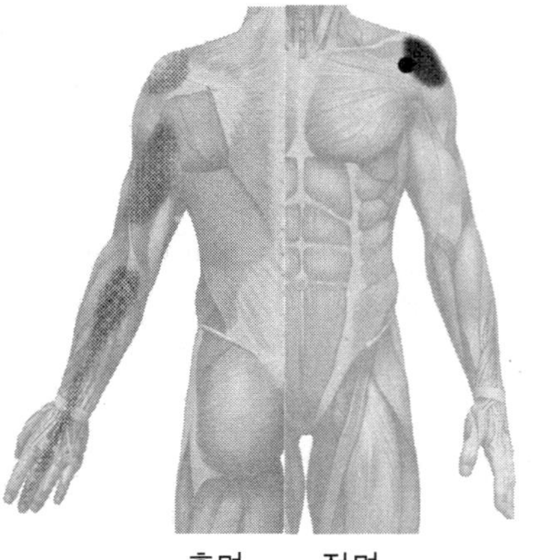

「그림 3-26」 오구완근의 발통점과 연관통

2. 상완근(上腕筋, Brachialic)

근피신경(경추5번, 6번)의 지배를 받는 상완근은 전완(팔)을 구부리는(굴근) 기능을 하며 상완골의 전면 중간 부위에서 척골의 구상돌기에 부착을 한다(그림 3-27).

상완근에 통증이 발생하게 되면 그에 따른 연관된 통증은 엄지 손가락의 손등 쪽 부위에 통증이 나타나며 심한 경우에는 주관절(팔굽관절)의 접히는 부위와 견관절(어깨관절)과 상완(팔)의 위쪽 앞 부위 까지 통증이 확산된다. 그리고 팔(주관절)을 쭉 펴게(신전) 되거나 엄지 손가락을 움직이게 되면 통증이 나타나며 팔굽관절 안쪽이 쑤시고 아려 잠을 설치기도 한다(그림 3-28).

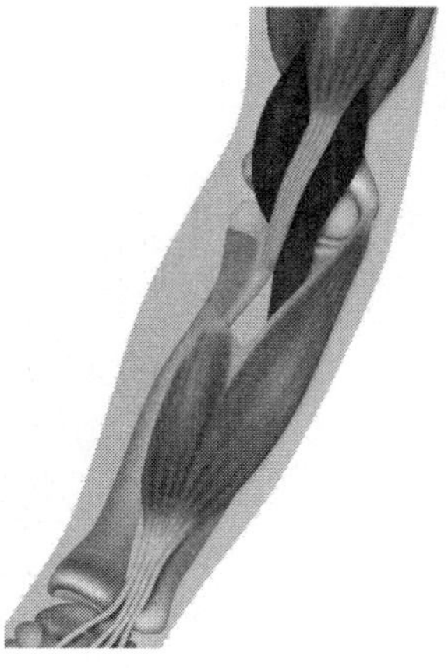

「그림 3-27」 상완근

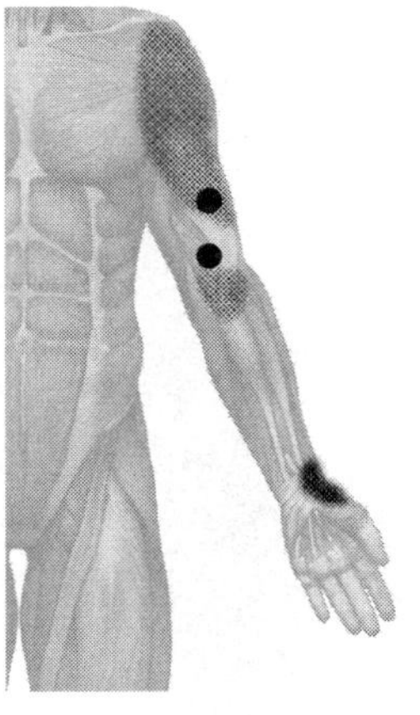

「그림 3-28」 상완근의 발통점과 연관통

3. 상완이두근(上腕二頭筋, Biceps brachii)

근피신경(경추5번, 6번, 7번)의 지배를 받는 상완이두근은 물건을 들어올리거나(굴곡) 팔(주관절, 팔굽관절)을 바깥쪽으로 돌릴(회의)때 주로 사용되는 근육으로 보통 알통이라고도 불리우며 단두와 장두의 두 갈래로 된 근육이다(그림 3-29).

단두(短頭)는 오구완근과 같이 견갑골의 오구돌기에서 장두(長頭)는 견갑골의 관절와 상결절에서 상완골두 앞과 상완골 결절 간구를 지나게 되며 단두와 장두는 하나의 근육으로 합쳐져 원위부에서는 단단한 힘줄이 되어 요골의 조면에 부착을 한다.

상완이두근에 통증이 발생하게 되면 그에 연관된 통증은 어깨 앞쪽과 주관절(팔굽관절)이 접히는 부위에 쑤시는 듯 또는 끊어질 듯한 통증이 나타나며 팔을 어깨 위로 들어올려 견관절이 외전이나 굴곡될 때 어깨 및 상완의 앞쪽과 승모근 일부까지도 통증이 확산된다(그림 3-30).

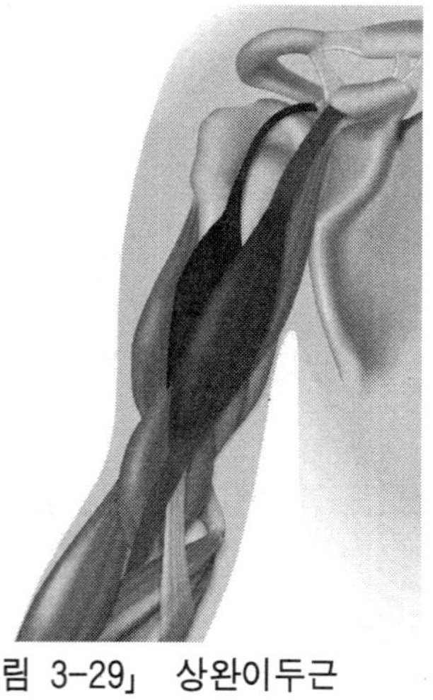

「그림 3-29」 상완이두근

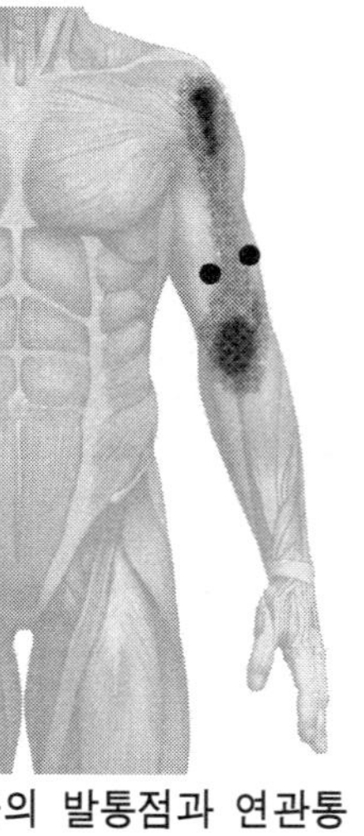

「그림 3-30」 상완이두근의 발통점과 연관통

4. 상완삼두근(上腕三頭筋, Triceps brachii)

요골신경(경추7번, 8번)의 지배를 받는 상완삼두근은 팔굽관절(주관절)의 신전기능을 하는 팔 뒷부분의 근육이며 장두와 외측두(外側頭) 및 내측두(內側頭) 세갈래로 시작되는 근육이다(그림 3-31).

장두(長頭)는 견갑골의 관절하결절에서 내측두는 상완골 뒤쪽 요골신경의 안쪽 아래에서 외측두는 상완골 뒤쪽 요골신경의 바깥쪽 아래에서 시작된 후 합쳐져 척골의 주두에 부착을 한다. 상완삼두근은 주관절의 신전을 힘있게 하는 운동을 하는 경우나 무거운 물건을 운반하거나 오래도록 들고 있는 경우 또는 등근육에 지속적으로 힘을 가하는 경우 등에 손쉽게 부상을 초래하게 된다. 장두에 통증이 발생하게 되면 그에 따른 연관된 통증은 어깨의 뒤쪽에서 전완의 뒤쪽으로 길게 통증이 나타나며 내측두에 통증이 발생하게 되면 그에 따른 연관된 통증은 팔굽관절(주관절) 주위에 나타나며 또한 내측두의 바깥쪽에서 발생하면 주로 외측상과 주위에 통증이 나타나고 내측두 중앙부위에서 발생하게 되면 주두에 통증과 압통이 나타나며 내측두 안쪽 부위에서 발생하면 상완골 내측상과에 통증이 나타난다. 그리고 외측두에 통증이 발생하면 그에 따른 연관된 통증은 통증의 발생 부위를 중심으로 나타나며 심한 경우에는 전완의 뒤쪽과 넷째 손가락(약지)와 다섯째 손가락(애지)까지 확산이 되기도 한다.

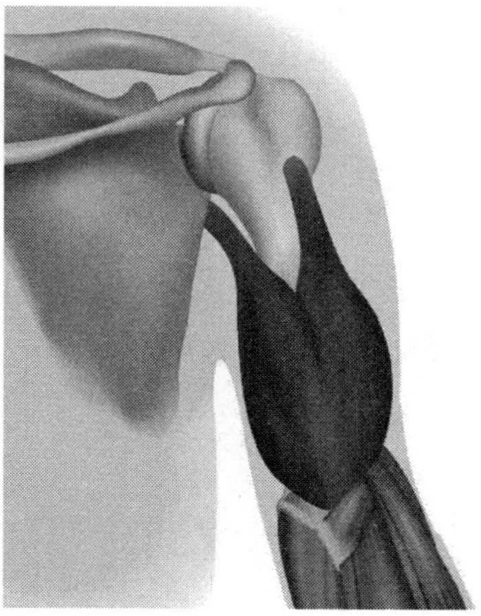

「그림 3-31」 상완삼두근

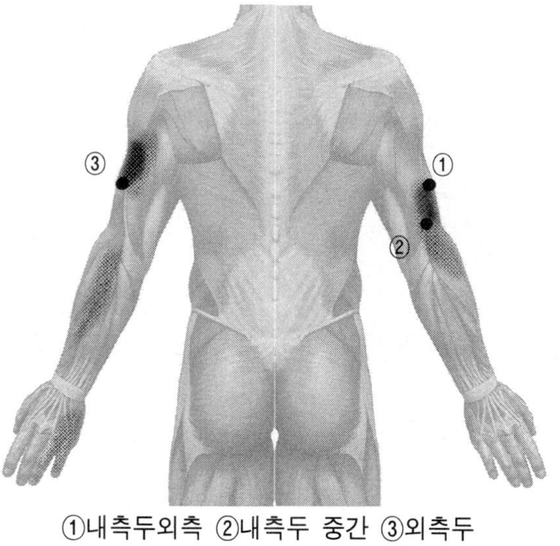

①내측두외측 ②내측두 중간 ③외측두

「그림 3-32」 상완삼두근의 발통점과 연관통

5. 회외근(回外筋, Supinator)

요골신경(경추5번, 6번)의 지배를 받는 회외근은 전완(아래쪽 팔)을 밖으로 돌리는(회외) 기능을 하며 상완골외측상과와 요골의 윤상인대 및 척골의 회외근능선 등에서 요골의 상부 3분의 1 부위 외측면에 부착을 한다(그림 3-33).

회외근은 테니스 엘보의 주된 원인이 되는 근육 중 하나로 아기를 안고 젖을 먹이거나 청소용역업에 종사하는 경우 또는 손빨래를 많이 하여 비틀어 짜는 경우 등은 회외근에 통증이 발생할 가능성이 높다 하겠다.

회외근에 통증이 발생을 하게 되면 그에 따른 연관된 통증은 상완골 외측상과와 주관절(팔굽관절) 바깥쪽에 압통이 나타나며 심한 경우에는 엄지손가락의 손등쪽(합곡혈) 부위로 확산이 되어 엄지손가락이 저리거나 둘째와 넷째 손가락이 따끔거리는 통증이 나타나기도 한다(그림 3-34).

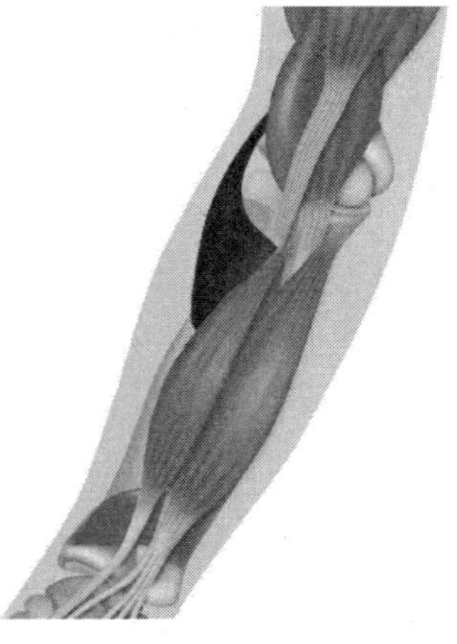

「그림 3-33」 회외근

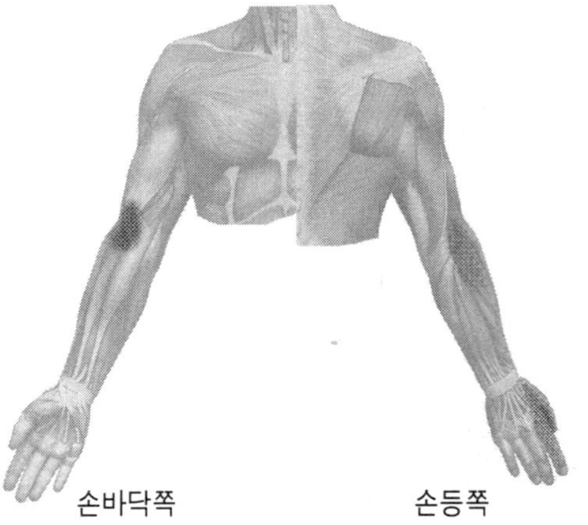

「그림 3-34」 회외근의 발통점과 연관통

6. 상완요골근(上腕橈骨筋, Brachioradialis)

요골신경(경추5번, 6번)의 지배를 받는 상완요골근은 장요측수신근과 회의근을 덮고 있는 얇은 근육으로 주관절(팔굽관절)의 굴곡과 분리를 방지하는 근육이며 상완골의 외측상과연에서 시작되어 전완의 중간 부위에서 힘줄이 되어 요골의 경상돌기에 부착을 한다(그림 3-35).

상완요골근에 통증이 발생하면 장요측수신근과 회의근의 통증 발생 부위와 구별 하기가 어려우나 상완요골근의 통증은 상완골의 외측상과와 엄지 손가락의 손등쪽(합곡혈) 부위에 연관된 통증이 나타나므로(그림 3-36) 회외근에서의 통증 즉 상완골의 외측상과의 지속적인 통증이나 주두의 통증은 나타나지 않으며 또한 손등을 횡단하는 양상의 장요측수신근의 연관통과 구별할 수 있을 것이다.

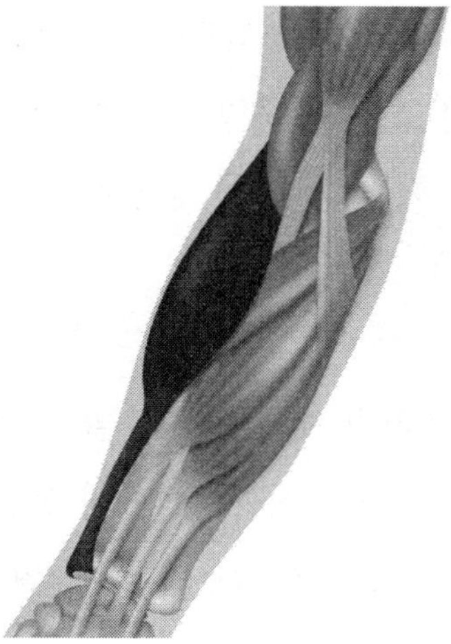

「그림 3-35」 완요골근

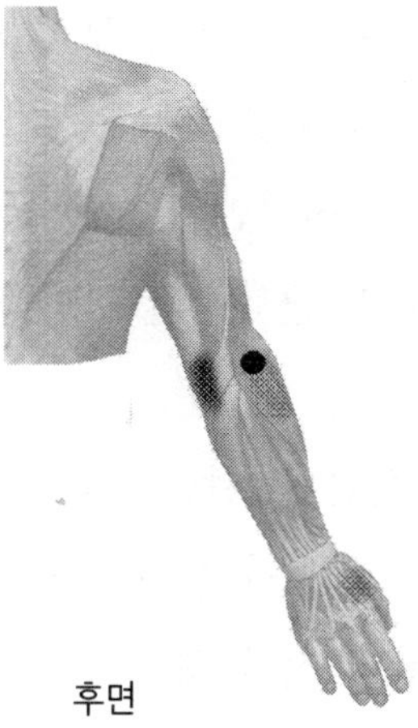

「그림 3-36」 완요골근의 발통점과 연관통

7. 수근신근(手根伸筋, Wrist Extensors)

요골신경(경추6번, 7번)의 지배를 받는 수근신근은 장요측수신근과 단요측수신근 및 척측수신근으로 이루어져있는 근육으로 주로 손목을 신전시키는 기능을 가지고 있다(그림 3-37).

1) 장요측수신근: 상완골의 외측상과에서 둘째손가락(인지) 중수골의 기저부에 부착을 하여 손목 관절의 신전과 외전(요골쪽)의 기능을 하는 근육으로 통증이 발생을 하면 주로 상완골외측상과와 전완(팔)을 거쳐 엄지손가락의 손등쪽 부위(합곡혈)에 연관된 통증이 나타나게 되어 악수를 하거나 또는 물건을 쥘 때 손아귀 힘의 약화나 통증으로 물건을 떨어뜨리는 경우가 발생할 수 있다(그림 3-38의 ①).

2) 단요측수신근: 신전근의 공통건 중 일부로 상완골외측상과에서 셋째 손가락(중지)의 중수골 기저부에 부착을 하여 손목 관절의 신전과 외전(요골쪽)의 기능을 한다. 단요측수신근에 통증이 발생하면 손목과 손등의 중앙부위 쪽으로 손등이 저리고 찌릿찌릿한 연관된 통증이 나타나기도 하는 등 손목 통증과 테니스 엘보의 주된 원인 근육이기도 하다(그림 3-38의 ②).

3) 척측수신근: 상완골의 외측상과에서 다섯째 손가락(애지)의 중수골 기저부에 부착을 하여 손목의 신전과 외전(척골쪽)의 기능을 한다. 척측수신근에 통증이 발생하면 손목의 척골 쪽에 연관된 통증이 나타나는 테니스 엘보의 주된 원인 근육 중 하나이다(그림 3-38의 ③).

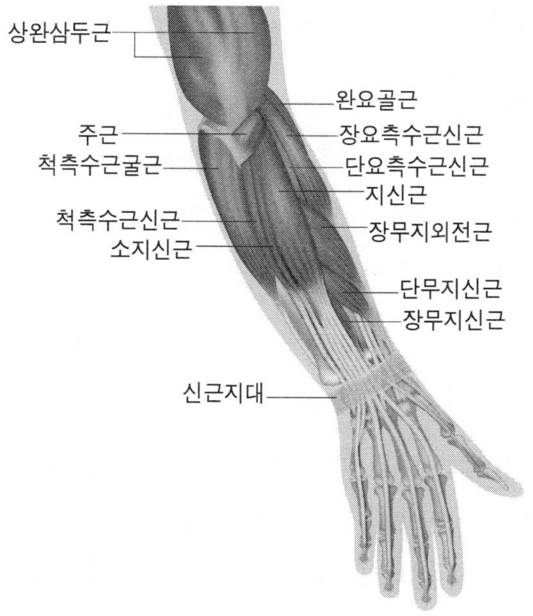

「그림 3-37」 수근신근

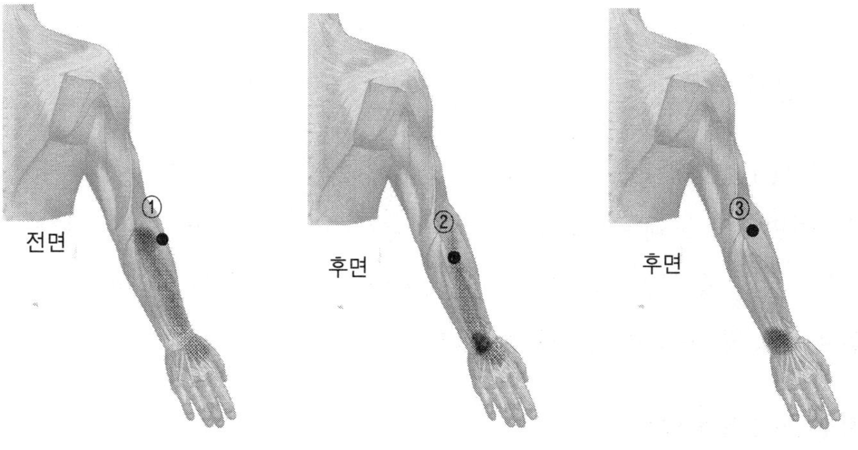

「그림 3-38」 수근신근(①장요측 ②단요측 ③척측)의 발통점과 연관통

8. 수지신전근(手指伸展筋, Finger extensor muscles)

요골신경(경추6번, 7번, 8번)의 지배를 받는 수지신전근은 손가락을 펴게(신전)하는 기능을 한다(그림 3-39). 수지신전근에 통증이 발생하게 되면 그에 따른 연관된 통증은 전완의 손등 쪽 부위와 손등이나 손가락까지 확산이 되나 손가락 끝마디 까지는 확산이 되지 않는다(그림 3-40). 통증이 주로 발생하는 근육으로

1) 지신근(指伸筋)

상완골 외측 상과에서 둘째, 셋째, 넷째, 다섯째 손가락의 중절골과 말절골에 부착을 하여 손가락과 손목의 신전 기능을 하는 근육이다(그림 3-39). 지신근 중에서 중지(셋째 손가락)와 약지(넷째 손가락)의 신근에 통증이 많이 발생을 하는데 중지의 경우 연관된 통증은 전완과 손목 및 손등과 근위지골간 관절까지 확산이 되며 약지의 경우는 대체로 중지보다 통증이 약하나 약지의 근위지골간 관절까지 확산되어 나타나게 된다. 또한 지신근에 통증이 발생하게 되면 악력이 약화되고 손을 힘 있게 쥘 때 통증이 심하게 나타나게 되며 지신근의 경직으로 손가락의 굴곡이 제한되고 손가락 관절의 통증과 마디의 경직통증성 경련이 나타날 수 있으며 약지와 소지의 경우 통증으로 따로 움직일 수가 없게 된다.

2) 시지신근(示指伸筋)

척골의 뒷면에서 둘째손가락의 기절골에 부착을 하여 시지(둘째손가락)의 신전과 내전을 시키는 기능을 하는 근육이다. 시지신근에 통증이 발생하면 그에 따른 연관된 통증은 **주로 손등과 손목에 나타나게 된다**.

3) 소지신근(小指伸筋)

신전근의 공통건으로 소지(새끼손가락)의 기절골에 부착을 하여 소지를 신전시키는 기능을 한다.

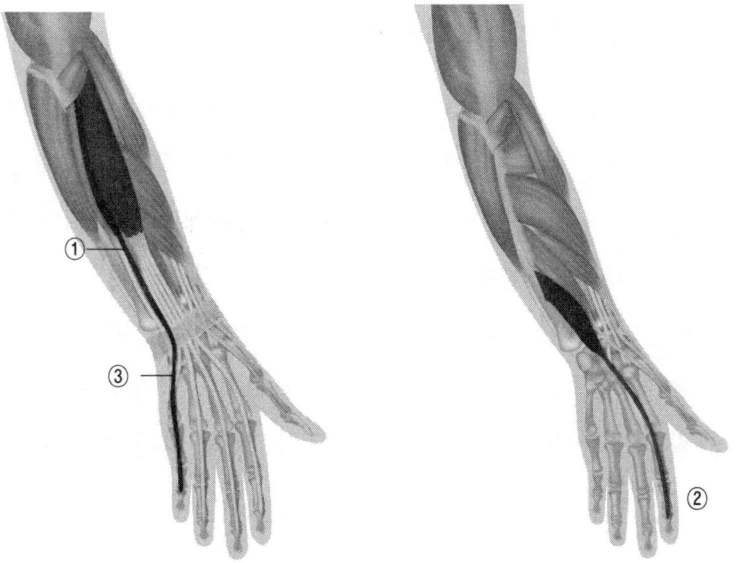

「그림 3-39」 수지신전근(①지신근 ②시지신근 ③소지신근)

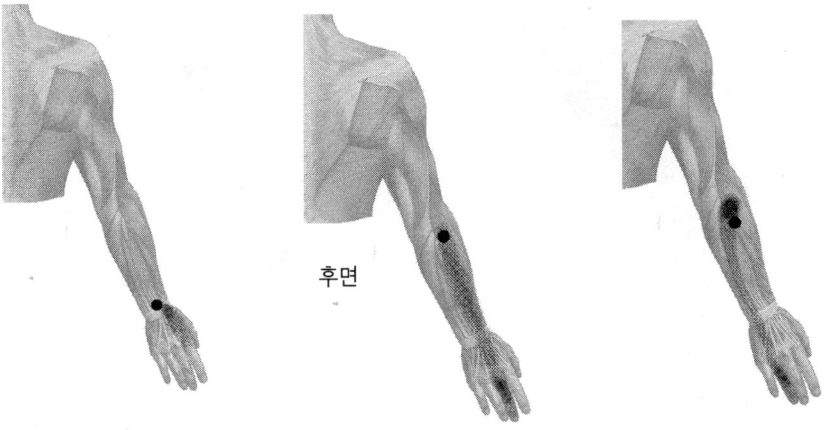

「그림 3-40」 수지신전근(①시지 ②중지 ③약지)의 발통점과 연관통

9. 장장근(長掌筋, Palmaris longus)

제5번, 6번, 7번 경추와 제1흉추에서 나오는 척추신경다발의 일부가닥으로 형성된 정중신경의 지배를 받아 일부 손바닥의 감각과 손가락의 움직임 그리고 손목을 굽히고 뒤집는 등의 기능을 하는 장장근은 상완골의 내측상과에서 시작되어 하완의 중간에서 가느다란 힘줄이 되어 수근 횡인대에 부착을 한다(그림 3-41).

장장근의 통증은 주로 상완골의 내측상과 아래 부위에서 발생을 하는데 그에 따른 연관된 통증은 손바닥을 중심으로 찌르는 듯한 따끔거리는 통증이 나타나며 손으로 작업을 할 때 압통 및 마찰통이 심해져 일을 할 수 없게 된다(그림 3-42).

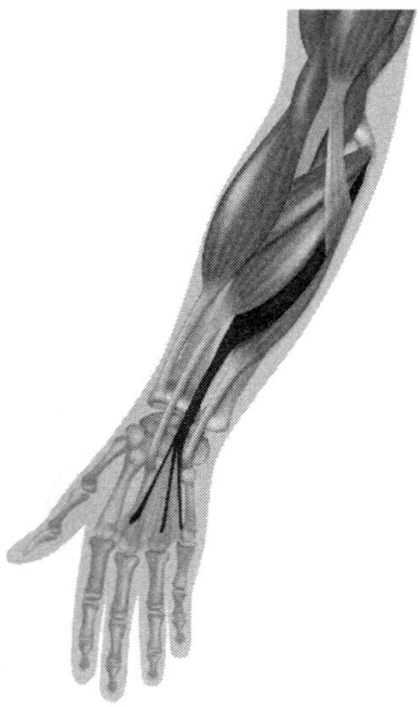

「그림 3-41」 장장근

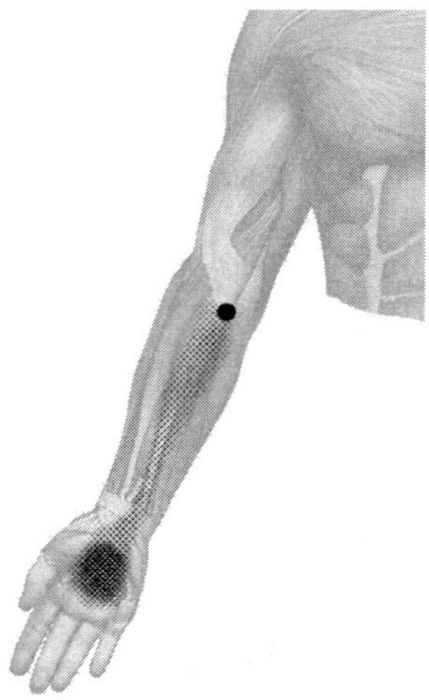

「그림 3-42」 장장근의 발통점과 연관통

10. 원회내근(圓回內筋, Pronator teres)

정중신경(제6경추 및 제7경추)의 지배를 받아 하완(팔굽 아래)을 굴곡과 회내를 시키는 기능을 하는 원회내근은 상완골의 내측상과와 척골의 관상돌기에서 요골의 중간 부위에 부착을 한다(그림 3-43). 원회내근에 통증이 발생을 하면 그에 따른 연관된 통증은 손목의 요골측 부위에 나타나게 되며 심한 경우에는 하완의 앞쪽을 거쳐 확산을 하게 된다(그림 3-44).

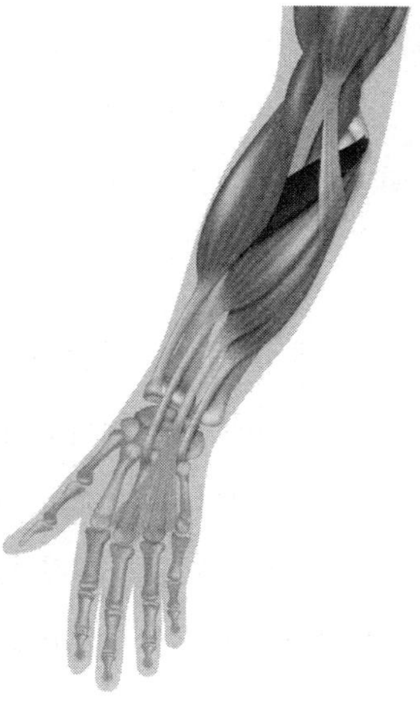

「그림 3-43」 원회내근

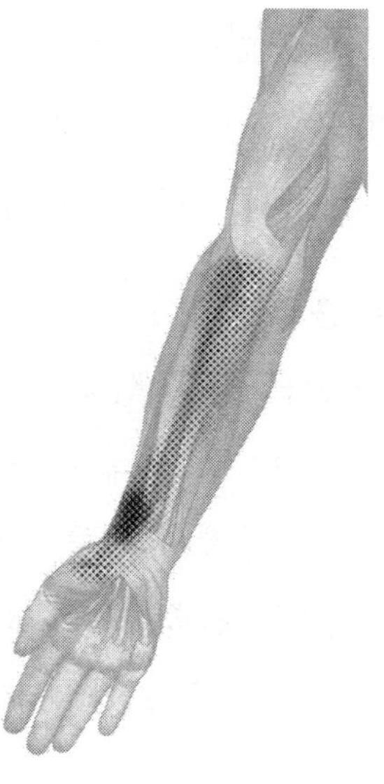

「그림 3-44」 원회내근의 발통점과 연관통

Ⅲ. 손목과 손가락의 굴근 (hand and finger flexors)

1. 손목의 굴근

손목을 굽히는 근으로는 요측수근굴근과 척측수근굴근 및 장요근 등이 있으며 이를 살펴보면

1) 요측수근굴근

정중신경(경추 제5번~제7번과 흉추 제1번)의 지배를 받아 손목을 굽히고 요골 쪽으로 돌리는(외전) 기능을 하는 근육으로 상완골의 내측상과에서 둘째손가락(인지)의 중수골에 부착을 한다. 그리고 통증이 발생하게 되면 그에 따른 연관된 통증이 손목의 안쪽(손바닥쪽) 가로 주름에서 엄지손가락쪽(요골) 부위에 쑤시는 듯한 통증이 나타나며 심한 경우에는 손바닥과 하완 쪽으로 확산이 되기도 한다(그림 3-46의 ①).

2) 척측수근굴근

척측수근굴근 역시 정중신경의 지배를 받아 손목을 굽히며 척골 쪽으로 돌리는(내전) 기능을 하는 두 갈래로 시작되는 근육으로 상완두는 상완골의 내측상과에서 척골두는 척골의 주두에서 각각 시작되어 내측상과와 주두 사이에서 섬유궁을 이루며 만나 다섯째 손가락(소지)의 중수골에 부착을 한다. 그리고 이 근육에 통증이 발생하게 되면 그에 따른 연관된 통증은 손바닥 쪽 손목의 척골 부위에 통증이 나타난다(그림 3-46의 ②).

3) 장장근

정중신경의 지배를 받아 손목을 굽히고 뒤집는 등의 기능을 하며 연관된 통증은 손바닥을 중심으로 찌르는 듯한 통증이 나타난다(그림 3-46의 ③).

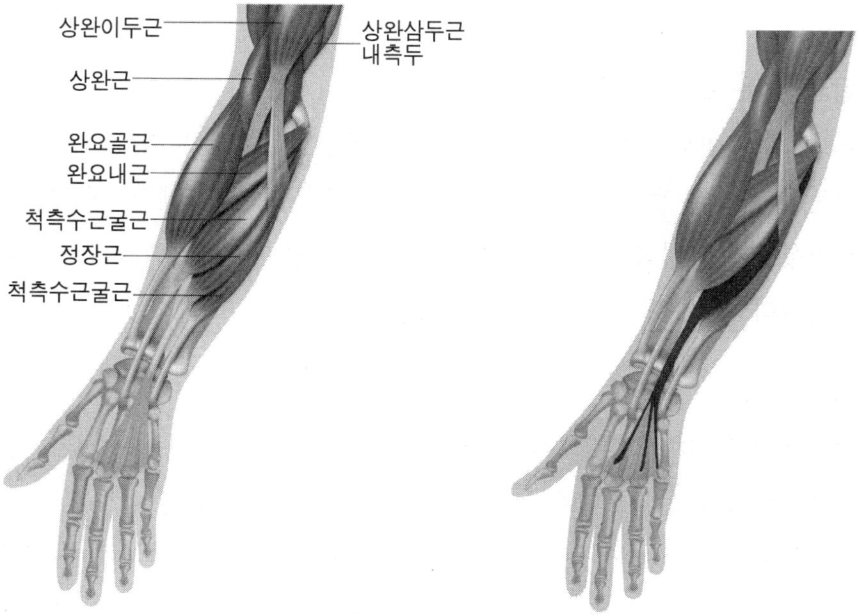

「그림 3-45」 수근굴근(①요측 ②척측 ③장장근)

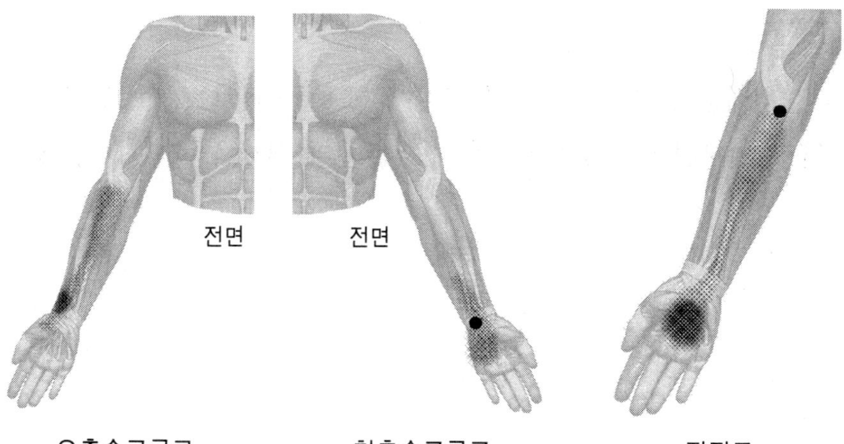

「그림 3-46」 수근굴근(①요측 ②척측 ③장장근)의 발통점과 연관통

2. 손가락의 굴근

1) 심지굴근(깊은 손가락 굽힘근)

정중신경과 척골신경(제8경신경과 제1흉신경)의 지배를 받아 말절골을 굴곡시키는 기능을 하는 근육으로 척골의 상부(상완골의 내측상과)에서 둘째, 셋째, 넷째, 다섯째 손가락의 말절골에 부착을 한다. 통증이 발생하게 되면 찌릿한 연관된 통증이 손가락 끝까지 나타나며 심한 경우에는 휴식시에도 계속되어 나타나게 된다.

2) 천지굴근

중절골을 굽히고 이차적으로 손가락과 손을 굽히는 기능을 하는 천지굴근은 척골관상돌기의 내측상과와 상완골내측상과에서 요골두 근복과 결합하여 넷째와 다섯째 손가락의 중절골에 부착하는 척골두와 요골의 사선에서 척골두와 결합하여 둘째와 셋째 손가락의 중절골에 부착을 하는 요골두로 이루어져있는 근육이다. 이 근육에 통증이 발생하게 되면 해당 손가락에 감전된 것과 같은 찌릿한 연관된 통증이 손가락의 끝까지 나타난다.

3) 장모지굴근

정중신경의 지배를 받아 엄지손가락의 끝마디를 굴곡시키는 기능을 하는 근육으로 요골의 앞면 중간부위에서 엄지손가락의 말절골에 부착을 한다(그림 3-48) (그림 3-49).

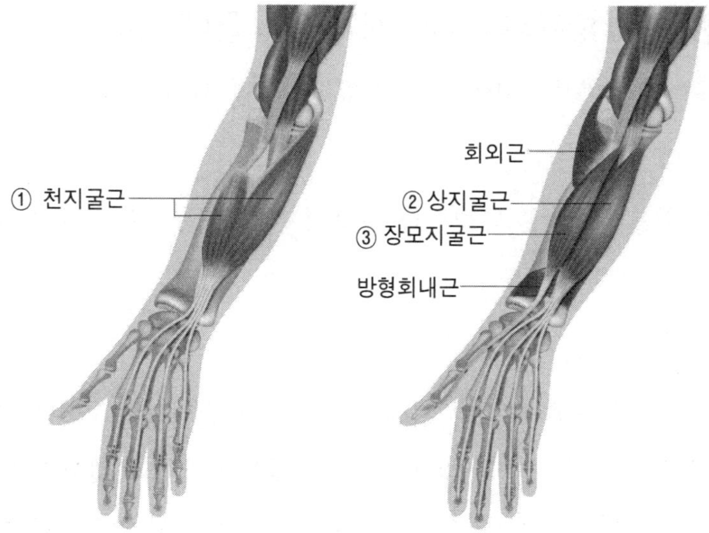

「그림 3-47」 ①천수지굴근 ②심지굴근 ③장모지굴근

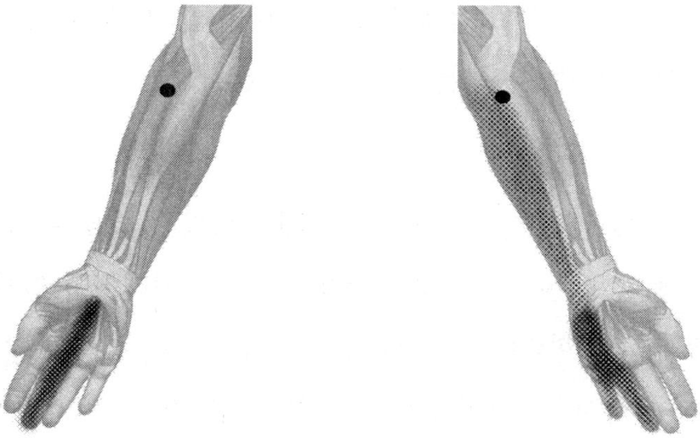

「그림 3-48」 천층수지굴근의 발통점과 연관통

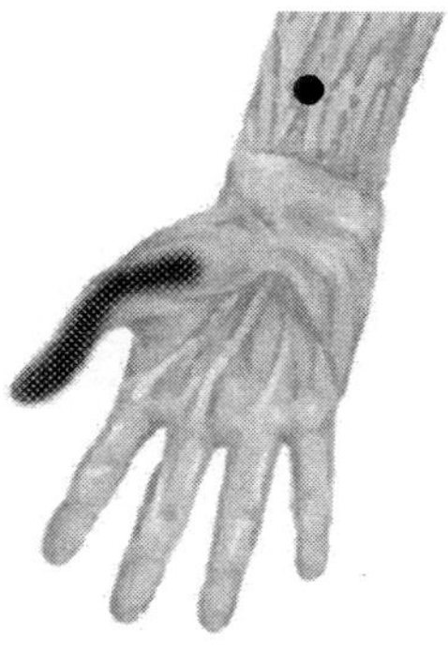

「그림 3-49」 심지굴근과 장모지굴근의 발통점과 연관통

3. 모지내전근(母指內轉筋)과 모지대립근(母指對立筋) (Adduct-or and opponens pollicis muscles)

엄지손가락(모지)을 내전 및 내회전과 구부리는 기능을 하는 근육이다.

1) 모지내전근

척골신경(경추 8번과 흉추 1번)의 지배를 받아 엄지손가락을 내전시키는 기능을 하는 근육으로 사두와 횡두로 되어 있으며 사두는 둘째손가락과 셋째손가락의 중수골과 두상골에서 횡두는 셋째 손가락의 중수골에서 각각 시작되어 엄지손가락의 첫 번째 지골에 부착을 한다(그림 3-50의 ①). 이 근육에 통증이 발생하게 되면 그에 따른 연관된 통증은 엄지손가락의 두툼한 부위(어제혈)에 나타나며 심한 경우에는 엄지의 손바닥 쪽과 엄지손가락 쪽으로 확산이 된다(그림 3-51의 ①).

2) 모지 대립근

정중신경(경추 6번과 7번)의 지배를 받아 엄지손가락의 중수골을 내전 및 내측회전과 구부리게 하는 기능을 하는 근육으로 소능형골과 굴근지대에서 엄지손가락의 중수골 바깥쪽 모서리에 부착을 한다(그림 3-50의 ②). 이 근육에 통증이 발생하게 되면 그에 의한 연관된 통증은 엄지손가락의 손바닥 부위(어제혈)와 손목(요골쪽)에 통증이 나타난다. 그리고 모지내전근과 모지대립근에 통증이 발생하게 되면은 엄지손가락의 움직임이 둔해져 글을 쓰거나 사용에 장애가 발생하게 된다(그림 3-51의 ②).

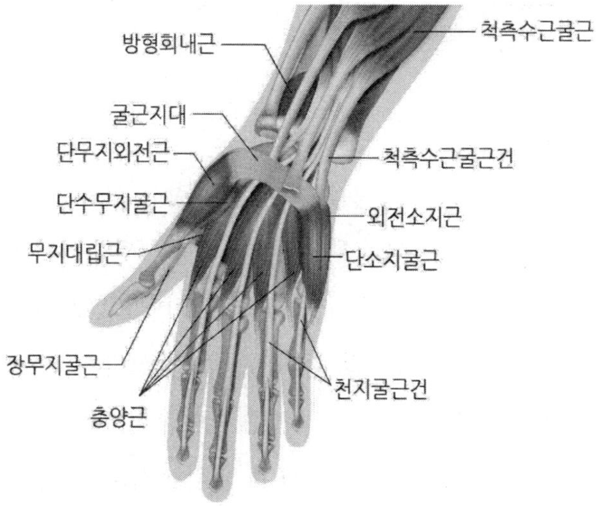

「그림 3-50」 1. 모지내전근과 2. 모지대립근

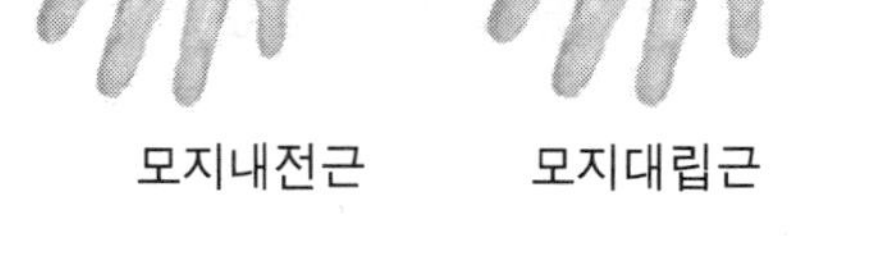

「그림 3-51」 1. 모지내전근과 2. 모지대립근의 발통점과 연관통

4. 손의 골간근(骨間筋, Interosseous muscles of the hand)

손의 뼈 사이에 있는 근육은 골간근과 충양근 및 소지외전근으로 손가락의 정밀한 운동을 주도한다(그림 3-52).

1) 배(손등쪽)측골간근

척골신경(경추8번과 흉추1번)의 지배를 받아 손가락을 외전 시키는 기능을 하는 중수골 사이에 있는 근육으로 인접한 두 중수골에서 둘째, 셋째, 넷째 손가락의 근위지골에 부착을 한다. 그리고 골간근에 통증이 발생하게 되면 그에 의한 연관된 통증은 골간근이 부착한 쪽을 따라 해당 손가락의 원위지골간 관절까지 확산이 된다. 특히 첫째손가락의 손등쪽 골간근의 연관된 통증은 둘째손가락의 엄지쪽과 손등 및 손바닥의 깊은 부위와 새끼손가락 쪽으로 통증이 확산되어 나타나기도 한다.

2) 장측골간근

배측골간근과 마찬가지로 척골신경의 지배를 받으며 손가락을 내전시키는 기능을 하는 중수골 사이에 있는 근육으로 제2, 4, 5 중수지에서 해당 손가락의 근위지골에 부착을 한다.

3) 소지외전근

척골신경의 지배를 받으며 새끼손가락의 근위지절관절을 구부리는(굴곡) 기능을 하는 근육으로 두상골에서 새끼손가락의 첫 번째 지골에 부착을 한다. 그리고 이 근육에 통증이 발생하게 되면 그에 의한 연관된 통증은 골간근과 유사하게 새끼손가락의 바깥쪽에 확산되어 나타난다.

4) 충양근

제1, 2충양근은 정중신경의 지배를 받으며 제3, 4충양근은 척골신경의 지배를 받아 중수지절관절을 굴곡시키고 지골간관절을 신전시키는 기능을 하는 근육으로 심지굴근의 건에서 해당 근육의 건(수지신건건막)에 부착을 하여 다른 근육의 기능 전환 및 의도를 강하게 해준다.

이상과 같이 근위지골과 두 번째 지골을 굴곡시키는 천지굴근과 원위지골과 근위지골 관절을 굴곡시키는 심지굴근 그리고 이들(충양근, 배측골간근, 장측골간근, 소지외전근) 근육에 이상이 발생하게 되면 손가락의 강직으로 손의 정교한 운동 장애가 나타나게 되어 손의 원활한 사용을 할 수 없게 된다(그림 3-53, 그림 3-54).

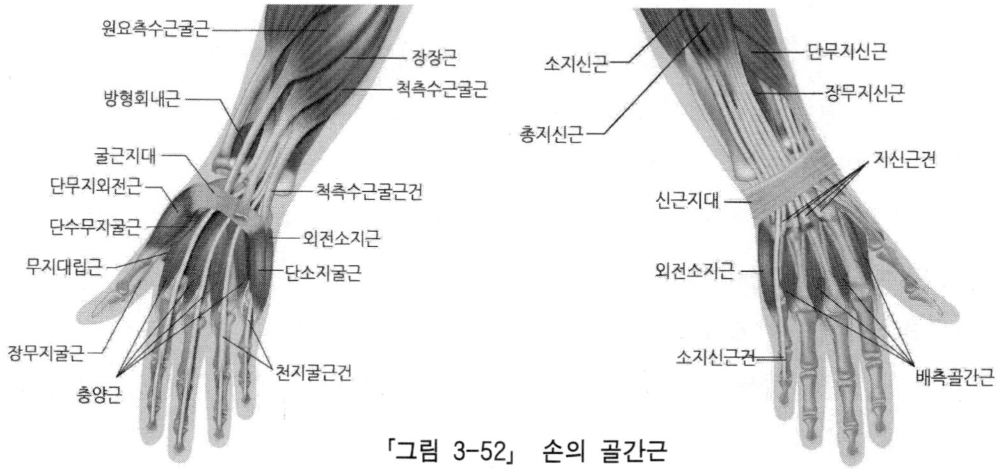

「그림 3-52」 손의 골간근

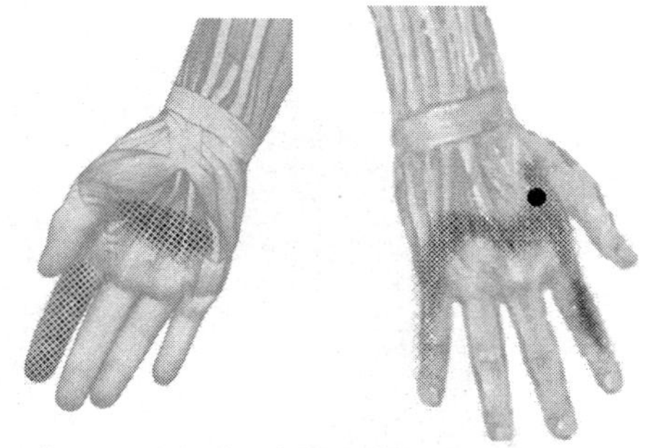

「그림 3-53」 제1배측골간근의 발통점과 연관통

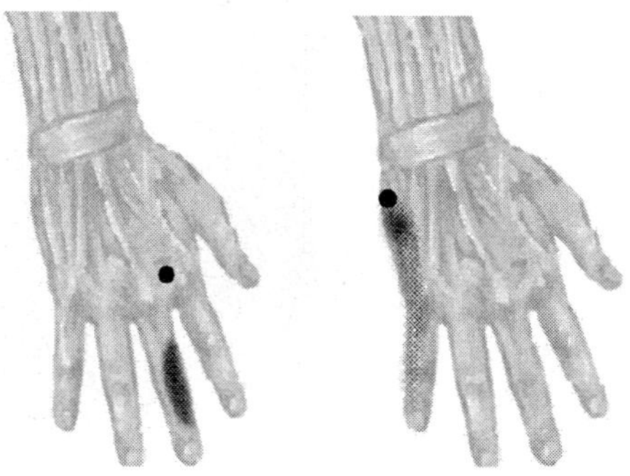

「그림 3-54」 제2배측골간근의 발통점과 연관통

제4장 가슴(흉부)과 배(복부)의 근육

Ⅰ. 가슴(흉부)의 근육

가슴의 근육으로는 견관절의 내전을 돕는 쇄골하근과 상완(팔꿈치와 어깨 사이의 팔)의 내전 및 내측회전 기능을 하는 대흉근(쇄골두, 흉골두, 늑골두)과 견갑골을 전하방으로 당겨주는 소흉근 등이 위치하고 있다. 그리고 늑간근으로는 제1늑골에서 제11늑골의 밑에서 바로 아래 늑골의 위에 부착을 하여 흡기시 늑골을 당겨올려 흉곽을 넓혀주는 외늑간근과 늑골의 위쪽 부위에서 바로 위 늑골의 밑 부위에 부착을 하여 호기시 늑골을 아래로 당겨 흉곽을 좁혀 주는 내늑간근이 있으며 또한 척수신경의 지배를 받아 제7경추~제11흉추의 횡돌기에서 바로 밑이나 하나 밑의 늑골에 부착을 하여 외늑간근을 도와 흡기운동에 관여를 하는 늑골거근이 자리하고 있다. 그리고 횡경막은 흉강과 복강을 나누어주는 모양의 호흡근으로 요추부 · 늑골부 · 흉골부에서 중앙의 중심건에 부착을 하며 흡기시에는 수축을 하여 흉강이 넓어지고 호기시에는 흉강이 이완되어 좁아지게 된다. 일반적으로 횡경막에 의한 호흡을 복식호흡이라 일컫고 있다(그림 4-1).

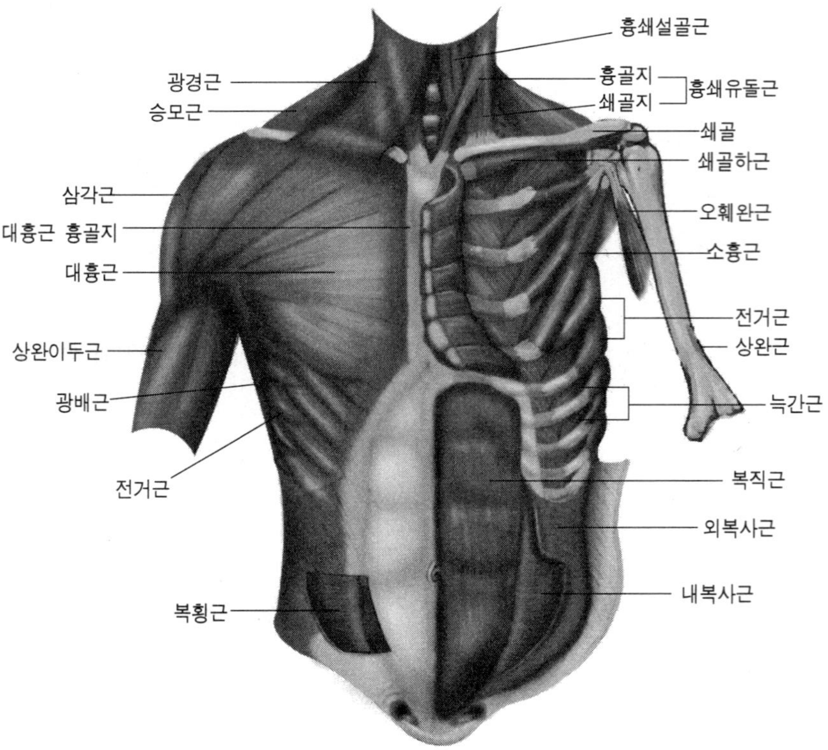

「그림 4-1」 흉부와 복부의 근육

1. 쇄골하근(subclauius muscle)

쇄골하신경의 지배를 받아 대흉근과 함께 견관절의 내전을 돕는 근육으로 제1늑골에서 쇄골하부에 부착한다(그림 4-2).

쇄골하근에 통증이 발생하면 주로 어깨 관절을 수평으로 내전 및 외전을 할 때 쇄골밑과 어깨(견관절) 앞쪽에 통증이 나타나고 심한 경우에는 상완의 앞과 하완(팔꿈치와 손목 사이의 팔)의 요골 쪽 주관절(곡지혈 부위)그리고 엄지, 인지(둘째손가락) 및 중지(셋째 손가락)의 손등과 손바닥 부위까지 확산되어 나타난다(그림 4-3).

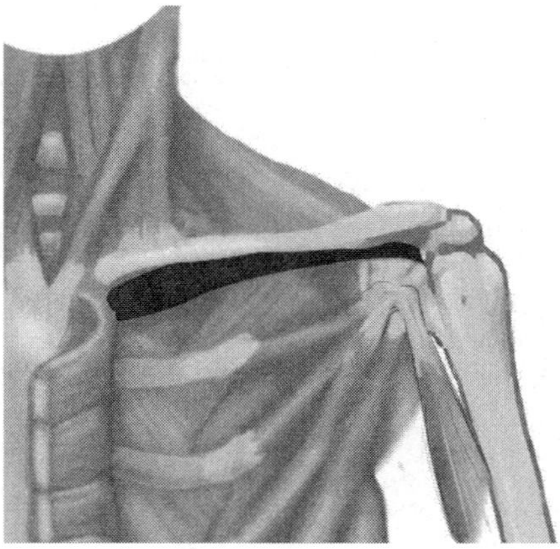

「그림 4-2」 쇄골하근

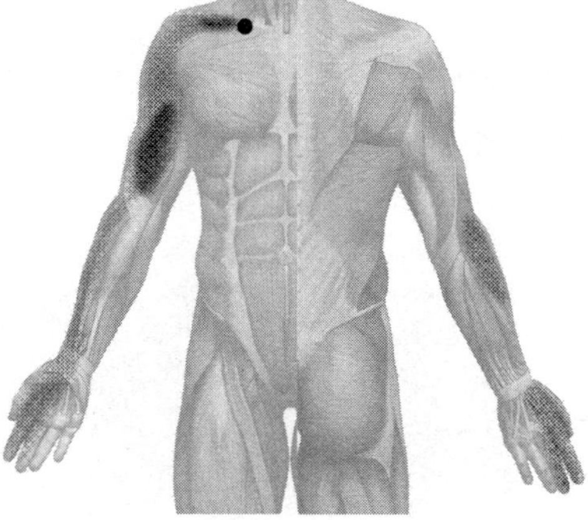

전면 후면

「그림 4-3」 쇄골하근의 발통점과 연관통

2. 대흉근(大胸筋, Pectoralis major)

내측과 외측의 흉신경(경추5번, 6번, 7번, 8번, 흉추1번)의 지배를 받아 상완을 내전 및 내측 회전을 시키는 기능을 하는 근육으로 쇄골두와 흉골두 및 늑골두로 구성된 부채꼴 모양의 근육이다(그림 4-4). (본 책 내용중 흉추 8번이라고 함은 경추7번과 흉추 1번 사이에서 나오는 경수8번 신경을 편의상 경추8번이라고 표현하였음)

1) 쇄골두

쇄골의 안쪽 중간 부위에서 상완골대결정릉에 부착을 한다. 그리고 쇄골두에 통증이 발생하게 되면 통증의 발생부위 주변과 어깨의 앞 쪽(삼각근 전면)으로 통증이 나타나며 견관절의 외전하는 동작을 제한하게 된다(그림 4-5).

2) 흉골두

흉골의 전면에서 상완골 대결절릉에 부착을 한다. 그리고 흉골두에 통증이 발생하게 되면 그에 의한 연관된 통증은 전흉부에 심한 통증과 압박이 나타나며 심한 경우에는 팔의 안쪽 면을 따라 상완골의 내과는 물론 하완(팔꿈치 아래 부위의 팔)과 제4, 5지(넷째, 다섯째 손가락)와 제3지(셋째 손가락)의 2분의1 척골쪽 부위까지도 지속적인 통증이 나타나기도 한다(그림 4-6).

3) 늑골두

제2, 3, 4, 5, 6번의 늑골에서 상완골 대결절릉에 부착을 한다. 그리고 통증이 발생하게 되면 그에 따른 연관된 통증은 처음에는 유방이 압박이 되면 통증이 나타나는 정도이지만 심한 경우에는 만지거나 스치기만 하여도 젖꼭지는 물론 유방이 통증을 느끼게 되며 부종까지도 발생하게 된다(그림 4-7).

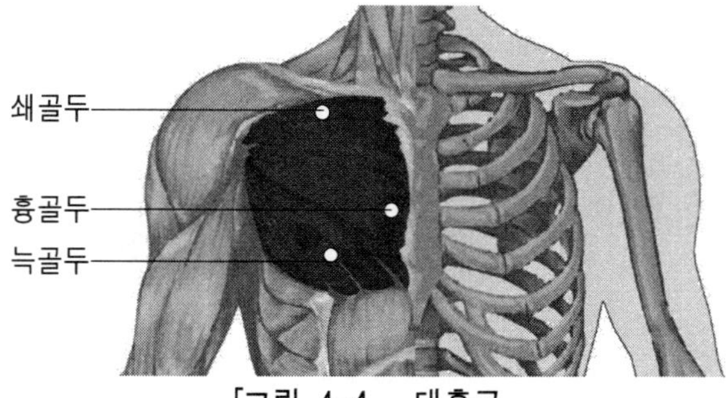

「그림 4-4」 대흉근

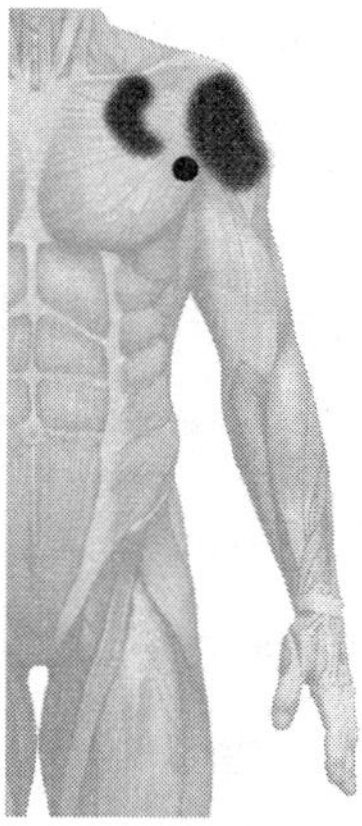

「그림 4-5」 대흉근(쇄골두)의 발통점과 연관통

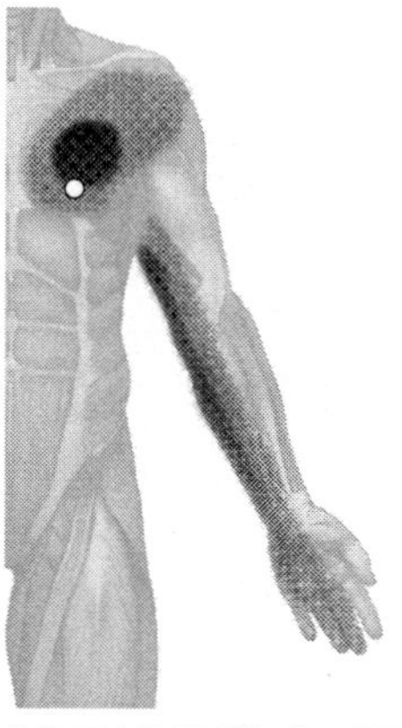

「그림 4-6」 대흉근(흉골두)의 발통점과 연관통

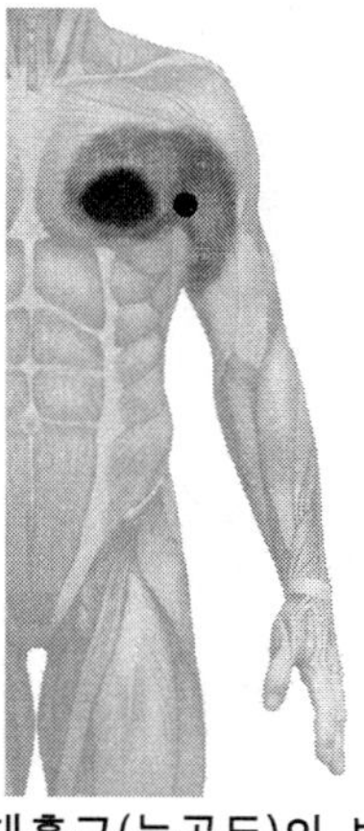

「그림 4-7」 대흉근(늑골두)의 발통점과 연관통

3. 소흉근(小胸筋, Pectoralis minor)

내측 흉신경의 지배를 받아 견갑골을 안쪽 아래로 잡아당기고 견갑골이 고정될 때에는 늑골을 들어올려 흉곽을 넓혀 주는 등의 기능을 한다.

소흉근은 대흉근의 심부에 쇄골두와 흉골두에 의해 덮여 있는 근육으로 제3, 4, 5 늑골에서 견갑골의 오구돌기에 부착을 하고 있다(그림 4-8). 소흉근의 통증이 발생하는 것은 주로 대흉근에 통증이 발생할 때 2차적으로 발생하게 되는 경우가 대부분이며 그에 따른 연관된 통증은 견관절의 앞쪽과 늑골이 가끔씩 결리듯이 아프고 숨을 쉴 때 어깨 앞쪽이 뜨끔거리기도 하며 심한 경우에는 앞가슴과 팔의 안쪽을 따라 척골쪽 손바닥과 약지(넷째 손가락)와 소지(다섯째 손가락)까지 확산 되어 손바닥이 저린 증상과 함께 통증이 나타난다.

또한 견관절(상완)의 굴곡과 외전 및 외측회전이 제한되어 팔을 앞으로 뻗어 들어올리거나 어깨높이에서 뒤로 제끼는 동작 등에 제한을 받게 되며 어깨가 쳐지고 앞으로 굽게 되고 팔을 들어 일을 하는 경우에는 손이나 팔이 저린 증상이 나타난다(그림 4-9).

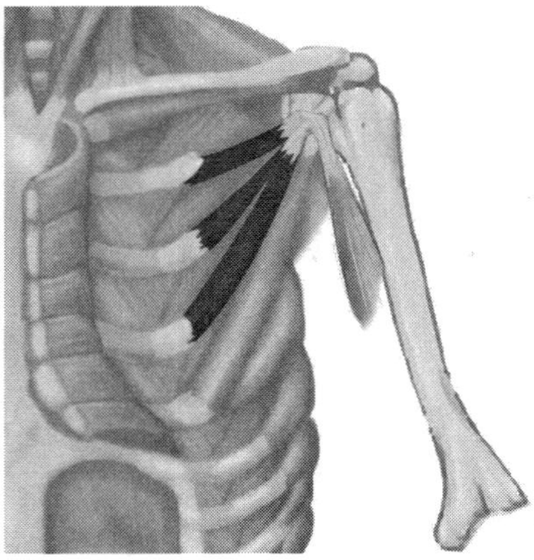

「그림 4-8」 소흉근

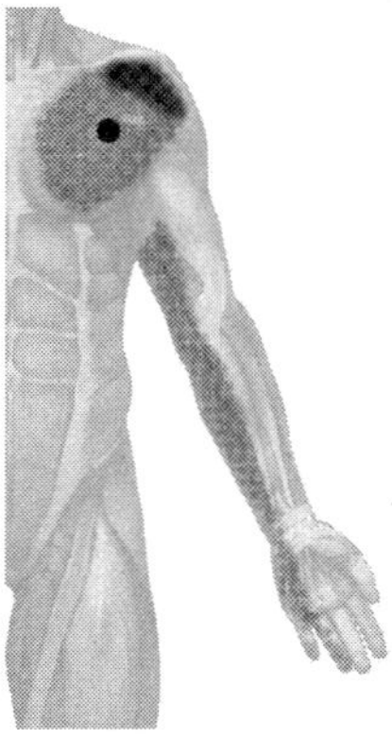

「그림 4-9」 소흉근의 발통점과 연관통

Ⅱ. 복부(腹部)의 근육

복부의 근육 즉 복근은 복직근과 내·외복사근 및 복횡근으로 구성되어 체내의 장기를 보호하고 복압을 증가시키며 몸을 앞과 좌·우 옆으로 굴곡 시킬 뿐만 아니라 척추의 운동을 주도하는 등의 기능을 한다.

1. 복직근(腹直筋, rectus abdominis)

늑간 신경(흉추7번~12번)의 지배를 받아 척추의 주된 굴곡근으로 복강내 압력을 증가시키는 복직근은 치골능에서 제5, 6, 7번의 늑연골과 흉골의 검상돌기에 부착을 하는 근육이다(그림 4-10의 ①).

복직근에 통증이 발생하면 발생한 부위에 따라 증상이 다르게 나타나게 되는데, 대체로 복직근의 상부에 통증이 발생하게 되면 등의 한가운데 부위와 허리(요추) 부위에 수평으로 연관된 통증이 나타나며 또한 흉골의 검상돌기 옆에서 통증이 발생하게 되면 복부팽만과 속쓰림 및 구토 등의 증상이 나타나기도 한다. 그리고 통증이 배꼽 부위에서 발생을 하게 되면 복부경련이나 복통 및 복부산통 등이 나타나기도 하며 복직근의 아래 배꼽과 치골 결합의 중간 부위에서 통증이 발생하게 되면 월경통과 설사 등의 증상이 나타나며 통증의 발생부위가 치골에 인접한 경우에는 배뇨근과 방광괄약근의 경련을 초래하기도 하며 창골근과 음경 등에 날카로운 통증이 나타나기도 한다(그림 4-11).

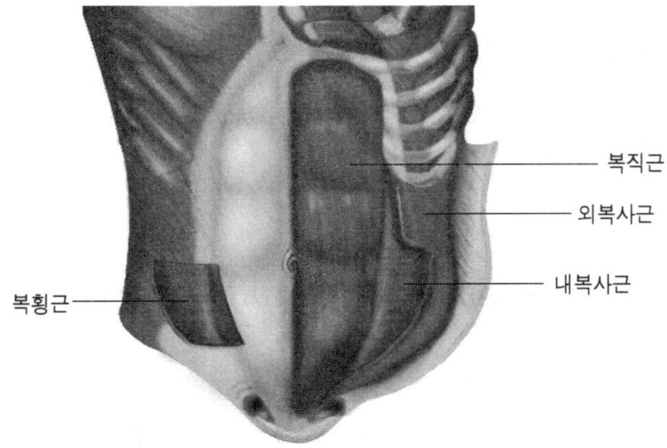

「그림 4-10」 복부의 근육(①복직근 ②복사근 ③복횡근)

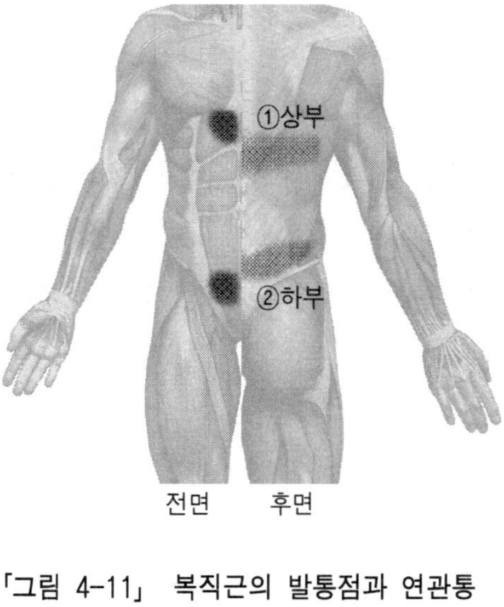

「그림 4-11」 복직근의 발통점과 연관통

2. 복사근(lateral abdominal)

늑간신경(흉추 8, 9, 10, 11, 12번)의 지배를 받는 복사근은 외복사근과 내복사근으로 이루어져 있으며 내·외복사근이 동시에 수축을 하게 되면 복강내 압력(복압)을 증가시키고 척추를 굴곡 시킨다. 그리고 복사근의 한쪽만이 수축을 하게 되면 척추를 수축한 쪽으로 측굴을 시키며 또한 척추를 수축한 반대쪽으로 회전을 시키는 근육이다. 외복사근은 제5~12번의 늑골에서 백선과 치골결합 및 장골능의 안쪽에 부착을 하며 내복사근은 서경인대의 외측절반과 장골능의 앞 3분의 2 부위와 흉요근막에서 제10, 11, 12번 늑골과 백선 및 치골에 부착을 한다(그림 4-10의 ②). 복사근의 상부에 통증이 발생하면 속쓰림과 상복부의 통증이 나타나며 복사근의 아래 부위에 통증이 발생하는 경우에는 연관되는 통증은 서해부를 따라 음낭쪽으로 확산되어 나타나기도 하며 빈뇨와 잔뇨가 생기게 된다(그림 4-12).

3. 복횡근(transversus abdominis)

늑간신경(7번)의 지배를 받아 복압을 증가시키는 기능을 하는 복횡근은 제7~12번의 늑골과 흉요근막 및 장골능과 서해인대에서 백선과 치골능에 부착을 하는 근육으로(그림 4-12의 ③) 통증이 발생하면 연관된 통증이 늑골의 전연을 횡단하는 상복부통이 나타나기도 한다.

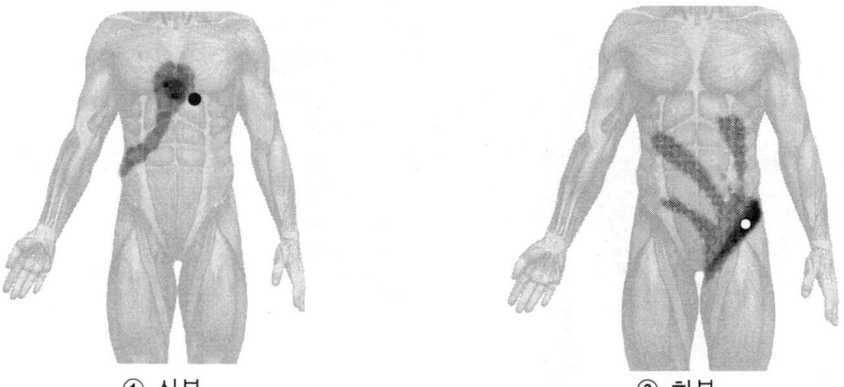

① 상부 ② 하부

「그림 4-12」 복사근과 복횡근의 발통점과 연관통

제5장 등(배부)과 허리(요부) 및 엉덩이(둔부)의 근육

등과 허리의 근육들은 자리하고 있는 위치에 따라 구별을 할 수가 있으며 표층의 판상근으로 두부와 경부의 신전과 외측굴골의 기능을 하는 두판상근과 경판상근이 있으며 척추를 지지하고 신전시키는 기능을 하는 중충의 척추기립근으로는 장늑근(요장늑근, 흉장늑근, 경장늑근)과 최장근(흉최장근, 경최장근, 두최장근) 및 극근(두극근, 경극근, 흉극근) 등이 있으며 척추기립근의 기능을 돕는 심층의 횡돌극근에는 반극근(두반극근, 경반극근, 흉반극근)과 다열근 및 회선근 등이 있다. 또한 상후거근과 하후거근 및 척추의 굴곡과 요추의 신전 기능을 하는 요방형근과 대퇴의 굴곡과 외측회전 기능을 하는 장요근 등이 위치를 하고 있다. 그리고 엉덩이(둔부)의 근육으로는 대퇴의 신전과 외측회전의 기능을 하는 대둔근과 대퇴의 외전과 내측회전기능을 하는 중둔근 및 대퇴의 외전 기능을 하는 소둔근 그리고 대퇴의 외전과 외측회전기능을 하는 이상근 등이 위치하고 있다(그림 5-1, 그림 5-2). 이들 근육들을 좀 더 살펴보면

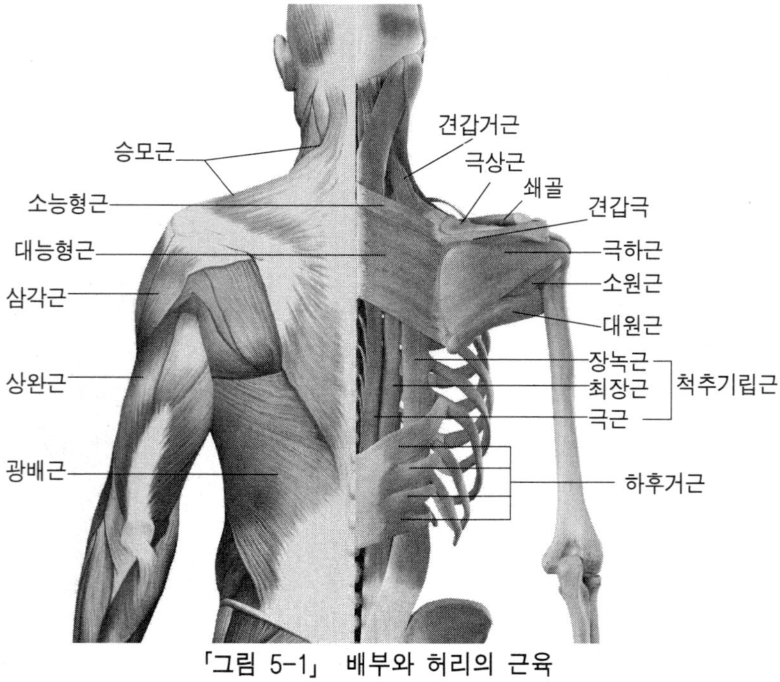

「그림 5-1」 배부와 허리의 근육

Ⅰ. 등(배부)의 근육

등과 허리의 근육들은 자리하고 있는 위치에 따라 표층(판상근)과 중층(척추기립근) 및 심층(횡돌극근)으로 구별을 할 수 있으며 허리 부위의 근육들 또한 이들 근육 이외에도 요방형근과 장요근 등이 위치하고 있다.

1. 척추기립근(脊椎起立筋, Erector spinae)

기립보행을 하는 인간에게 있어 허리(척추)를 곧게 펴고 있는 자세를 유지케 하는 근육으로 척추신경후지의 지배를 받아 척추를 신전과 측굴을 시키고 허리를 바로 펴주는 기능을 하는 근육으로 장늑근과 최장근 및 극근 등을 말하고 있다(그림 5-2).

대체로 나이가 들어 허리가 구부정하다거나 오랜시간 구부려 일을 하는 사람들은 기립근이 늘어나고 굳어져있어 수축이 제대로 되지 않기 때문에 곧바로 일어나 허리를 바로 펴지 못하는 경우를 종종 목격할 수가 있을 것이다.

1) 장늑근

척추기립근 중 바깥쪽에 위치하고 있는 근육으로 요장늑근과 흉장늑근 및 경장늑근으로 구별할 수가 있다.

(1) **요장늑근**: 천골·요추 극돌기와 장골릉, 흉추(11번 12번)에서 제6번~12번 늑골의 하연에 부착을 한다. 이근육에 통증이 발생하게 되면 둔부의 중간과 환도부위에 통증이 나타나고 심한 경우에는 몸을 구부리는데 제한을 받게 되며 고관절에 연관된 통증이 나타나 요통과 편측성 고관절통을 유발하는 원인이 되기도 한다(그림 5-3).

(2) **흉장늑근**: 요장늑근의 부착부위(제6번~12번 늑골)안쪽에서 제1번~6번의 늑골 각상연과 제7번 흉추횡돌기 후부에 부착을 한다. 그리고 이 근육의 상부에 통증이 발생하면 그에 따른 연관된 통증은 견갑골 내연하부와 그 주변에 나타나고 심한 경우에는 가슴까지도 확산이 되며 중간부위에서 통증이 발생을 하게 되면 그에 의한 연관된 통증은 옆구리에 나타나고 같은쪽 척추를 따라 견갑골

을 지나는 연관통이 확산되고 심한 경우에는 측복부까지도 확산되어 소화불량이나 가슴이 답답하고, 등이 무겁고 결리는 증상 등이 동반되어 나타나기도 한다(그림 5-4).

(3) **경장늑근**: 제3번~6번의 늑골에서 제4번~6번의 경추횡돌기에 부착을 한다.

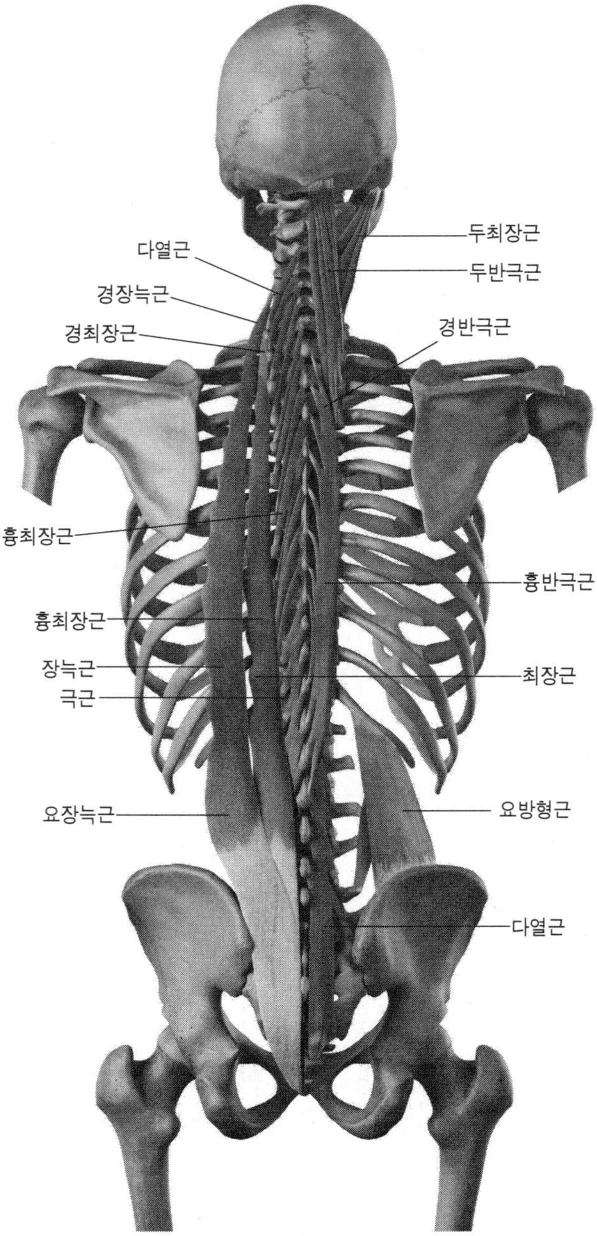

「그림 5-2」 척추의 심배근

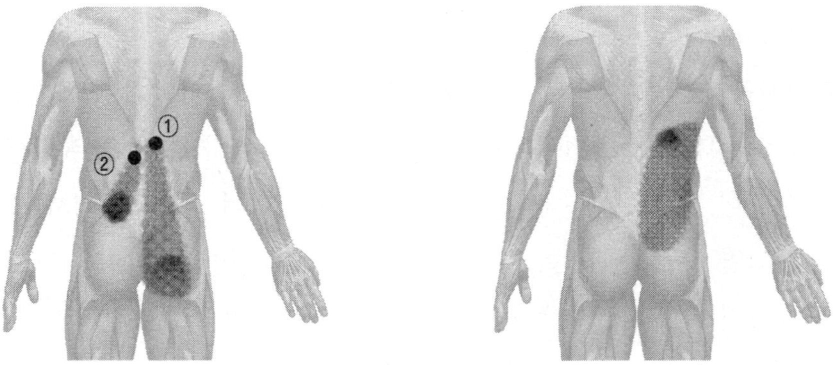

최장근(①흉추10번 ②요추1번)

「그림 5-3」 요장늑근의 발통점과 연관통

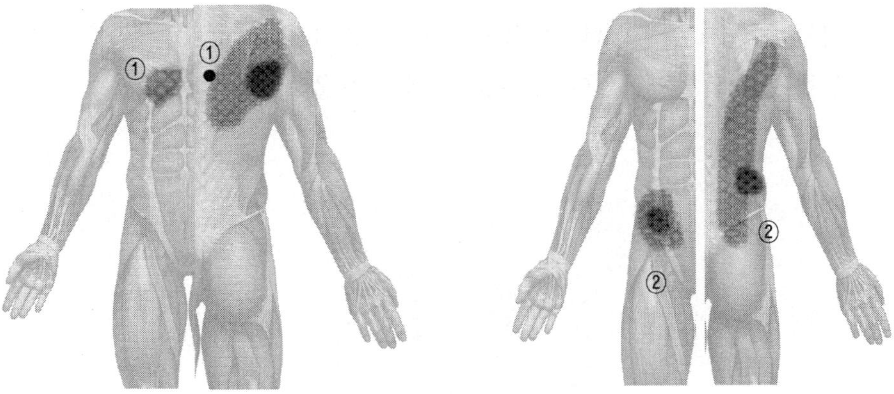

전면 후면 전면 후면

「그림 5-4」 흉장늑근(①흉추 6번 ②흉추 11번)의 발통점과 연관통

2) 최장근

장늑근의 안쪽에 위치하고 있는 길고 큰 근육으로 흉최장근, 경최장근, 두최장근으로 구분할 수 있다.

(1) **흉최장근**: 요추의 횡돌기 후면과 요장근막에서 흉추(1번~12번)의 횡돌기와 아래쪽 9~10개의 늑골(3번~12번 늑골)에 부착을 한다. 그리고 흉최장근의 상부에 통증이 발생하면 둔부 끝으로 통증이 나타나며 중간부위에서 통증이 나타나게 되면 장골릉의 안쪽으로 통증이 나타나며 심한 경우에는 그에 따른 연관된 통증이 요추부로 확산이 된다. 따라서 몸을 앞으로 구부리거나 몸을 곧게 펴고 걷지를 못하게 되고 고관절에 통증이 나타나게 되며 특히 제1번 요추의 양쪽 최장근에 통증이 발생하게 되면 의자에 앉았다 일어서거나 계단을 오르기가 힘들어진다(그림 5-5).

(2) **경최장근**: 상부 4~5개(1번~5번) 흉추의 횡돌기에서 제2번~6번 경추의 횡돌기에 부착을 하여 기능을 한다.

(3) **두최장근**: 상부 4~5개(1번~5번)의 흉추횡돌기와 아래 3~4개(4번~7번)의 경추관절돌기에서 유양돌기에 부착을 하여 기능을 한다.

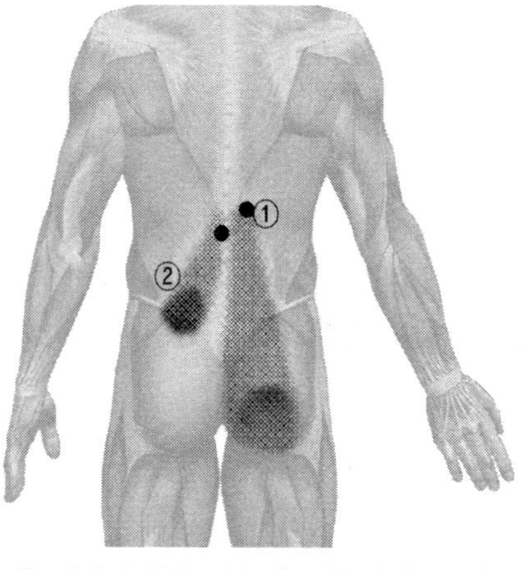

① 흉추(10번, 11번) ② 요추 1번

「그림 5-5」 흉최장근의 발통점과 연관통

3) 극근(가시근)

척수신경후지의 지배를 받아 머리(목)의 신전 및 회전을 보조하며 경추와 흉추의 신전과 아울러 회전을 도우는 근육으로 항인대와 경추 및 흉추의 극돌기에서 경추 및 흉추의 극돌기와 후두골에 부착을 한다. 그리고 위치에 따라 두극근(머리 가시근), 경극근(목 가시근), 흉극근(등 가시근)으로 구별을 하고 있다.

(1) **두극근**: 두반극근의 내측부위로 머리의 신전 및 회전을 보조한다.

(2) **경극근**: 제5~7번의 경추와 제1번~2번 흉추의 극돌기에서 제2~4번 경추의 극돌기에 부착을 하여 척추체의 경추와 흉추부분의 신전과 경추와 흉추의 회전을 보조한다.

(3) **흉극근**: 제1, 2번의 요추와 제11, 12번 흉추의 극돌기에서 상부 흉추의 극돌기에 부착을 하여 경극근과 같은 기능을 한다.

2. 횡돌극근(심부척추근)

횡돌극근은 반극근과 다열근 및 회선근을 일컫는 것으로 주로 척추간의 미세한 운동을 조정하고 자세를 유지하는 근육으로서 양쪽의 근육이 수축을 하게 되면 척추를 신전시키고 한 쪽의 근육만 수축을 하면 반대쪽 어깨가 회전을 하며 또한 같은 쪽으로 굴곡하게 된다.

1) 반극근

두판상근 아래(밑)에 위치하고 있는 근육으로 경추(제1번~제5번)와 흉추(제1번~제10번)의 횡돌기에서 경추(제2번~제4번)와 흉추의 극돌기 및 후두골에 부착을 한다. 그리고 반극근은 두반극근, 경반극근, 흉반극근으로 구별할 수 있다.

(1) **두반극근**: 목의 신전과 머리를 뒤로 넘기고 숙이는데 있어 견제기능을 하는 근육으로 흉추(제1번~제6번)의 횡돌기와 경추(제4번~제6번)의 횡돌기에서 후두골의 목덜미선에 부착을 한다. 두반극근은 오랜시간 동안 고개를 숙이고 공부를 하거나 작업을 하는 경우 통증이 발생할 수 있으며 통증이 발생하게 되면 그에 의한 연관된 통증이 머리 띠를 두른 것 같이 나타나게 된다.

(2) **경반극근**: 목의 신전과 반대편으로의 회전 및 측굴을 조정하는 근육으로 흉추(제1번~제6번)의 횡돌기에서 경추(제2번~제5번)의 극돌기에 부착을 한다. 경반극근의 통증은 주로 경추2번과 3번의 수평이 되는 부위에서 발생을 하게 되며 그에의한 연관된 통증은 후두개골과 두정골 쪽으로 확산이 되어 나타난다. 이는 대부분이 후경부의 긴장에 의해 두통과 목의 통증이 나타나며 경추후부, 근육들의 손상은 목과 머리의 운동에 장애를 일으키게 된다. 또한 폐색으로 후두부에 쑤시는 듯한 통증과 뒷머리에 열이 나는 것 같은 증상들이 나타나게 된다.

(3) **흉반극근**: 척추의 신전 기능을 하는 근육으로 흉추(제5번~제10번)의 횡돌기에서 경추(제4번, 제5번)와 흉추(제1번~제4번)의 극돌기에 부착을 한다.

2) 회선근

척추의 신전과 회전기능을 하며 횡돌극근중에서 가장 깊이 위치하고 있는 근육으로 단회선근과 장회선근으로 구분하고 있다. 회선근은 모든 척추의 횡돌기에서 상위 척추의 극돌기에 부착을 하고 있는 근육으로 단회선근은 인접한 극돌기에 부착을 하며 장회선근은 한마디를 건너 부착을 한다. 다열근과 회선근에 통증이 발생하게 되면 그에 의한 연관된 통증은 인접한 극상돌기 쪽으로 확산이 되며 또한 회선근의 연관통은 극돌기의 상연을 따라 몸의 정중앙선상에 나타난다. 이상과 같이 횡돌극근(심부척추근)에 통증이 발생하게 되면 지속적이고 심한 그리고 기분 나쁜 통증이 나타나며 이로 인해 몸의 움직임이나 측굴과 회선 및 신전 등에 많은 제약이 따르게 된다.

3) 다열근

척추를 잡아주는 기초적인 근육으로 추골과 추골 사이의 위치 조정에 기여하여 척추의 중심을 잡아 안정성을 제공한다. 그리고 척추 사이의 디스크에 가해지는 압력을 분산시켜주며 척추의 신전과 회전 및 측굴의 기능을 하는 근육으로 경추의 관절돌기와 흉추의 횡돌기 및 요추의 유두돌기와 천추의 뒷면에서 요추로부터 흉추와 경추에 이르기까지 상방2~4 마디의 극돌기에 부착하여 척추를 연결한다(그림 5-6). 다열근의 통증이 경추 4번과 5번 부위에서 발생하면 추두하부위에서 뒷덜미와 견갑골상까지 나타나게 되며 흉추부(흉추4번, 5번) 부위에서 발생하게 되면 그 주변에 연관된 통증이 나타나게 된다. 그리고 요추부(요추1번~요추5번)에서 발생하게 되면 발생 부위는 물론 요추부위로 통증이 나타나고 심한 경우에는 연관된 통증이 복부쪽에 나타나기도 한다. 특히 요추 5번 부위는 통증이 대퇴와 하퇴의 옆과 뒤쪽에서 아래로 확산되어 나타나기도 하며 요추 1번 부위의 통증 발생은 신장결석의 통증과 같은 연관된 통증이 허리와 서혜부 및 음부에 확산되어 나타나기도 한다. 또한 천추의 다열근 상부에 통증이 발생되면 그 주변은 물론 둔부의 안쪽과 대퇴까지 심한 경우에는 미골부위까지 연관된 통증이 확산되어 나타나기도 한다(그림 5-7).

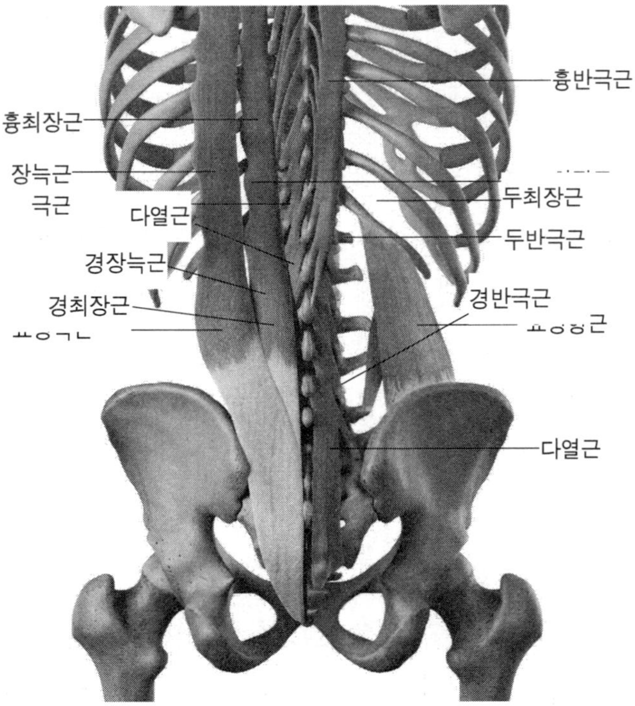

「그림 5-6」 다열근과 회선근

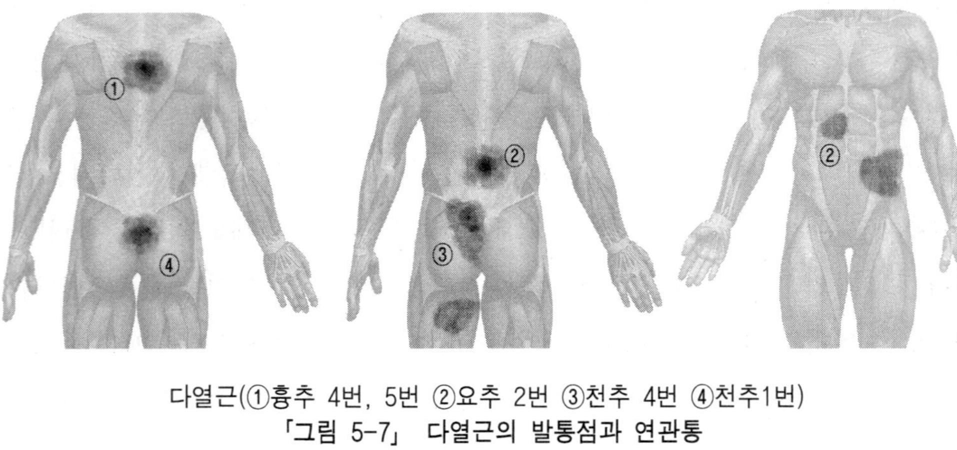

다열근(①흉추 4번, 5번 ②요추 2번 ③천추 4번 ④천추1번)
「그림 5-7」 다열근의 발통점과 연관통

3. 상후거근(上後鋸筋, serratus post suprior)

상후거근은 늑간신경(흉추1번~흉추4번)의 지배를 받아 늑골을 끌어올려 가슴(흉곽)을 확장시켜 호흡(흡기)를 돕는 기능을 하는 근육으로 경추 제6번~흉추 제2번의 극돌기에서 제2번~제5번의 늑골 머리쪽 모서리에 부착을 하며(그림 5-8) 위로는 능형근과 승모근 중부 섬유가 덮고 있으며 아래로는 판상근과 반극근 및 척추기립근들이 주행을 한다. 그리고 상후거근은 승모근 중부 섬유와 능형근의 수축과 긴장에 의해 영향을 받아 함께 움직이게 되며 견갑골의 움직임에 의해 막이 손상을 받을수도 있다. 또한 늑골이 고정되어진 경우 양측의 단축성 긴장은 상(上) 흉추의 전만을 유도하고 반대로 이완성 긴장은 경추의 아래 부위와 흉추의 윗부위를 후만을 시켜 버섯증후군을 일으킬 수 있으며 편측의 경우에는 상(上) 흉추를 한쪽으로만 당겨 측만이 되고 구조가 비틀어지게 된다.

상후거근의 통증은 주로 사각근의 이상에 의한 2차적 통증으로 통증이 발생하게 되면 견갑골 상부와 견관절 뒷부분에 통증이 나타나고 심한 경우에는 안정시에도 견갑골의 안쪽 깊숙한 곳에서 쑤시고 결리는 통증이 나타나기도 하며 그에 의한 연관된 통증은 상완의 뒷부분 즉 삼각근의 후부섬유와 삼두박근 장두 그리고 주관절내과(팔굽관절 안쪽)와 하완의 척골면을 지나 새끼손가락 쪽으로 확산되어 나타난다(그림 5-9).

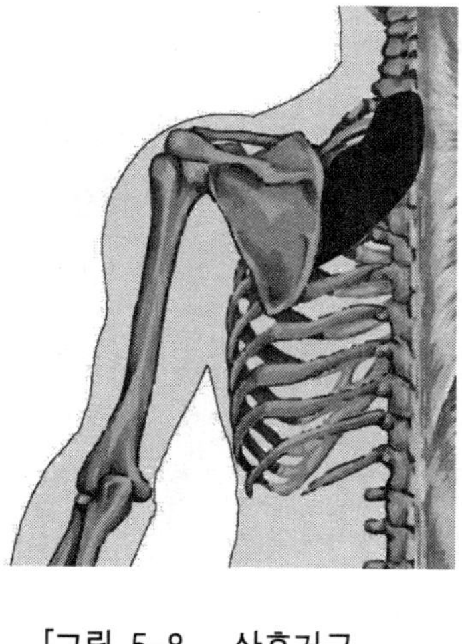

「그림 5-8」 상후거근

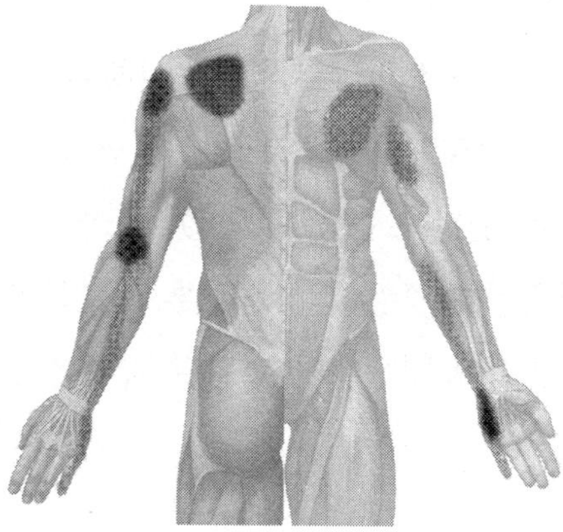

「그림 5-9」 상후거근의 발통점과 연관통

4. 요방형근(腰方形筋, Quadratus lumborum)

요방형근은 정신적 스트레스의 영향을 많이 받는 대표적인 스트레스 근육 중 하나로 늑골하신경(흉추12번)과 요수신경(요추1번~3번)의 지배를 받는 근육으로 장골능과 장골요추인대 및 제3번, 4번, 5번 요추의 횡돌기와 요배근막에서 제12늑골과 제1번, 2번, 3번 요추의 횡돌기에 부착을 하여(그림 5-10) 척추의 측굴과 측방안정성을 유지하며 요추를 신전시키는 등 허리를 보호하고 안정을 시키는 기능을 한다.

일상생활에서 오랜시간 앉거나 서서 일을 하다가 무심결에 엉거주춤한 자세로 책상 밑 서랍을 열거나 떨어뜨린 물건을 주우려다 순간 허리가 뜨끔하면서 허리가 삐뚤어지고 엉덩이가 튀어나와 허리를 쓸 수가 없게 되는 상황이 발생하는 경우가 있게 된다. 그 결과 웃지도 숨도 제대로 못 쉬고 말도 못하고 허리를 펴고 앉거나 돌아눕기도 힘들어 하게 된다. 평소 다리의 길이가 차이가 나거나 엉덩이가 돌아가 있는 경우 그리고 엉치 쪽으로 통증이 자주 발생을 한다면 사전에 주의를 기울여야 할 것이다.

요방형근에 통증이 발생을 하면 연관통은 깜짝 놀랄 정도로 뜨끔거리는 것이 특징이며 골반 주위에 통증이 심하고 엉치가 결리며 심한 경우에는 허리가 비틀어져 S자 형태로 휘어지게 된다. 통증은 야간에 휴식시 통증이 심하며 아침에는 더욱 심해져 움직이는 것조차 힘들게 된다. 낮에는 통증이 조금은 가라앉지만 일어설 때나 걸을 때와 재채기를 할 때 등 거의 모든 일상 활동에서 통증을 호소하게 된다.

그리고 제12늑골 아래에서 통증이 발생을 할 경우에 그에 의한 연관된 통증은 장골능과 장골능에 인접한 하복부 및 서해부로 확산이 되며(그림 5-11의①), 장골능에 인접한 바깥쪽 아래에서 통증이 발생되면 연관된 통증은 대퇴골대전자 쪽과 대퇴의 옆면으로 확산이 된다(그림 5-11의②). 또한 가장 많이 통증이 발생되는 제3요추 횡돌기 부위의 연관된 통증은 천장관절부로 확산이 되며(그림 5-11의③), 제4요추의 횡돌기 부분에서 통증이 발생되면 연관된 통증은 둔부의 아래에 나타나게 된다(그림 5-11의④).

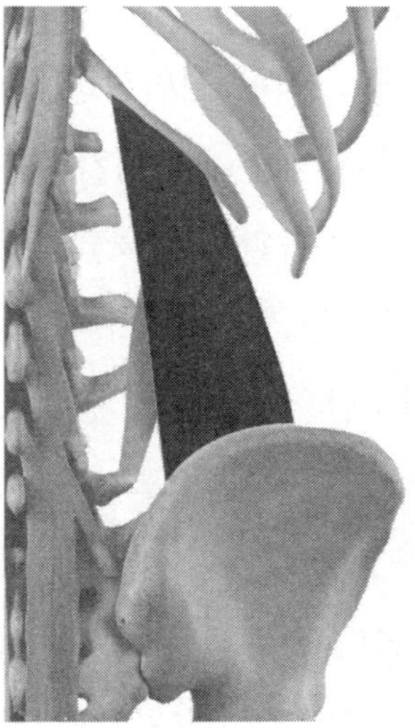

「그림 5-10」 요방형근

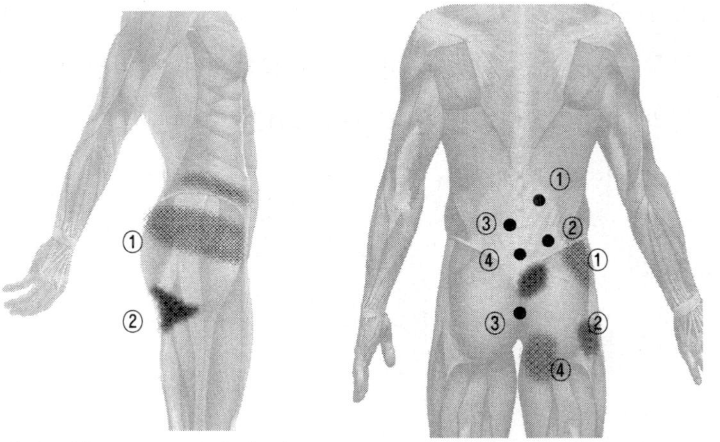

요방형근(①12늑골 아래 ②장골능 외측하부 ③제3요추 ④제4요추)

「그림 5-11」 요방형근의 발통점과 연관통

5. 장요근(腸腰筋, Iliopsoas)

장요근은 척(요)수신경(요추2번, 3번, 4번)의 지배를 받는 대요근과 같은 요수신경(요추1번)의 지배를 받는 소요근 그리고 대퇴신경(요추2번, 3번)의 지배를 받는 장골근으로 구성되어 고관절의 굴곡과 자세를 유지시켜주는 근육이다. 대요근은 제12번 흉추와 요추의 측면에서 장골근은 장골능과 장골와의 내측면 3분의 2 에서 시작되어 골반내에서 하나로 합쳐지고 다리에서는 힘줄(건)이 되어 대퇴골 소전자에 부착을 한다. 그리고 소요근은 대요근 앞에 기다란 건(힘줄)의 형태로 되어있는 아주 작은 근육으로 제12흉추와 요추 1번과 2번의 추체에서 골반연에 부착을 한다(그림 5-12).

평소 무릎과 대퇴가 자주 아프고 붓거나 복부에 통증이 있으며 배가 차가운 사람은 장요근의 경직을 의심해볼만 하며 오랜시간 쪼그려 앉아 있게 되면 장요근을 단축 긴장을 시키게 된다. 이러한 장요근의 단축으로 대둔근이 늘어나게 되어 똑바로 서기가 힘들어지게 된다. 장요근의 통증 발생중 대요근은 주로 배곱부위에 발생되며 장골근은 골반 내 장골와에서 발생을 한다. 따라서 장요근에 통증이 발생하면 요추의 측면을 따라 수직으로 나타나며 연관된 통증은 서해부 안쪽을 따라 대퇴부의 앞면에까지 확산되어 나타나 기침을 하거나 서있을 때 또는 앉았다 일어설 때 그리고 배에 힘을 주게 되면 허리가 끊어지는 듯 아픈 통증이 나타나며 보행시에는 엉덩이가 뒤로 빠진 상태에서 넓적다리를 약간 벌리고 걷게 된다(그림 5-13).

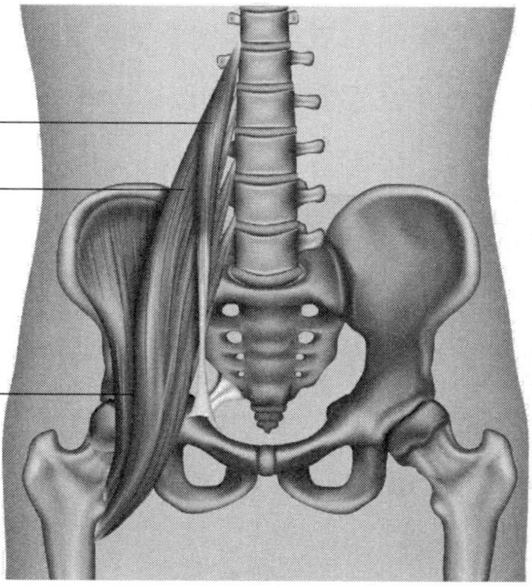

「그림 5-12」 장요근(대요근, 소요근, 장골근)

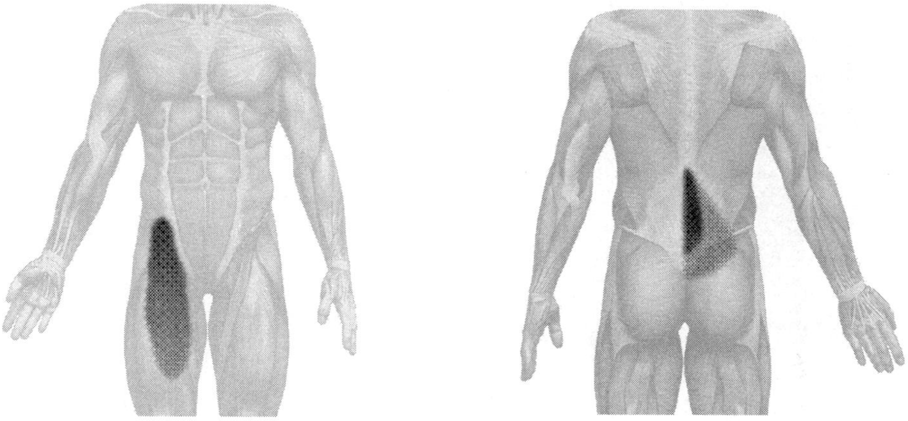

「그림 5-13」 장요근의 발통점과 연관통

6. 하후거근(下後鋸筋, serratus posterior inferior)

하후거근은 흉추신경(흉추9번~12번)의 지배를 받아 늑골을 아래로 잡아당겨 횡경막이 위로 올라가는 것을 막아주며 물건을 들 때 척추의 고정을 도와주고 편측은 체간의 회전에 기여하고 양측은 흉추(체간)의 신전을 유도하는 기능을 하는 근육으로 흉추 제11번, 12번과 요추 제1번, 2번의 극돌기에서 제9번~12번 늑골의 안쪽 면에 부착을 한다(그림 5-14).

이 근육에 통증이 발생하면 발생한 부위와 그주변에 쑤시는 듯한 통증이 나타나며 허리를 가로질러 하부 늑골 위쪽으로 확산이 되며 심한 경우에는 흉장늑근의 통증과 연계되어 복통을 일으키기도 한다(그림 5-15).

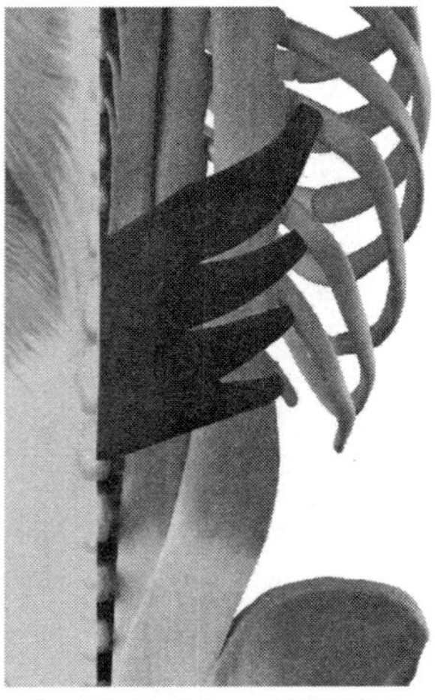
「그림 5-14」 하후거근

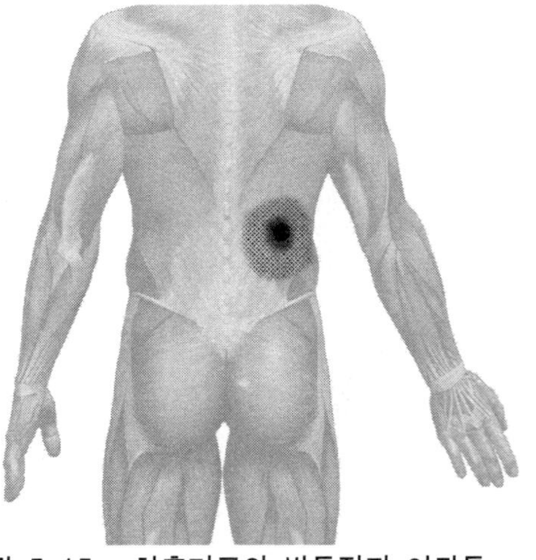
「그림 5-15」 하후거근의 발통점과 연관통

Ⅱ. 둔부(엉덩이)의 근육

1. 대둔근(大臀筋, Gluteus maximus)

대둔근은 하둔신경(요추5번, 천추1번, 2번)의 지배를 받아 고관절의 주된 신전과 대퇴의 외전 및 외측회전에도 관여를 하는 근육으로 장골의 후연과 장골능의 후부 및 천추와 미추의 뒷면과 천결절 인대에서 대퇴근막의 바깥쪽 부분(약 4분의 3)과 대퇴골의 대전자(약 4분의 1)에 부착을 한다(그림 5-16).

대둔근의 통증이 천장관절에 발생하면(그림 5-17의 ①) 통증의 발생부위에 집중되며 그에 의한 연관된 통증은 둔부의 중앙선 옆(천골라인)을 따라 반달 모양으로 확산이 되고 심한 경우에는 대퇴부 뒤쪽을 따라 무릎 부위까지 통증이 나타나기도 한다. 그리고 좌골결절의 윗부위에서 발생을 하게 되면(그림 5-17의 ②) 발생부위와 천추부위 그리고 장골능과 고관절 사이에서 국소적인 통증이 나타나고 심한 경우에는 둔부 전체로 연관된 통증이 확산되어 나타난다. 따라서 의자에 앉게 되면 통증 발생부위가 압박을 받게 되어 오래도록 앉아있지 못하게 된다.

그리고 미골부위에서 통증이 발생하게 되면(그림 5-17의 ③) 미골을 중심으로한 미골통이 나타나게 된다. 또한 대둔근의 연관된 통증으로 인하여 허리를 구부리고 경사진 곳을 오르게 되면 악화가 되어 심한 통증을 느끼게 된다.

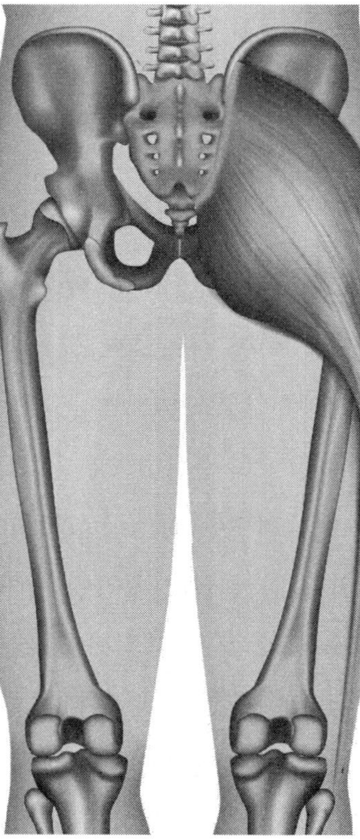

「그림 5-16」 대둔근

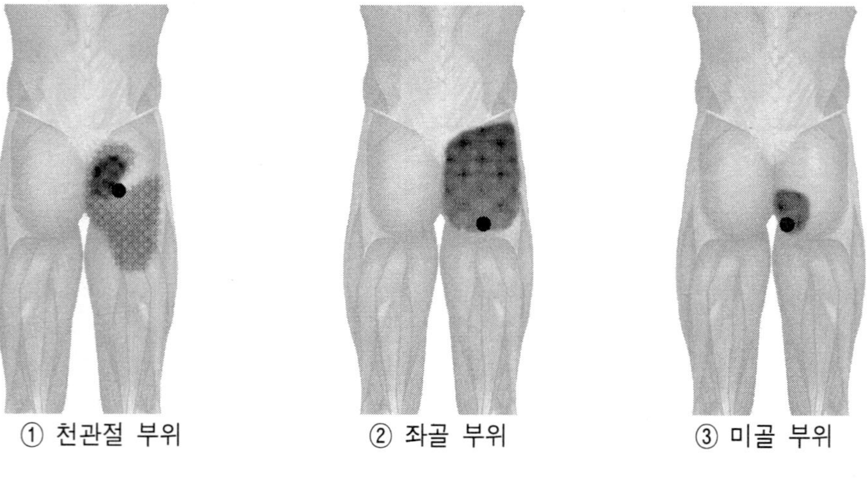

① 천관절 부위 ② 좌골 부위 ③ 미골 부위

「그림 5-17」 대둔근(①천관절 ②좌골결절 ③미골부위)의 발통점과 연관통

2. 소둔근(小臀筋, Gluteus minimus)

소둔근은 상둔신경(요추4번, 5번, 천추 1번)의 지배를 받아 대퇴골두(고관절)의 내회전과 외회전 및 굴곡에 기여하며 대퇴골두의 안정화와 하퇴의 굴곡 및 외회전 등에 기여를 하는 근육으로 보행시에는 골반의 수평을 유지하는 기능을 한다. 소둔근은 장골의 외측면(골반)에서 대퇴골의 대전자에 부착을 한다(그림 5-18). 그리고 소둔근의 통증이 앞쪽(전부섬유)에서 발생을 하게 되면 그에 의한 뻐근하고 당기면서 쑤시고 저린 연관된 통증이 둔부와 대퇴의 측면(외측광근부위)에서 무릎의(슬관절) 바깥쪽 면과 하퇴의 비골측을 거쳐 발목까지 확산되어 나타나며(그림 5-19의 ①) 또한 통증이 뒤쪽(후부섬유)에서 발생하면 그에 의한 연관된 통증은 둔부에서 뒤쪽 대퇴(장딴지)와 무릎관절 뒤(오금쪽)와 종아리 쪽으로 확산되어 나타나는 등 바로 서있거나 보행시 고관절의 심한 통증과 아울러 다리를 절게한다(그림 5-19의 ②). 그리고 소둔근의 연관된 통증은 좌골신경통이나 요추디스크 탈출증의 증상과 유사하여 오인 하기가 쉬우나 소둔근에 이상이 있는 경우에는 아픈쪽 다리를 건강한 쪽 다리 위에 꼬고 앉아 있기가 힘들기 때문에 구별할 수가 있을 것이다.

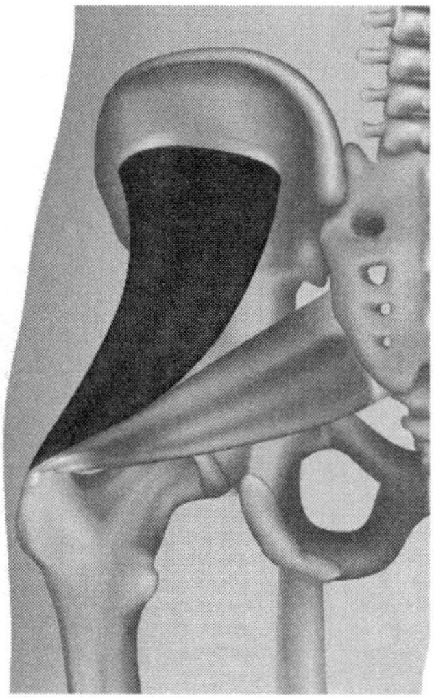

「그림 5-18」 소둔근

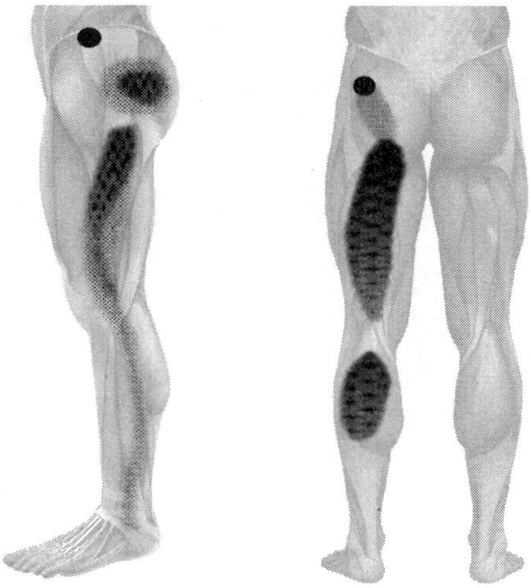

「그림 5-19」 소둔근(①전부 ②후부)의 발통점과 연관통

3. 중둔근(中臀筋, Gluteus medius)

장둔신경(요추4번, 5번과 천추1번)의 지배를 받으며 대퇴의 외전과 내측회전 및 자세의 유지와 서있을 때 골반이 반대쪽으로 내려가는 것을 막아주고 보행시에는 골반이 움직이는 다리 쪽으로 쓰러지는 것을 막아주는 등의 기능을 하는 근육으로 장골의 뒷면 전·후둔근선 사이에서 대퇴골 대전자(후상각과 외측면의 건)에 부착을 한다(그림 5-20).

중둔근에 통증이 발생하게 되면 장골능의 주변으로 통증이 나타나 허리가 뻐근하여 주무르고 두드리게 되는데 장골능의 안쪽 부위에서 발생하게 되면 그에 의한 연관된 통증은 장골능을 따라 요추와 천추 부위에 나타나며 심한 경우에는 둔부를 거쳐 대퇴부까지 확산이 된다. 그리고 장골능의 중간 부위에서 발생하게 되면 그에 의한 연관된 통증은 둔부의 중앙 부위와 고관절 부위에 나타나며 심한 경우에는 대퇴부까지 확산되어 나타난다.

또한 통증이 장골능 바깥쪽에 나타나게 되면 연관된 통증은 장골능 주변으로 나타나게 되나 심한 경우에는 천골 쪽으로 확산이 되어 나타나기도 한다. 따라서 중둔근의 통증은 온종일 서서 일을 하거나 엉덩이를 앞으로 빼고 비스듬히 의자에 앉아 있는 경우 그리고 배를 앞으로 내밀 수밖에 없는 임산부의 경우에는 그만큼 위험에 노출되어 있다고 보면 옳을 것이다(그림 5-21).

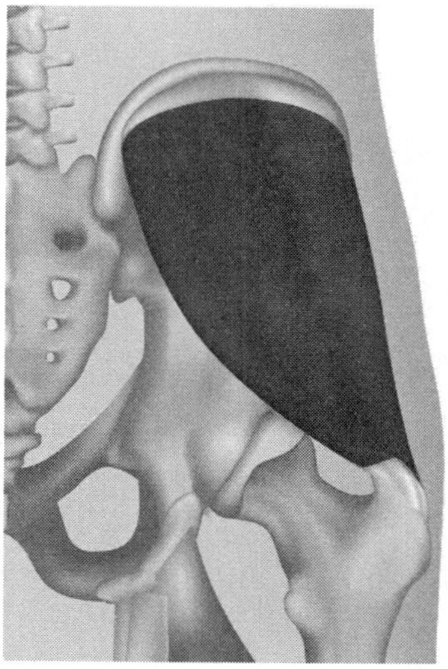

「그림 5-20」 중둔근

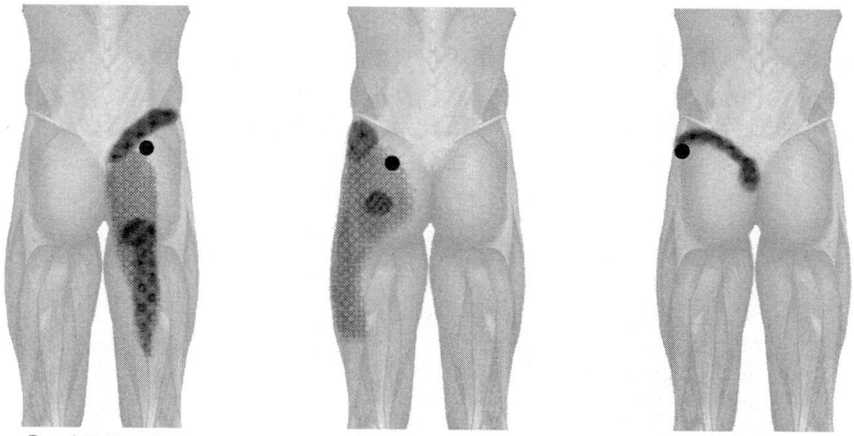

① 장골릉 안쪽 ② 장골릉 중간 ③ 장골릉 바깥쪽

「그림 5-21」 중둔근의 발통점과 연관통

4. 이상근(梨狀筋, piriformis)

이상근은 천추신경(천추1번, 2번)의 지배를 받아 걷거나 달릴 때 고관절을 안정시키며 고관절의 중립 또는 신전시에는 외회전근으로 그리고 고관절이 직각으로 굴곡시에는 대퇴를 외전시키는 근육으로 천추의 앞쪽 면에서 대퇴골 대전자의 윗부위에 부착을 한다(그림 5-22). 대체로 팔자걸음을 걷게 되면 이상근이 짧아지게 되고, 과도한 성행위나 오랜시간 동안 다리를 벌리고 있게 되면 이상근에 이상이 올수도 있게 된다. 그리고 이상근에 통증이 발생을 하게 되면 그에 의한 연관된 통증이 발생 부위에서 심한 경우에는 둔부 전체와 대퇴부의 뒤쪽과 종아리와 발바닥까지 좌골 신경통의 형태로 확산되어 나타나기도 한다. 이러한 통증은 앉아 있거나 서 있을 때 또는 다리를 꼬고 앉을 때처럼 고관절이 굴곡이나 내전 또는 내측 회전이 되는 자세를 취하게되면 더욱 심해질 수가 있다. 그리고 이상근 밑의 대좌골궁을 지나는 신경이나 혈관이 이상근에 의해 압박을 받게 되면(신혈관 포착 증후군) 통증이 발생하게 되는데 좌골신경이 압박을 받게 되면은 좌골신경통이 나타나게 되며 성교시 음경이 여성의 질벽을 통하여 음부신경을 압박하게 되면 서해부(사타구니)와 음부로 나타나 남자는 성기능 장애가 여자의 경우에는 성교통이 올 수도 있게 된다. 그리고 이상근에 이상이 발생하게 되면 편안히 누운 자세에서 발의 형태가 바깥쪽으로 45도 정도 회전되어 있음을 알 수가 있을 것이다(그림 5-23).

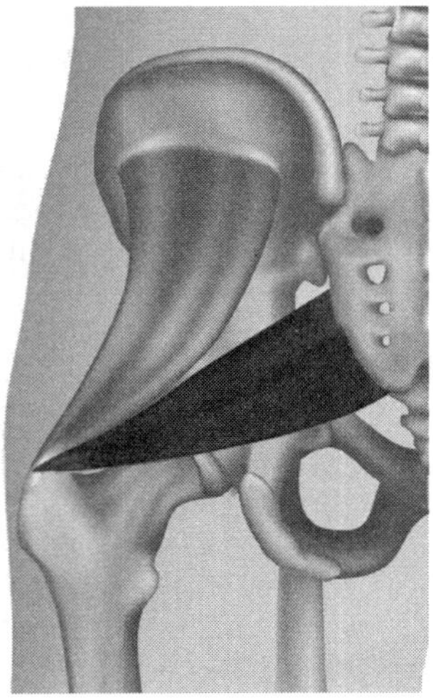

「그림 5-22」 이상근

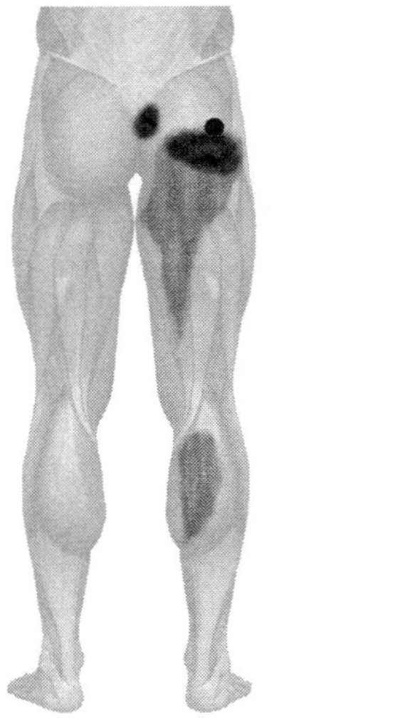

「그림 5-23」 이상근의 발통점과 연관통

제6장 다리(하지)의 근육

Ⅰ. 대퇴부의 근육

하지의 근육들(그림 6-1) 중 대퇴부위에 위치하고 있는 근육들로는 대퇴의 굴곡과 외전 및 내측회전의 기능을 하는 대퇴근막장근과 대퇴의 굴곡과 하퇴의 굴곡 및 외측회전 기능을 하는 봉공근 그리고 대퇴사두근으로 대퇴의 굴곡과 하퇴의 신전기능을 하는 대퇴직근과 하퇴의 신전기능을 하는 내측광근, 중간광근, 외측광근이 있으며 슬괵근으로는 대퇴의 신전과 무릎의 굴곡 및 하퇴의 외측회전 기능을 하는 대퇴이두근과 대퇴의 신전과 무릎의 굴곡 및 하퇴의 내측회전 기능을 하는 반건양근과 반막양근이 있다. 그리고 내전근으로 대퇴의 내전과 굴곡 및 외측회전의 기능을 하는 장내전근과 대퇴의 내전 및 외측회전 기능을 하는 단내전근 및 대퇴의 굴곡과 내전 및 외측회전 기능을 하는 대내전근이 있다. 또한 대퇴의 내전과 하퇴의 굴곡 및 내측회전 기능을 하는 박근과 대퇴의 내전 및 외측회전과 굴곡 기능을 하는 치골근 등이 위치하고 있다(그림 6-2). 이들 근육들을 살펴보면

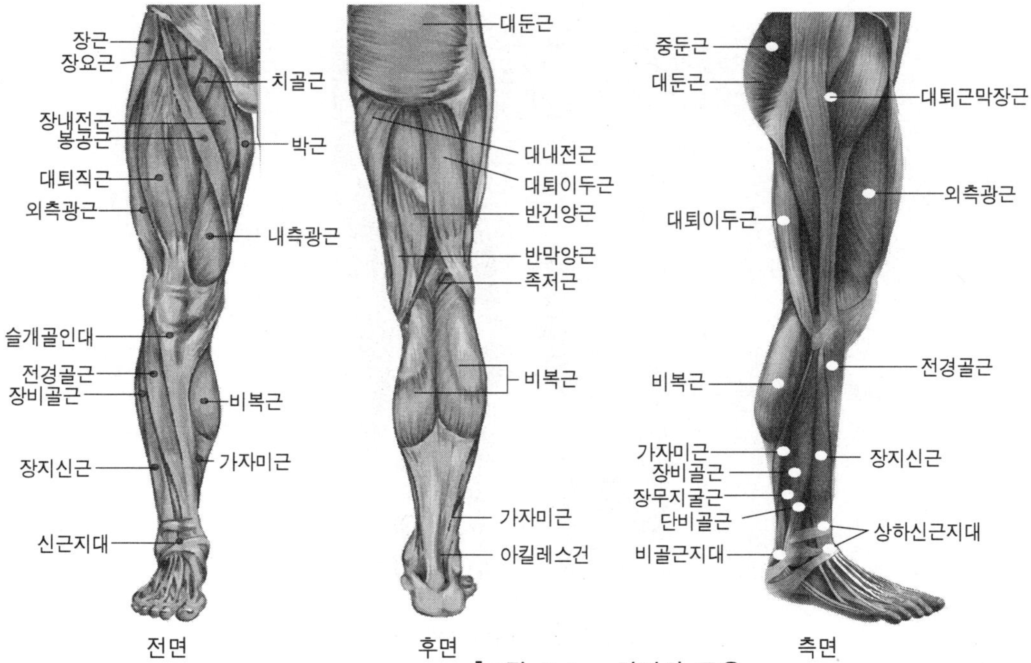

「그림 6-1」 하지의 근육

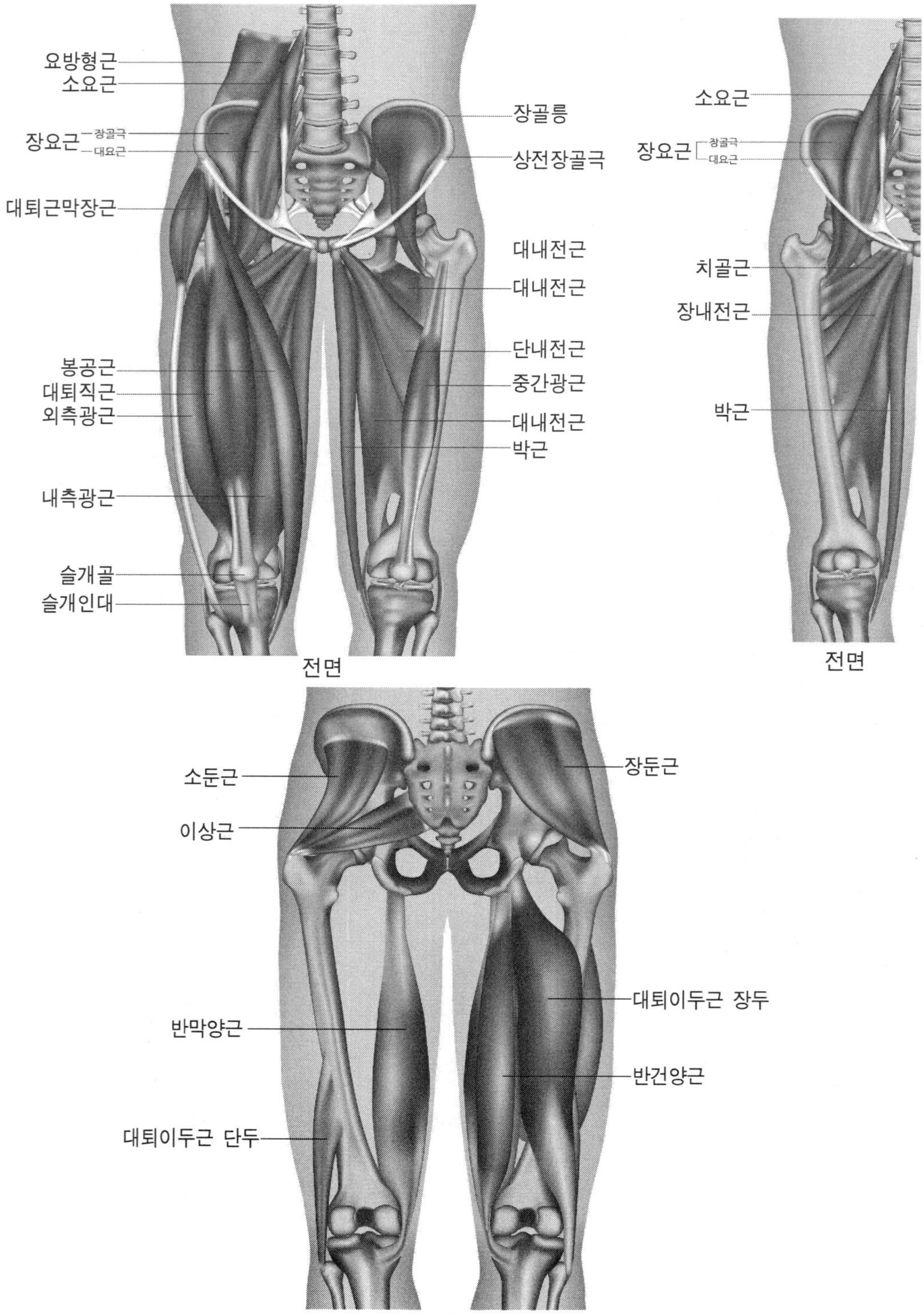
요방형근
소요근
장요근
장골극
대요근
대퇴근막장근
봉공근
대퇴직근
외측광근
내측광근
슬개골
슬개인대
장골릉
상전장골극
대내전근
대내전근
단내전근
중간광근
대내전근
박근
전면
소요근
장요근
장골극
대요근
치골근
장내전근
박근
전면
소둔근
이상근
장둔근
반막양근
대퇴이두근 단두
대퇴이두근 장두
반건양근
후면

「그림 6-2」 대퇴부의 근육

1. 대퇴근막장근(大腿筋膜張筋, Tensor fasciae latae)

대퇴근막장근은 상둔신경(요추4번, 5번, 천추1번)의 지배를 받아 대퇴의 외전과 굴곡 및 내측회전을 돕고 무릎을 펼 때에는 무릎의 안전성을 제공하고 신전력을 증가시키며 굽힐 때에는 다른 슬관절굴곡근과 협동을 하여 하퇴의 굴곡과 외측 회전에 기여를 하는 근육으로 장골능의 앞부분과 전상장골극의 외측면에서 하행하여 장경인대에 부착을 하고 장경인대는 경골외과에 종지하는 근육이다(그림 6-3).

대퇴근막장근에 통증이 발생하게 되면 고관절이나 대전자부 주위에 통증이 집중되어 나타나게 되나 심한 경우에는 연관된 통증이 대퇴부의 측면을 따라 무릎까지 확산되어 관절을 약간 구부리고 서있게 되며 또한 상체를 뒤로 제끼거나 오래 앉아있기도 힘들어 한다(그림 6-4).

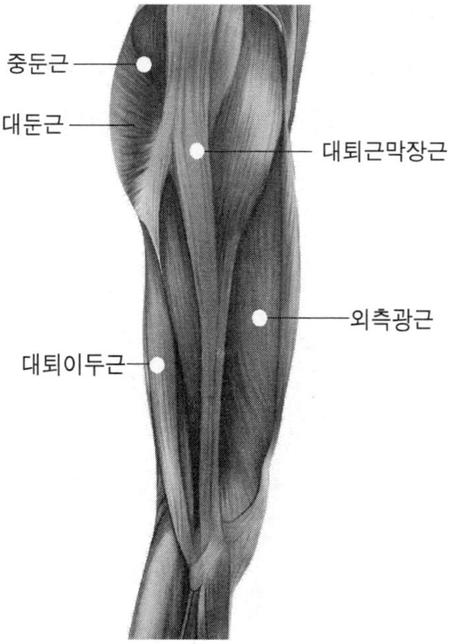

「그림 6-3」 대퇴근막장근과 대퇴근막

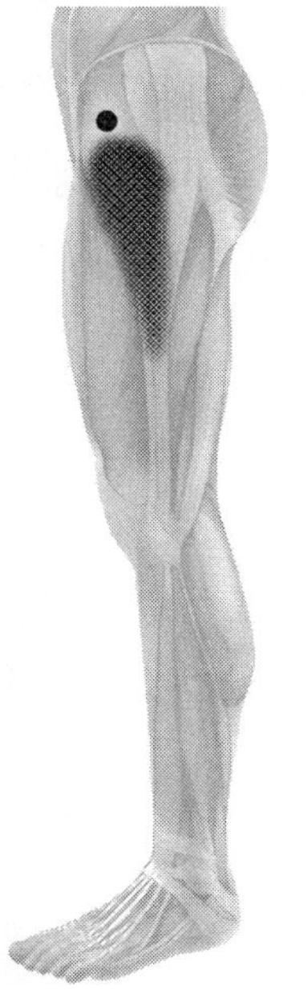

「그림 6-4」 대퇴근막장근의 발통점과 연관통

2. 봉공근(縫工筋, sartorius)

봉공근은 대퇴신경(요추2번, 3번)의 지배를 받아 대퇴의 굴곡과 외전 및 외측회전을 시키며 하퇴의 굴곡을 보조한다. 그리고 골반이 고정된 상태에서 다리를 들어올리거나 슬관절이 굴곡된 상태에서 하퇴를 내측으로 회전을 시키고 고관절과 슬관절(무릎)을 동시에 구부려 양반다리를 할 수 있게 하는 인체에서 가장 긴 근육이다.

봉공근은 전상장골극에서 안쪽 무릎 관절 쪽으로 내려와 경골의 안쪽 면에 부착을 한다(그림 6-5). 봉공근에 통증이 발생하게 되면 그에 의한 연관된 통증은 주로 허벅지 안쪽에 예리하고 찌릿찌릿한 통증이 표피에 나타나며 봉공근의 상부에서 발생하면 외측대피신경이 압박되어 대퇴의 전외측에 마비감과 이상감각이 나타나게 되고 아랫부분에서 발생을 하면 슬관절(무릎)의 안쪽으로도 연관된 통증이 확산되어 나타나기도 한다. 대체로 양반다리를 취하여 장시간 앉아 있게 되면 봉공근이 수축·긴장이 되어 일어날 때 순간적으로 통증을 느끼게 되며 심한 경우에는 걷거나 앉아있을 때에도 안쪽 무릎 아래 부위가 끊어질 듯이 아프게 되기도 한다. 그리고 여성의 경우에는 생리 때나 거들 또는 스타킹의 밴드 등으로 봉공근을 압박할 수가 있어 주의할 필요가 있을 것이다(그림 6-6).

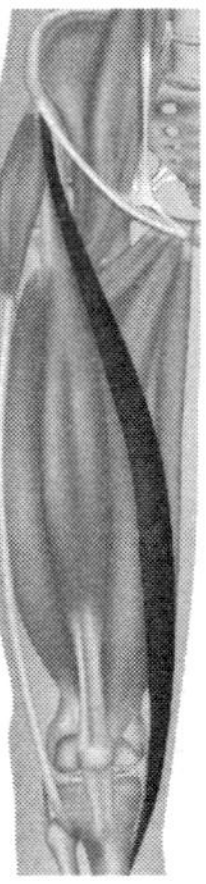

「그림 6-5」 봉공근

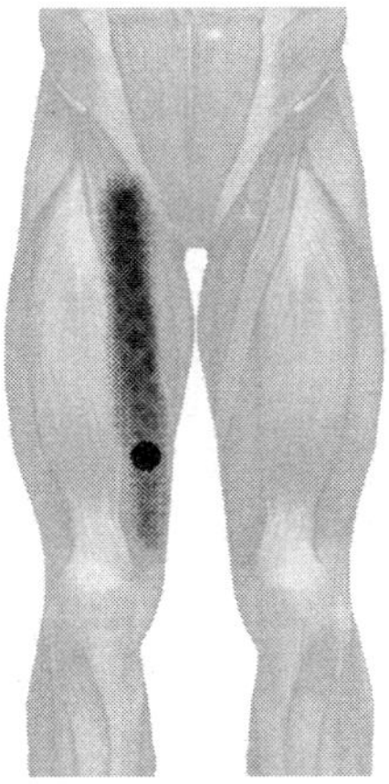

「그림 6-6」 봉공근의 발통점과 연관통

3. 대퇴사두근(大腿四頭筋, Quadriceps femoris)

대퇴사두근은 대퇴직근, 내측광근, 중간광근, 외측광근으로 이루어져 대퇴골의 앞과 옆을 덮고 있는 가장 크고 강한 근육으로 대퇴신경(요추2번~4번)의 지배를 받아 무릎을 펴거나(슬관절신전) 발바닥이 고정된 선 자세를 취할 때 또는 고관절의 굴곡근으로 기능을 한다. 그리고 대퇴직근은 전하장골극(前下腸骨棘 장골)에서 내측광근은 대퇴골의 후면에서 중간광근은 대퇴골의 앞면과 외측면에서 외측광근은 대퇴골의 후면 바깥쪽에서 시작되어 슬개골의 기저부에서 슬개인대가 되어 경골 상단의 앞면에 부착을 한다(그림 6-7).

1) 대퇴직근(大腿直筋, rectus femoris)

대퇴직근은 전하장골극에서 시작하는 직두와 관골구의 가장자리에서 시작되는 반전두로 이루어진 근육으로 이들 두근육은 고관절의 관절낭 위에서 만나 하나의 근육을 이루어 슬관절의 신전과 고관절의 굴곡 뿐 아니라 주로 동적인 기능(달리기, 도약, 등산 등)을 수행한다. 그리고 대퇴직근에 통증이 발생하게 되면 그에 의한 연관된 통증은 주로 무릎 주변과 무릎 속에 나타나며 심한 경우에는 무릎 위 대퇴부로 확산이 되고 밤에 잠을 못이룰 정도의 무릎 통증과 계단을 내려갈 때 무릎의 통증과 함께 힘이 없는 듯이 느끼게 된다(그림 6-8).

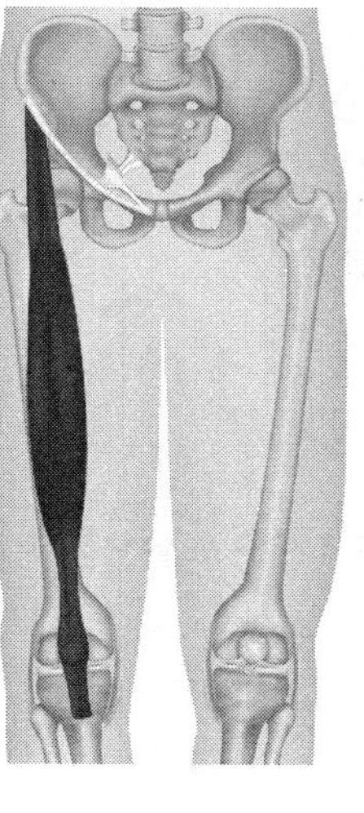

「그림 6-7」 대퇴직근

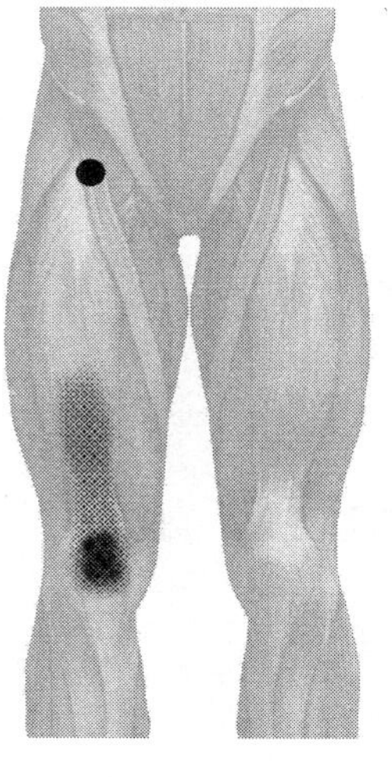

「그림 6-8」 대퇴직근의 발통점과 연관통

2) 내측광근(內側廣筋, Vastus medialis)

외측광근과 함께 슬개골의 신전과 좌·우 움직임(안정화)에 관여를 하는 근육으로(그림 6-9) 내측광근의 통증은 주로 아래쪽에서 발생이 되는데 이때의 연관된 통증은 무릎의 앞쪽에 나타나며 중간부위에서 통증이 발생하게 되면 그에 의한 연관된 통증은 발생부와 무릎의 안쪽(허벅지)으로 확산이 된다. 그리고 내측광근의 연관된 통증은 안쪽 무릎이 쑤시고 욱씬거리는데 이는 낮보다는 밤에, 밤보다는 아침에 통증이 심한 편이며 무릎을 완전히 펴지 못하거나 무릎에 열이 나고 부기가 있는 등 무릎 관절염과 증상이 비슷하여 내측광근의 이상을 놓치는 수가 많다. 그러나 보행중 발을 디디다 무릎에 힘이 빠지면서 힘없이 주저앉거나 아픈 다리를 바깥쪽으로 벌리고 걷는다면은 내측광근의 이상으로 의심해볼 필요가 있을 것이다(그림 6-10).

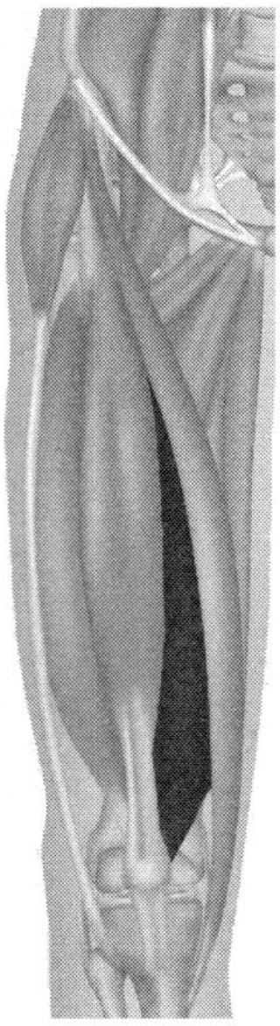

「그림 6-9」 내측광근

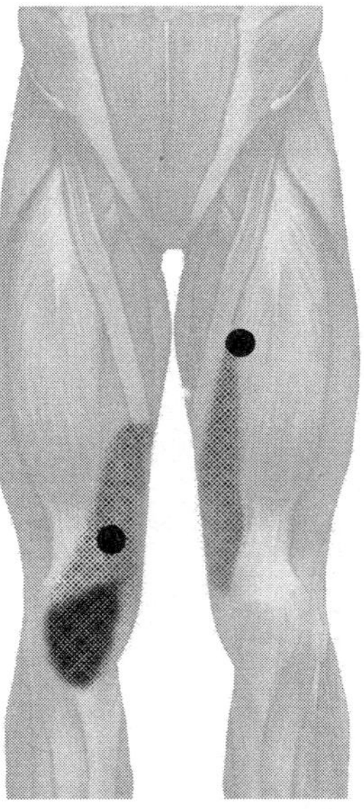

「그림 6-10」 내측광근의 발통점과 연관통

3) 중간광근(中間廣筋, Vastus intermedius)

중간광근(그림 6-11)의 통증발생은 주로 대퇴의 중간부위에서 발생이 되어 확산이 된다. 그리고 연관된 통증으로 무릎을 완전히 펴지 못하며 운전이나 계단을 오를 때 슬관절을 신전시키지 못하기 때문에 힘들게 된다. 또한 걸을 때에도 슬관절을 굽혀 발을 들어 올리지 못하기 때문에 골반을 들어 올리면서 걷게 되며 더욱이 비복근과 동시에 통증이 발생하게 되면 내측광근에서와 같은 무릎에 힘이 빠지면서 주저 앉게 된다. 그리고 누운 자세에서 고관절을 구부리고 슬관절(무릎)을 구부려(굴곡)보면 중간광근의 긴장으로 슬관절의 굴곡에 장애가 일어나 뒤꿈치가 엄덩이에 닿지 않게 된다(그림 6-12).

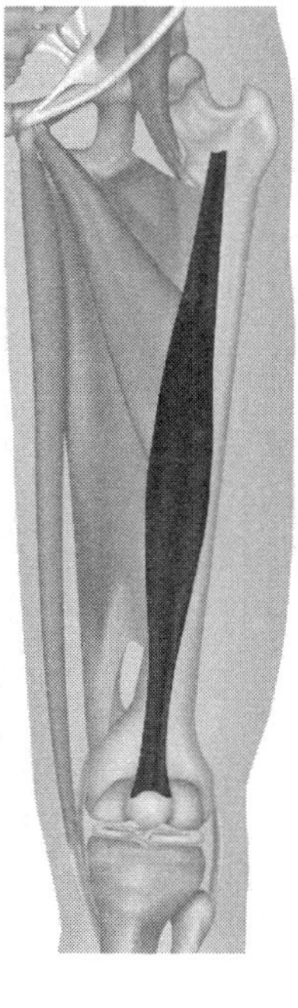

「그림 6-11」 중간광근

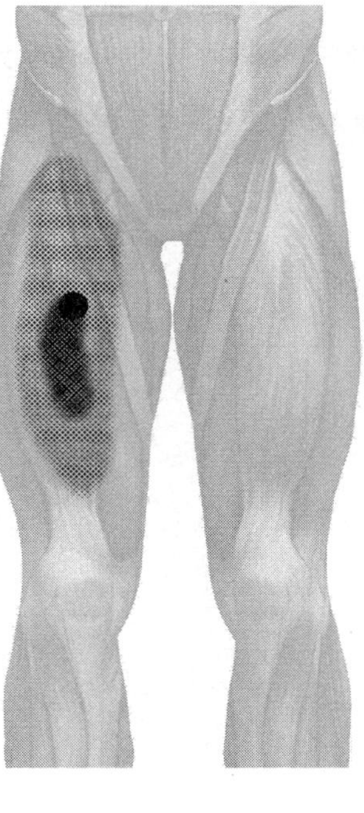

「그림 6-12」 중간광근의 발통점과 연관통

4) 외측광근(外側廣筋, vastus lateralis)

외측광근(그림 6-13)에 통증이 발생 되면 그에 의한 연관된 통증은 대퇴의 옆면을 따라 위로는 장골능에서 아래로는 무릎의 옆면을 따라 확산이 된다. 또한 통증이 위쪽에서 발생을 하면(그림 6-14의 ①) 대퇴골두 밑에서 통증이 나타나고 확산이 되며 중간 부위(②) 또는 중간 뒤쪽(③)에서 통증이 발생을 하면(그림 6-14의 ②와 ③) 통증이 발생한 주변에서 연관된 통증이 나타나고 심한 경우에는 아래로는 무릎의 옆면까지 위로는 장골능까지 확산이 되어 나타나게 된다.

그리고 통증이 아래쪽 전면에서 발생을 하게 되면(그림 6-14의 ④) 슬관절 주변으로 나타나고 심한 경우에는 위·아래로 연관통이 확산이 되어 일어설 때에는 다리에 손을 대고 일어나게 되며 걸을 때에는 다리를 절며 발을 끌고 다니게 된다.

또한 통증이 아래쪽 뒷면에서 발생을 하면 슬관절의 옆면으로 연관된 통증이 나타나며 심한 경우에는 대퇴부의 옆면과 하퇴의 옆면까지 확산이 되어 앉아 있거나 옆으로 누워있지도 못하며 걸음은 물론 네 발로 기지도 못하게 된다. 그리고 외측광근의 통증은 무릎을 잘 펴거나 굽히지 못하게 되어 뻣정다리가 되며 무릎이 바깥으로 돌아가 O자 형태의 다리가 된다.

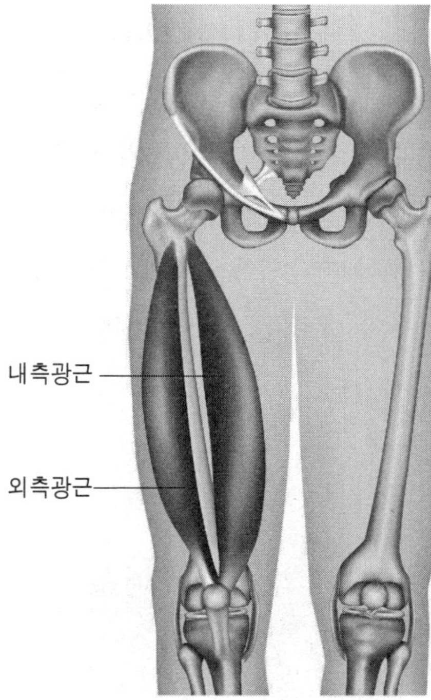

「그림 6-13」 외측광근

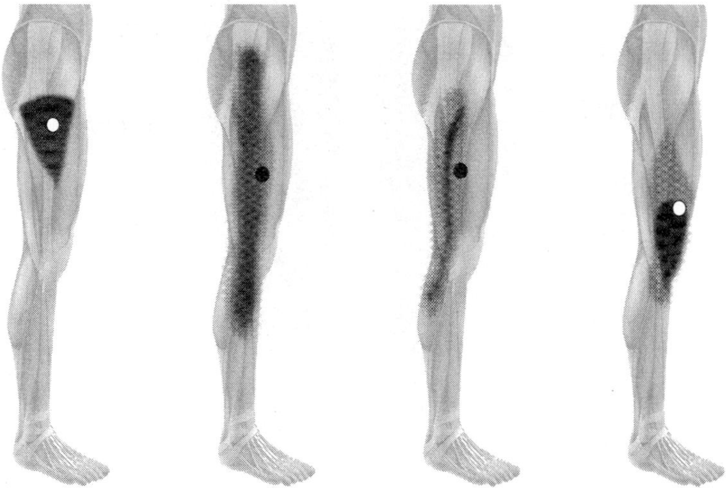

「그림 6-14」 외측광근(①상 ②중 ③중간뒤 ④하부)의 발통점과 연관통

4. 슬괵(건)근 (膝膕筋, Hamstring muscles)

슬괵근은 대퇴이두근과 반건양근 및 반막양근으로 구성되어 있는 근육으로(그림 6-15) 좌골신경의 경골지(요추5번, 천추1번, 2번)의 지배를 받아 고관절의 신전과 슬관절을 굴곡하는 기능을 한다. 그리고 슬괵근에 통증이 발생하게 되면 그에 의한 연관된 통증은 낮보다는 밤에 더 심해져 수면에 지장을 주며 앉아있을 때에는 의자의 모서리에 의해 압박이 되어 연관통이 나타나고 일어설 때 또한 양팔을 의지하여 일어나야 하며 걸을 때에도 다리를 절게 된다.

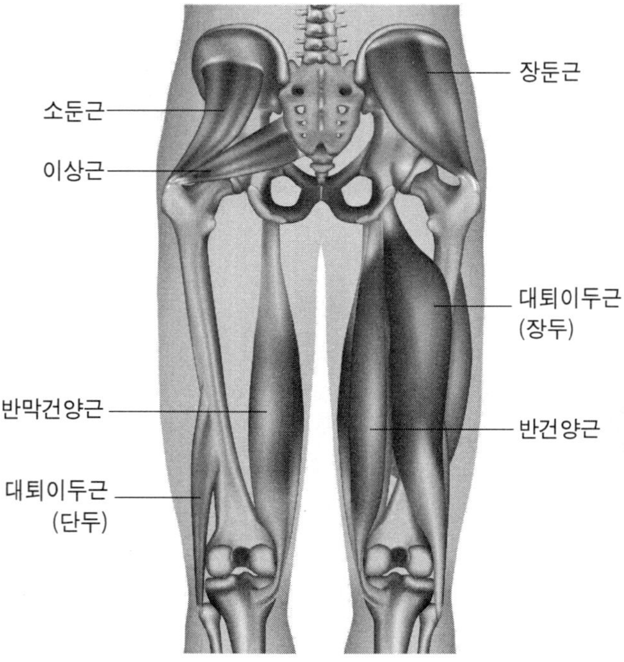

「그림 6-15」 슬괵근

1) 대퇴이두근(biceps femoris)

대퇴이두근은 장두와 단두로 시작되는 근육으로 장두는 좌골결절에서 단두는 대퇴골조선의 외연에서 시작되어 합쳐져 슬와의 외측경계를 형성하는 크고 둥근 힘줄을 형성하였다가 비골쪽 곁인대 주위에서 나뉘어져 장두는 비골두 외측면에 부착을 하며 단두는 비골두 뒤 외측면에 부착을 한다(그림 6-16). 그리고 통증이 발생을 하게 되면 연관된 통증은 무릎 뒤(오금)에서 나타나며 심한 경우에는 대퇴의 뒤쪽으로 확산을 한다(그림 6-17).

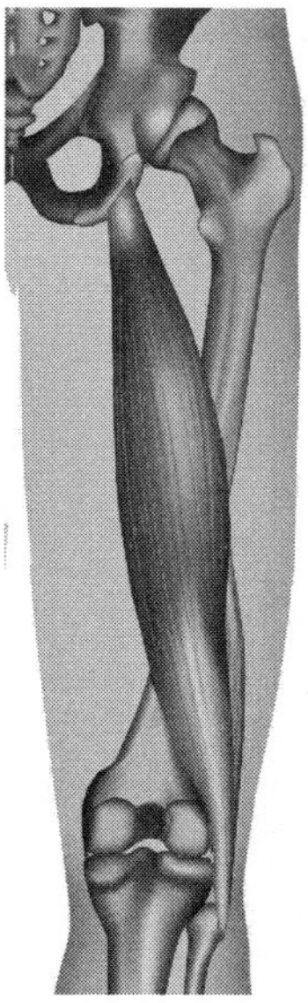

「그림 6-16」 대퇴이두근

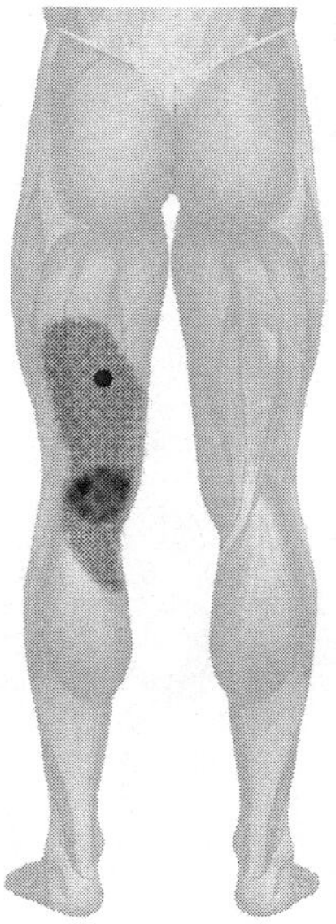

「그림 6-17」 대퇴이두근의 발통점과 연관통

2) 반건양근(semitendinosus)과 반막양근(semimembranosus)

반건양근과 반막양근은 좌골결절(골반 밑 부분)에서 각각 시작되어 평행하게 아래 내측으로 내려와 반막양근은 경골의 내과에 부착을 하며 반건양근은 경골 상부의 앞 부위에 부착을 한다(그림 6-18). 그리고 이들 근육들은 고관절의 신전과 슬관절의 굴곡 및 슬관절이 굴곡된 상태에서 내회전의 기능을 한다.

반건양근과 반막양근에 통증이 발생을 하면 그에 의한 연관된 통증은 둔부의 아래쪽(승부혈)에 나타나며 심한 경우에는 대퇴의 뒤쪽과 무릎 뒤 안쪽을 거쳐 하퇴의 안쪽으로 확산이되어 제대로 걷지를 못하고 절름거리게 된다. 또한 이들 근육이 짧아져 잘 늘어나지 않게 되면 몸을 앞으로 숙일 때 뒷다리가 땡기게 되며 심한 경우에는 경골 안쪽에 부착된 건(힘줄)에 문제를 일으켜 무릎 질환이 생길 수가 있게 된다(그림 6-19).

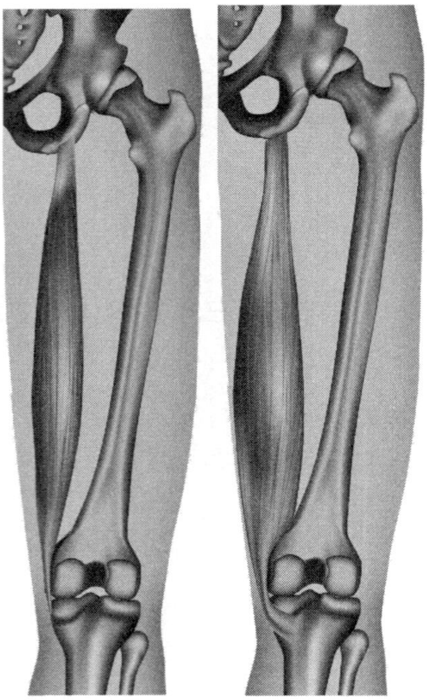

「그림 6-18」 반건양근과 반막양근

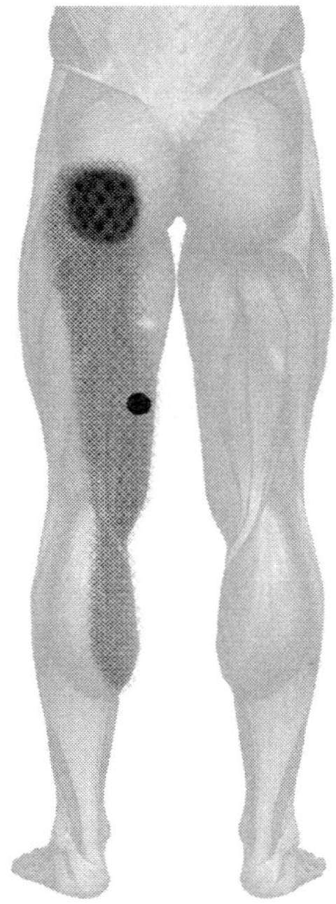

「그림 6-19」 반건양근과 반막양근의 발통점과 연관통

5. 내전근(內轉筋, Hip Adductor muscles)

대퇴골의 안쪽에는 대퇴의 내전을 담당하는 근육들 즉 장내전근과 단내전근 및 대내전근 그리고 치골근과 박근이 위치하고 있다. 이들 근육들을 살펴보면

1) 장내전근과 단내전근(長·短內轉筋, Adductor longus&brevis)

장·단내전근은 폐쇄신경(요추2번~4번)의 지배를 받아 대퇴를 내전시키는 기능을 하며 또한 단내전근은 대퇴의 굴곡을 보조하기도 한다. 그리고 이들 근육은 치골결합과 폐쇄공 사이의 골반에서 대퇴골의 조선에 부착을 한다(그림 6-20).

장·단내전근에 통증이 발생을 하게 되면 주로 서해부에 나타나며 심한 경우에는 대퇴의 전면과 무릎 앞쪽 및 하퇴의 안쪽(경골)으로 확산이 되어 통증이 나타나기도 한다(그림 6-21).

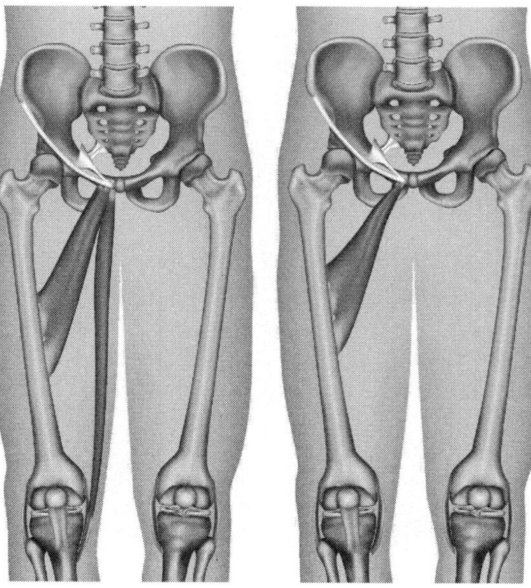

「그림 6-20」 내전근(①장 ②단)

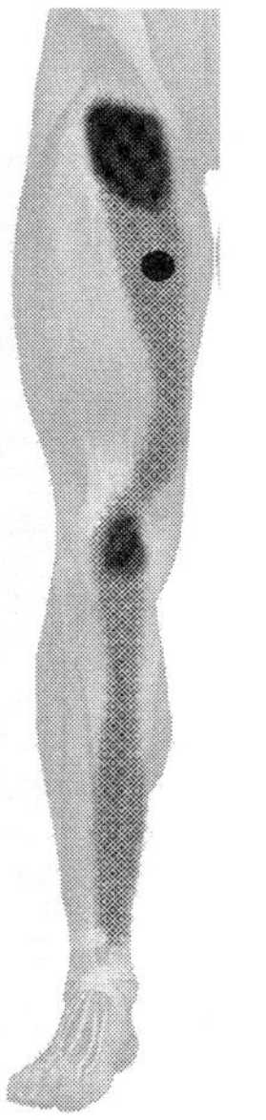

「그림 6-21」 내전근의 발통점과 연관통

2) 대내전근(大內轉筋, Adductor magnus)

대내전근은 소내전근과 중부섬유와 후부섬유로 구분할 수 있으며 소내전근과 중(전)부섬유는 폐쇄신경(요추2번~요추4번)의 지배를 받아 고관절을 내전시키고 굴곡을 보조하며 후부섬유는 좌골신경(요추2번, 5번, 천추1번)의 지배를 받아 대퇴를 내전시키고 신전을 보조하는 기능을 한다. 그리고 소내전근은 치골하지에서 대퇴골의 상부에 부착을 하며 중(전)부섬유는 좌골지에서 대퇴골 중간부위와 내전근의 건열공까지 부착을 하고 후부섬유는 좌골지에서 대퇴골의 내측상과선과 내전근 결절에 부착을 한다(그림 6-22). 대내전근의 통증이 시작부위에서 발생을 하게 되면 골반속으로 통증이 나타나며 간혹 항문이나 성교시에만 나타나는 경우도 있다. 중간 부위에서 통증이 발생하게 되면 그에 의한 연관된 통증은 서혜부(사타구니)에서 대퇴의 안쪽면을 따라 무릎의 위쪽까지 확산이 되기도 하며 통증으로 인해 잠을 설치게 되는 경우에는 옆으로 누운 자세에서 다리사이에 베개 등을 끼게 되면 많은 도움이 될 것이다(그림 6-23).

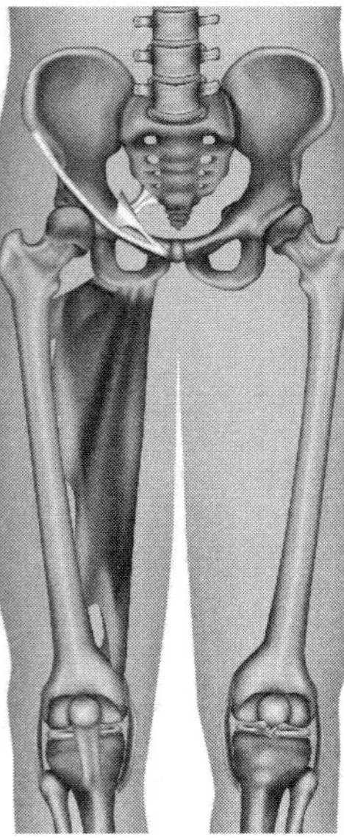

「그림 6-22」 대내전근

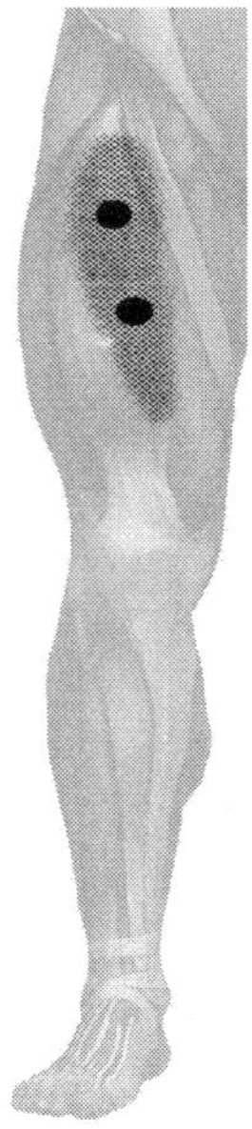

「그림 6-23」 대내전근의 발통점과 연관통

3) 박근(薄筋, Gracillis)

박근은 폐쇄신경(요추2번~4번)의 지배를 받아 대퇴를 내전시키며 슬관절을 신전시키는 등의 기능과 아울러 자세를 안정화시켜준다. 그리고 박근은 치골체와 치골하지에서 경골 내측과에 부착을 하는 긴 띠모양의 근육으로 가장 얕은 층에 있는 가장 약한 근육이다(그림 6-24). 또한 박근은 강제로 양쪽 다리를 벌렸을 때 찢어지는 듯한 통증이 오는 근육으로 주변의 내전근과 슬괵근과 함께 동반되어 2차적으로 나타나는 경우가 대부분이지만 통증이 발생하게 되면 그에 의한 연관된 통증은 대퇴의 안쪽을 따라 확산이 되어 표피에 화끈거리고 찢어지는 듯한 통증이 휴식시에도 나타난다(그림 6-25).

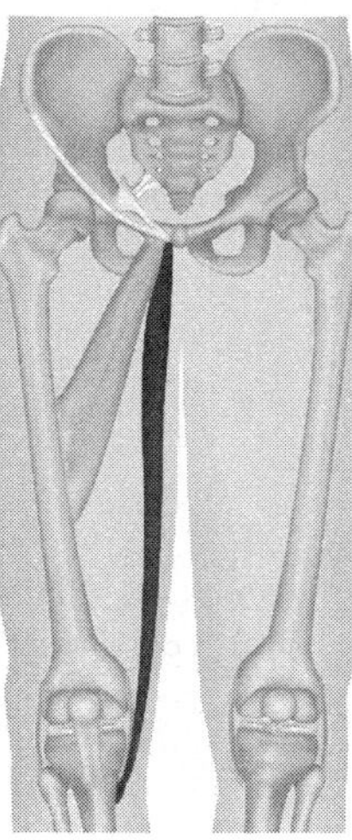

「그림 6-24」 박근

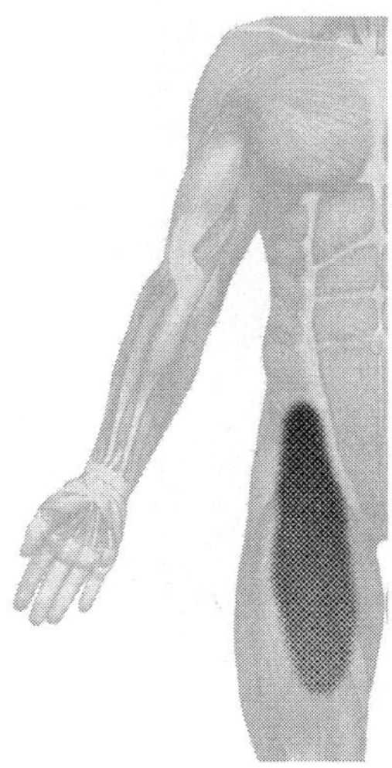

「그림 6-25」 박근의 발통점과 연관통

4) 치골근(恥骨筋, Pectineus Muscle)

대퇴신경(요추2번, 3번)의 지배를 받아 대퇴의 신전과 굴곡을 시키는 근육으로 치골 상지에서 대퇴골의 후 내측면에 부착을 한다(그림 6-26). 치골근의 통증이 발생하는 것은 내전근이나 장요근의 통증이 발생된 후 2차적으로 발생을 하게 되며 그에 의한 연관된 통증은 서해부(사타구니) 깊숙이 쑤시는 듯한 지속적인 통증이 나타나며 그주위로 확산이 된다(그림 6-27).

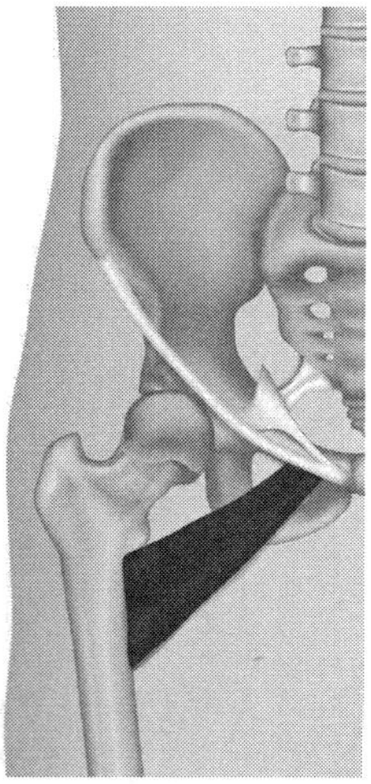

「그림 6-26」 치골근

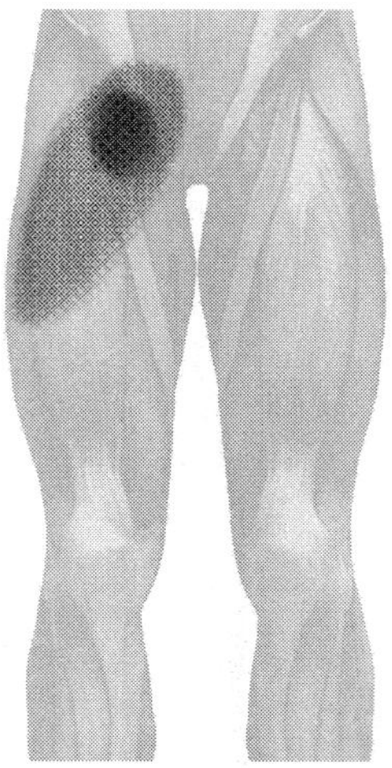

「그림 6-27」 치골근의 발통점과 연관통

Ⅱ. 하퇴부의 근육

하퇴부의 근육들로는 발의 배측(발등 쪽) 굴곡과 내번의 기능을 하는 전경골근과 둘째 발가락에 이어 다섯째 발가락(제2~5지)의 신전과 배측(발등 쪽) 굴곡 기능을 하는 장지신근 및 엄지 발가락의 신전과 배측(발등쪽) 굴곡 기능을 하는 장무(모)지신근이 있으며 또한 발의 저측굴곡과 외번의 기능을 하는 비골근(장비골근, 단비골근)과 발의 내번과 저측굴곡(발등을 펴 발가락이 지면을 향하게하는) 기능을 하는 후경골근 그리고 발의 저측굴곡과 내번 및 무지의 굴곡 기능을 하는 장무(모)지굴근과 발의 저측굴곡과 내번 및 둘째 발가락 이하 다섯째 발가락(제2지~5지)의 굴곡 기능을 하는 장지굴근과 하퇴의 굴곡과 내측회전 기능을 하는 슬와근 및 무릎의 굴곡과 발의 저측굴곡 기능을 하는 족저근이 있다. 또한 발의 저측기능을 하는 가자미근과 무릎의 굴곡과 발의 저측 굴곡을 하는 비복근 등이 위치하고 있다(그림 6-28). 이들 근육들을 살펴보면

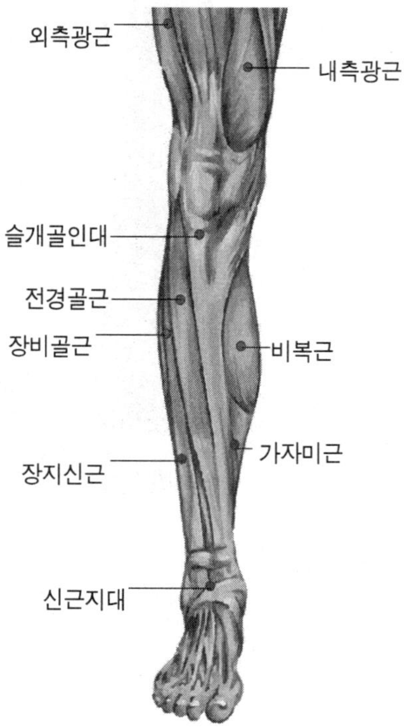

전면

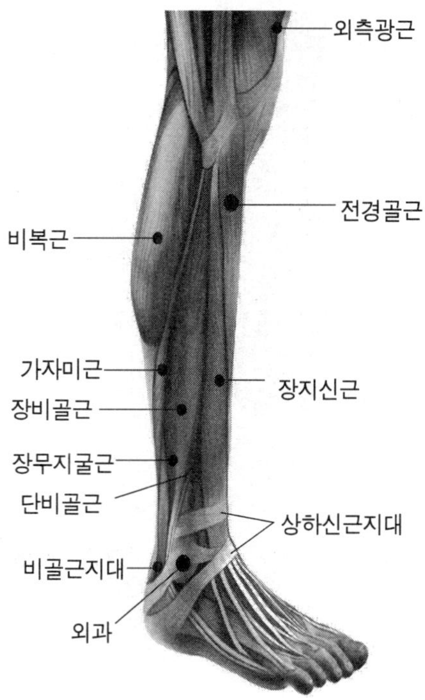

측면

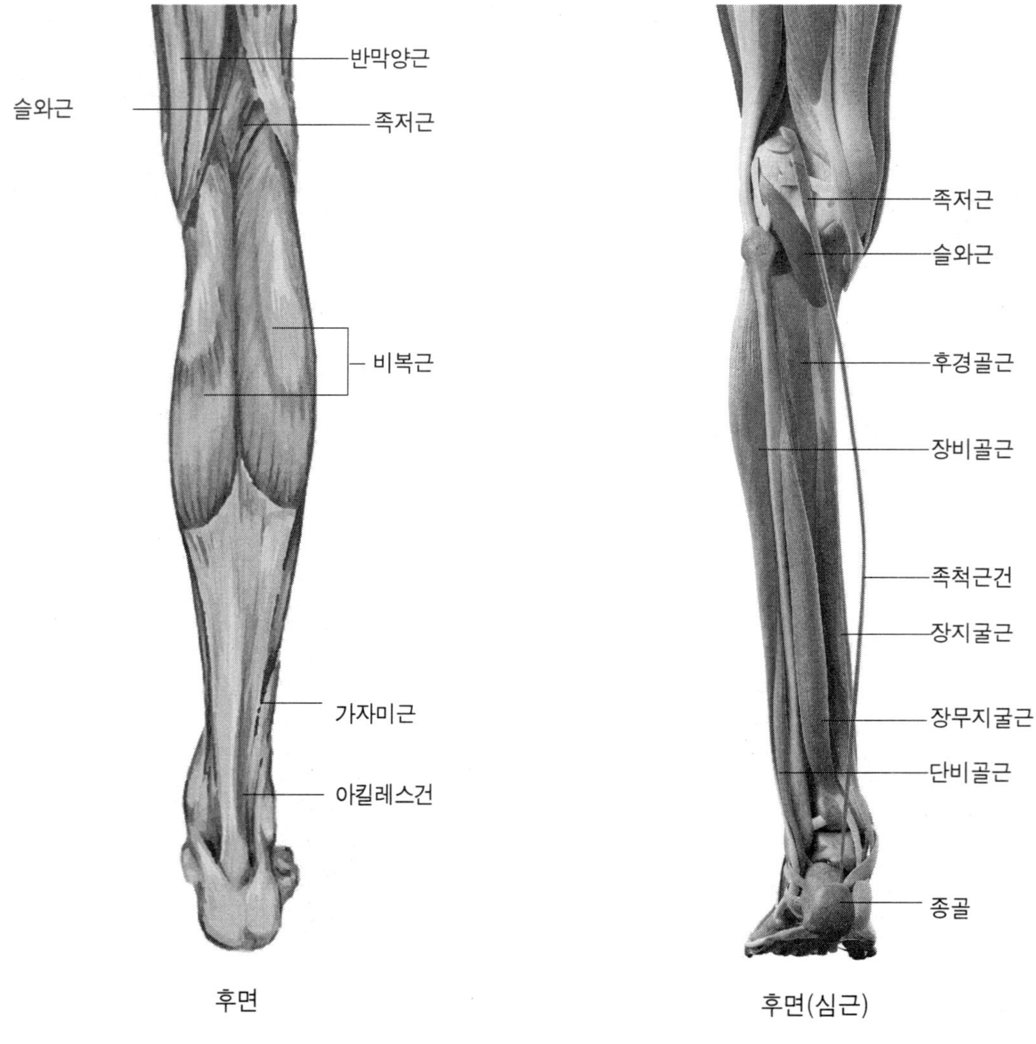

「그림 6-28」 하퇴부의 근육

1. 전경골근(前脛骨筋, Tibialis anterior)

심비골신경(요추4번, 5번, 천추1번)의 지배를 받아 발을 발등쪽으로 구부리는 족배굴곡 및 발의 내측면을 올리는 내번(內飜)의 기능과 아울러 족관절(발목)의 회외와 몸의 균형을 잡기 위해 수축과 이완을 한다. 전경골근은 경골(정강이 뼈) 앞에 위치하고 있는 근육으로 경골의 외과와 외측골간막에서 제1중족골(엄지발가락)의 저부와 설상골의 안쪽에 부착을 한다(그림 6-29). 그리고 전경골근에 통증이 발생하게 되면 그에 의한 연관된 통증이 발목의 전내측과 엄지발가락의 발등 쪽에 나타나며 심한 경우에는 통증이 발생된 부위에서 엄지발가락까지 확산되어 나타나기도 하며 또한 족관절(발목)이 약해져 다치지도 않았는데도 발목에 통증이 나타나고 보행시 잘 넘어지고 발을 헛디디며 발등을 제낄수가 없어 발 앞부분을 끌면서 걷게 된다(그림 6-30).

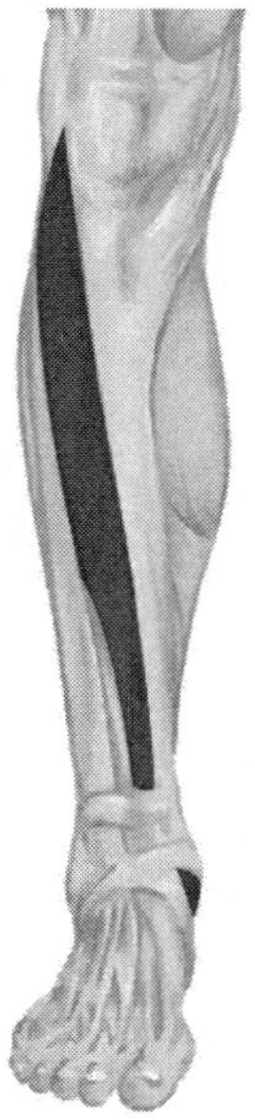

「그림 6-29」 전경골근

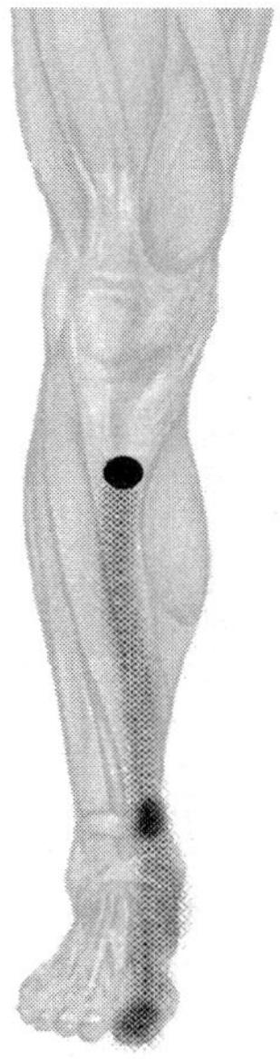

「그림 6-30」 전경골근의 발통점과 연관통

2. 후경골근(後脛骨筋, tibialis posterior)

후경골근은 경골신경(요추5번, 천추1번)의 지배를 받아 발을 내번과 내전을 시키고 족저(발바닥)의 굴곡을 보조하는 근육으로 경골의 후면과 비골의 안쪽면 및 인접한 골간막에서 주상골과 입방골 및 설상골과 중족골(제2, 3, 4지 중족골)의 기저부에 부착을 한다(그림 6-31). 후경골근은 발바닥의 통증이나 발목 관절의 변형을 일으키는 근육으로 후경골근에 통증이 발생하게 되면 주로 뒤꿈치 위 아킬레스건에 나타나게 되며 심한 경우에는 장딴지 중앙을 타고 뒤꿈치와 발목의 안쪽과 발바닥 전체로 연관된 통증이 확산되어 나타나 걷거나 뛸 때 통증을 호소하게 되고 아킬레스건이 신발에 닿게 되어 신을 신고 걷지도 못하게 된다(그림 6-32). 따라서 발가락의 신전은 가능하나 배측굴곡이 제한 된다면 후경골근의 이상으로 판단하여 검사를 할 필요가 있을 것이다.

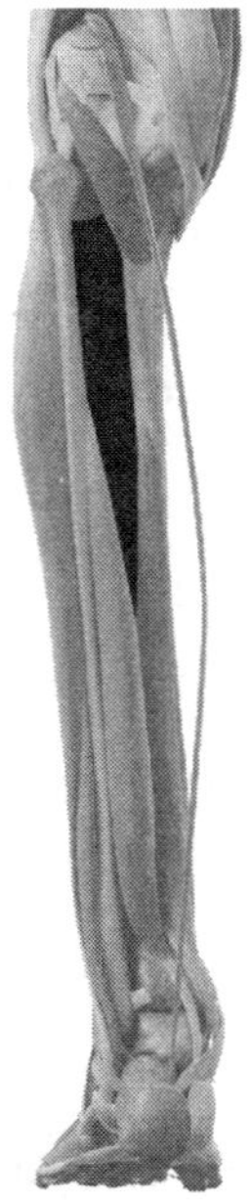

「그림 6-31」 후경골근

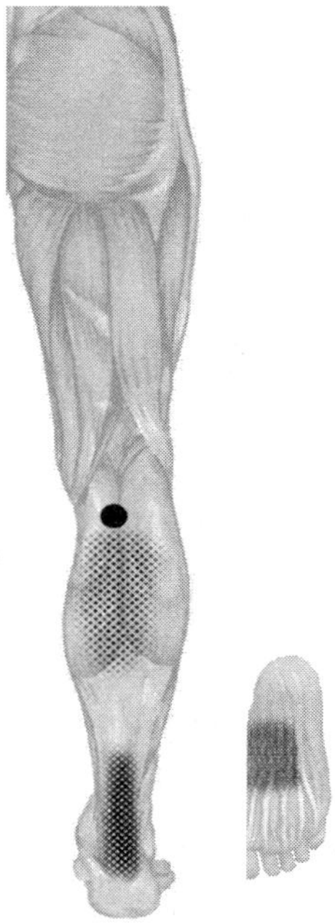

「그림 6-32」 후경골근의 발통점과 연관통

3. 장지신근과 장모지신근

1) 장지신근(長趾伸筋, Extensor digitorum longus)

심비골신경(요추4번, 5번, 천추1번)의 지배를 받아 발가락(제2, 3, 4, 5지)의 신전과 발의 배측굴곡 및 발목의 외전 등의 기능을 하는 근육으로 경골의외과 와 비골의 근위부 및 골간막에서 제2, 3, 4, 5지 발가락의 중절골과 말절골에 부착을 하는 정강이 앞의 근육 중에 가장 바깥쪽에 위치하고 있는 근육으로 전경골근과 장비골근의 사이에 장모지신근을 덮고 있는 근육이다(그림 6-33). 장지신근의 통증은 주로 비골두 아래 부위에서 발생을 하는데 그에 의한 연관된 통증은 발등(제2, 3, 4지의 발가락 부위)과 발가락 쪽으로 통증과 함께 멍이 들거나 붓게 되고 심한 경우에는 발목의 위쪽까지 확산이 된다. 그리고 장지신근에 경련이 나타나 수면중 다리에 쥐가 나기도 하며 배측굴곡력이 약해져 보행에 장애가 생기고 나아가 발끝을 지면에서 들어올리지 못하여 발을 끌면서 걷게 되기도 한다(그림 6-34).

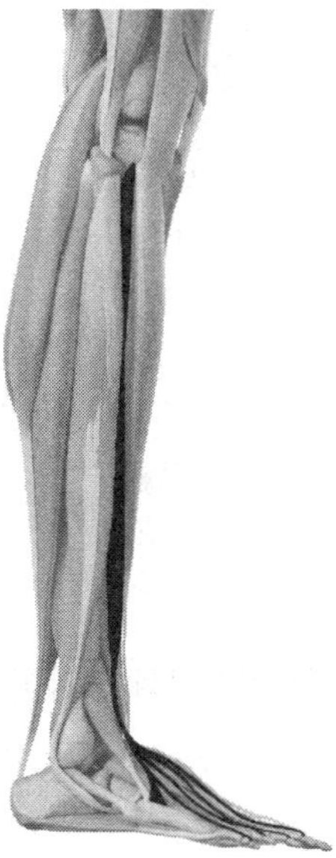

「그림 6-33」 장지신근

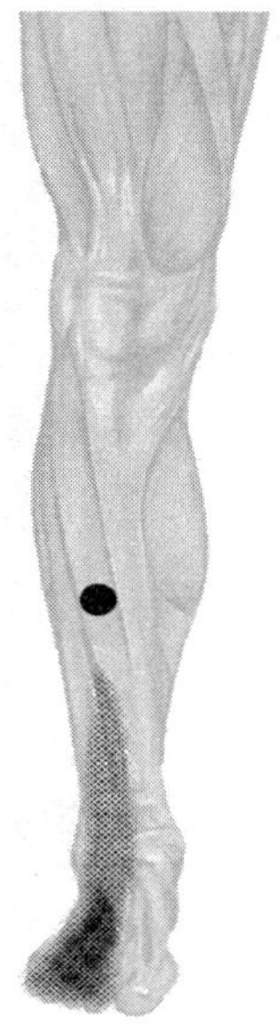

「그림 6-34」 장지신근의 발통점과 연관통

2) 장모지신근(長母趾伸筋, Extensor hallusis longus)

심비골신경(요추4번, 5번, 천추1번)의 지배를 받아 엄지발가락의 신전과 발을 배측 굴곡시키는 기능을 하는 근육으로 비골의 안쪽 면과 장지신근의 안쪽 및 골간막에서 엄지발가락의 말절골에 부착을 한다(그림 6-35). 장모지신근의 통증은 주로 하퇴의 아래쪽 3분의 1이 되는 부위에서 많이 발생을 하며 그에 의한 연관된 통증은 엄지 발가락의 발등 쪽 부위에 나타나고 심한 경우에는 발등의 안쪽을 지나 통증의 발생 부위까지 확산이 되며 장지신근과 마찬가지로 보행장애와 수면 중에 다리에 쥐가나는 등 여러 증상이 나타난다(그림 6-36).

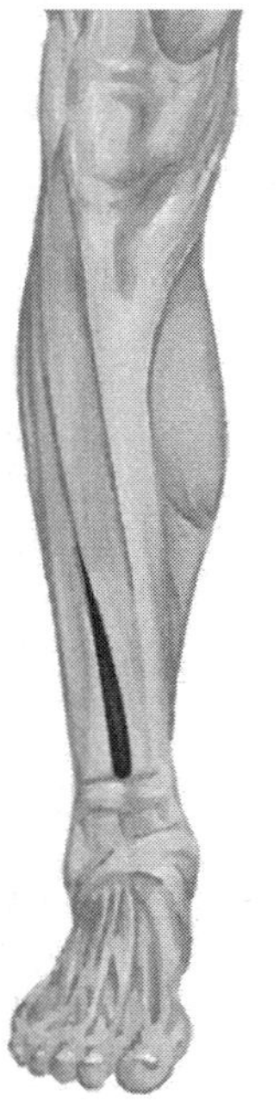

「그림 6-35」 장모지신근

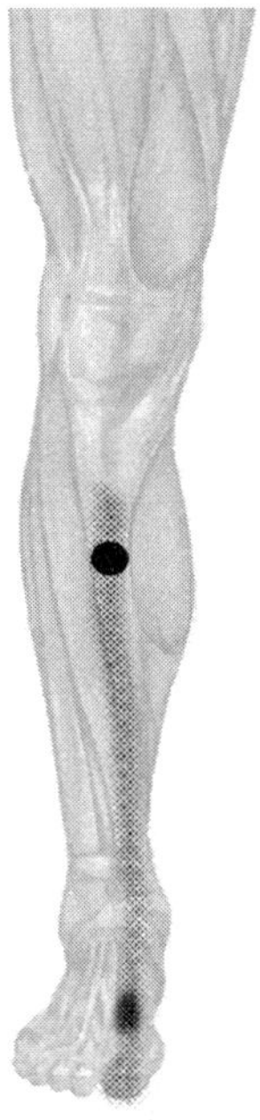

「그림 6-36」 장모지신근의 발통점과 연관통

4. 장지굴근(長趾屈筋, Flexor digitorum longus)과 장모지굴근(長母趾屈筋, Flexor hallucis longus)

장지굴근과 장모지굴근은 경골신경(요추5번, 천추1번, 2번)의 지배를 받아 주로 발의 내전과 발가락들의 굴곡에 관여를 하는데 장지굴근은 제2, 3, 4, 5지의 발가락과 발의 족저굴곡근으로 장모지굴근은 엄지발가락과 발의 족저굴곡근으로 기능을 한다. 이들 근육들은 보행중에 내·외 균형을 잡는 역할을 하는 근육이다. 그리고 장지굴근은 경골의 후면 근간중격에서 제2, 3, 4, 5지의 발가락 말절골에 부착을 하며 장모지굴근은 비골의 뒷면과 골간막에서 엄지 발가락의 말절골에 부착을 한다(그림 6-37). 장지굴근의 통증 발생은 주로 이근육의 시작 부위에서 발생하며 그에 의한 연관된 통증은 발바닥에 나타나고 심한 경우에는 해당 발가락과 통증의 발생 부위까지 확산이 되며(그림 6-38의 ②) 장모지굴근의 통증 발생 또한 이 근육의 시작 부위에서 발생하며 그에 의한 연관된 통증은 엄지발가락과 인접한 발바닥으로 나타난다(그림 6-38의 ①). 또한 이들 근육의 통증은 주로 걸을 때 발가락의 마디와 발바닥에 나타나며 비복근의 경우와 유사한 근육의 경련이 동반되기도 한다.

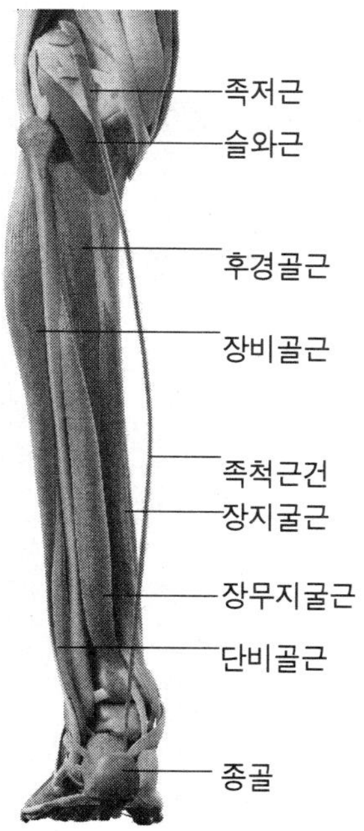

「그림 6-37」 장무지굴근과 장지굴근

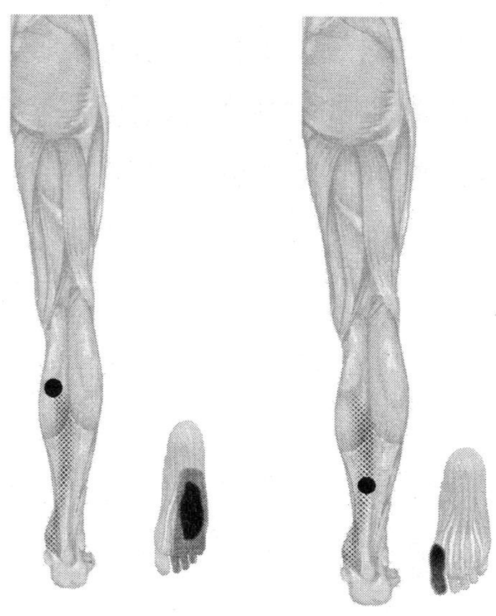

「그림 6-38」 ①장무지굴근과 ②장지굴근의 발통점과 연관통

5. 비골근(腓骨筋, Peroneal muscles)

비골근은 천비골신경(요추4번, 5번, 천추1번)의 지배를 받는 장비골근과 단비골근 그리고 심비골신경(요추5번, 천추1번)의 지배를 받는 제3비골근으로 이루어져 있다. 그리고 장·단비골근은 발의 족저굴곡과 회내를 보조하며 제3비골근은 발목을 배측굴곡과 외반을 보조한다.

또한 비골근은 동작을 조절하는 역할과 내·외 균형의 조절에 기여한다. 장비골근은 비골두와 비골의 외측면에서 내측설상골과 제1중족골두 외측에 부착을 하며 단비골근은 비골외측면 밑에서 제5중족골 외측면에 부착을 하고 제3비골근은 비골의 전면 아래에서 제4, 5중족골에 부착을 한다(그림 6-39).

장비골근에 통증이 발생하게 되면 그에 의한 연관된 통증은 통증의 발생부위 밑으로 나타나며 심한 경우에는 그 주변으로 확산이 된다(그림 6-40의 ①).

그리고 단비골근에 통증이 발생하면 연관된 통증이 발목의 바깥쪽 외과(복숭아 뼈) 주변에 나타나며 심한 경우에는 통증의 발생 부위까지 확산이 된다(그림 6-40의 ②).

또한 제3 비골근에 통증이 발생하게 되면 그에 의한 연관된 통증은 발목의 바깥쪽 복숭아뼈(외과) 앞 측면으로 나타나고 심한 경우에는 발등과 뒤꿈치로 확산이 된다(그림 6-40의 ③).

그리고 장·단 비골근이 늘어나게 되면 발목이 잘 겹질러 삐게(골절상)되며 대부분 통증과 함께 복숭아뼈를 중심으로 부종이 함께 나타나고 발목 관절을 움직이거나 발을 디딜 때 바깥쪽 복숭아 뼈 뒤쪽에서 심한 통증과 압통이 나타나 절룩거리며 걷게 된다.

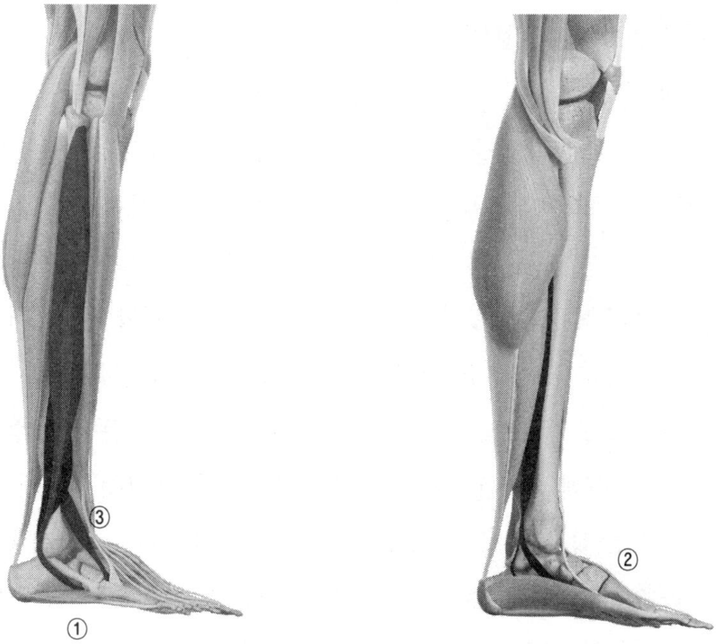

「그림 6-39」 비골근(①장비골근 ②단비골근 ③제3비골근)

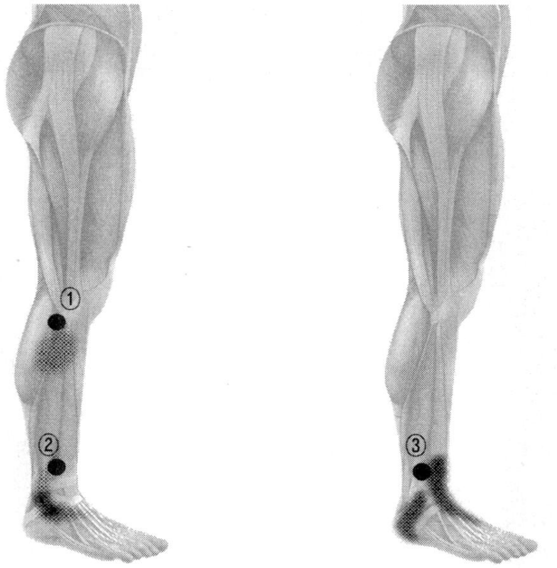

「그림 6-40」 비골근(①장비 ②단비 ③제3비골근)의 발통점과 연관통

6. 슬와근(膝窩筋, Popliteus)

경골신경(요추4번, 5번, 천추1번)의 지배를 받아 하퇴(슬관절)의 굴곡과 경골을 내측회전 하게 하는 근육으로 대퇴골의 외과에서 경골의 뒷면에 부착을 한다(그림 6-41).

슬와근의 통증은 슬괵근이나 비복근과 함께 동반되어 2차적으로 발생하게 되며 그에 의한 연관된 통증은 슬관절이 접히는 부위(오금)에 나타나고 확산이 된다.

연관된 통증은 쪼그려 앉아 있거나 무릎을 완전히 펼 때와 걸을 때 나타나게 되고 달리거나 언덕이나 계단을 내려갈 때 무릎 뒤쪽(오금)에 심한 통증이 나타나 절룩거리며 걷게 되기도 한다. 또한 오금 정중앙의 통증은 슬와근의 등장성 수축에 의한 통증이며 오금 바깥쪽 측면에 국한된 통증은 대퇴이두근의 등장성수축에 의한 통증이다. 그리고 이와는 별도로 외상과 직접적인 관련이 없이 나타나는 슬관절통은 대부분이 슬개 대퇴증후군 과 슬개건염 및 슬개대퇴불안전 등에 의한 것으로 슬개연골연화증(슬개대퇴증후군)은 슬개골의 관절면이 대퇴골과와의 비정상적인 접촉으로 퇴행성 변화가 초래되어 무릎 전체에 나타나는 쑤시는 듯한 통증으로 계단 등을 내려 올 때나 장시간 앉아 있게 되면 심해지기도 한다. 슬개건염은 도약과 착지시 슬개건에 과부하가 걸려 발생되며 통증은 주로 슬개골의 아래를 중심으로 나타난다(그림 6-42).

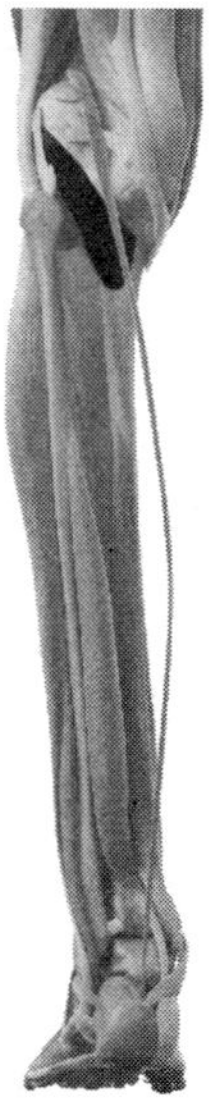

「그림 6-41」 슬와근

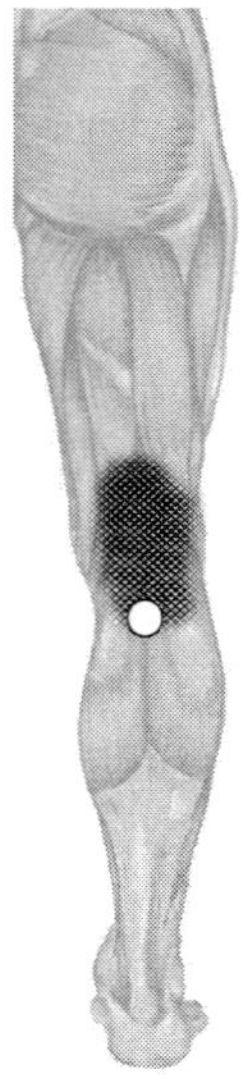

「그림 6-42」 슬와근의 발통점과 연관통

7. 족저근(足低筋, Plantaris)

경골신경(요추4번, 5번, 천추1번)의 지배를 받아 무릎 관절의 굴곡과 발의 족저굴곡의 기능을 하며 대퇴골의 외과 상선에서 종골(뒤꿈치) 뒷면에 부착을 한다(그림 6-43). 이 근육은 오금이 당기는 것 같은 증상의 원인근 중 하나로 통증이 발생하게 되면 그에 의한 연관된 통증은 오금 부위와 장딴지 위쪽에 나타나며 심한 경우에는 장딴지 밑으로 확산이 되기도 한다(그림 6-44).

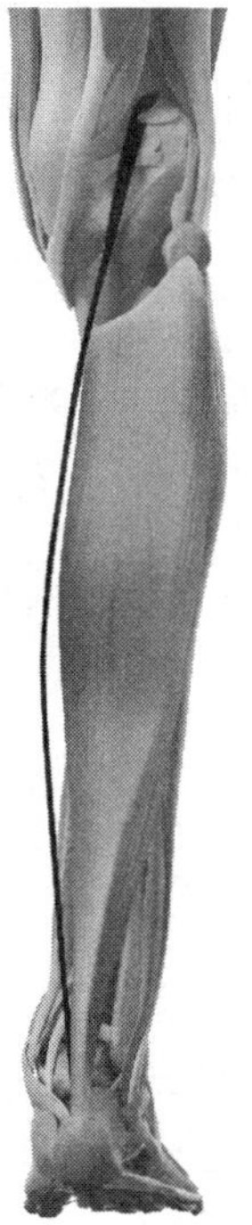

「그림 6-43」 족저근

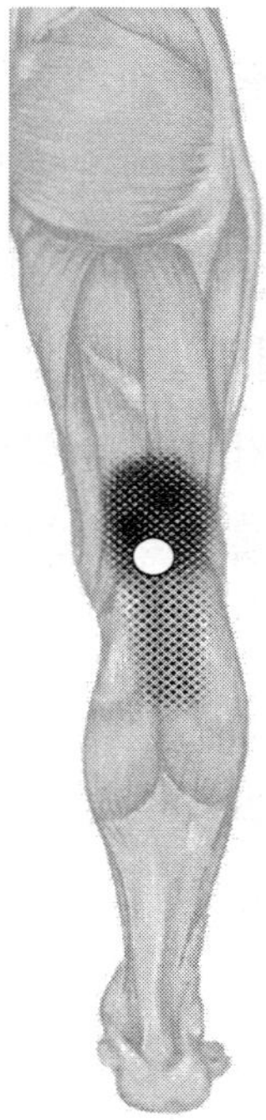

「그림 6-44」 족저근의 발통점과 연관통

8. 가자미근(soleus)

경골신경(천추1번, 2번)의 지배를 받아 슬관절의 굴곡과 발목관절을 족저굴곡을 시키고 하지에서 심장으로 정맥혈을 귀환시키는 펌프 기능과 함께 기립자세에서 전후 흔들림을 조절하고 보행시에는 안전근으로 작용을 하며 비복근의 안쪽 경골과 비골의 뒷면에 있는 근육으로 비골두와 비골과 경골의 뒷면에서 종골에 부착을 한다(그림 6-45).

가자미근의 통증이 안쪽 아래 부위에서 발생을 하게 되면 그에 의한 연관된 통증은 뒤꿈치를 중심으로 나타나며 비복근과 함께 밤에 심한 통증이 나타나 수면을 방해하기도 한다(그림 6-46의 ③). 그리고 통증이 바깥쪽 중간 부위에서 발생을 하면 그에 의한 연관된 통증은 장딴지 아래에서 나타나며 심한 경우에는 천장 관절 부위에서 통증이 나타나기도 한다(그림 6-46의 ②). 또한 가자미근의 시작 부위에서 통증이 발생하게 되면 장딴지의 위쪽 부위에 연관된 통증이 나타난다. 이러한 연관된 통증은 목을 돌릴 때 가자미근에 정적 수축이 일어나게 하며 가자미근의 등척성 수축으로 정맥 내 정맥판과 함께 하퇴의 혈액을 심장으로 올려 보내는 근정맥 펌프 기능이 저하되어 발목과 발에 부종이 나타나기도 한다(그림 6-46의 ①). 그리고 뒷굽이 너무 높거나 낮은 신발은 가자미근에 무리를 주게 되어 뒷꿈치가 아프고 원활한 혈액순환에 지장을 초래할 수가 있게 된다.

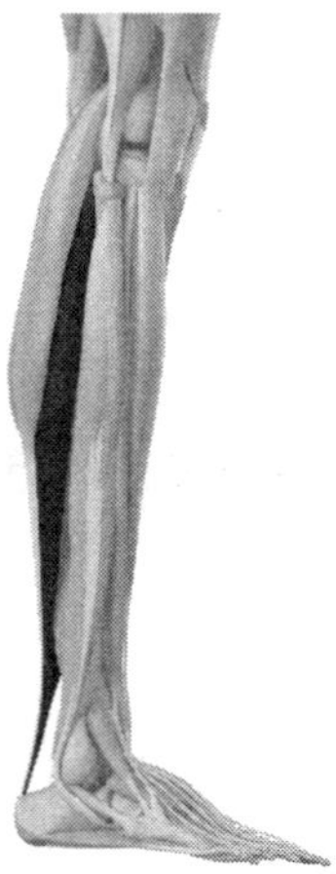

「그림 6-45」 가자미근

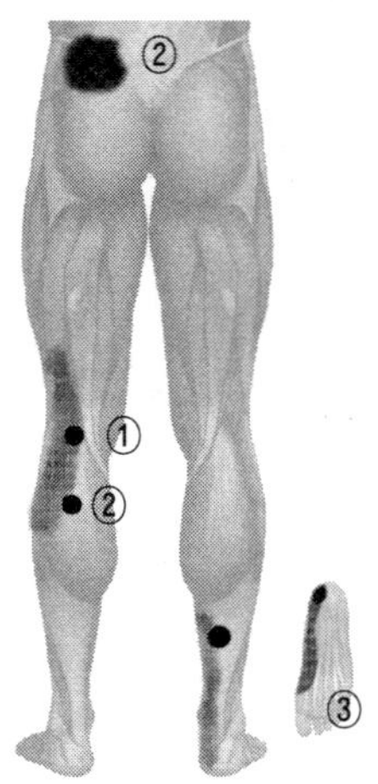

「그림 6-46」 가자미근(①안쪽아래 ②바깥쪽 중간 ③시작부위)의 발통점과 연관통

9. 비복근(腓腹筋, Gastrocnemius)

비복근은 경골신경(천추1번, 2번)의 지배를 받아 발의 주된 족저굴곡근과 슬관절의 굴곡을 보조하는 근육으로 대퇴골 외과에서 시작되는 외측두와 대퇴골내과에서 시작하는 내측두로 구성되어 하퇴의 중간 부위에서 하나의 근육을 이룬 후 가자미근과 족저근과 함께 종골건이 되어 종골에 부착을 한다(그림 6-47).

비복근의 통증이 내측두의 근복부에서 발생을 하면 그에 의한 연관된 통증은 발바닥의 오목한 부위에서 나타나며 심한 경우에는 종아리의 안쪽 면을 따라 오금의 주변에까지 확산을 하며 통증의 발생이 외측두 부위에서 발생을 하면 그에 의한 연관된 통증은 오금 부위에 나타난다. 그리고 외측두의 근복부에서 통증이 발생을 하면 오금에 연관된 통증이 나타난다. 또한 비복근의 연관된 통증으로 빠른 걸음이나 계단 등을 오를 때 오금쪽의 횡선 부위가 당기거나 통증이 심해지며 장딴지의 경련과 수면 중 다리에 쥐가 나서 고통을 받게 된다(그림 6-48).

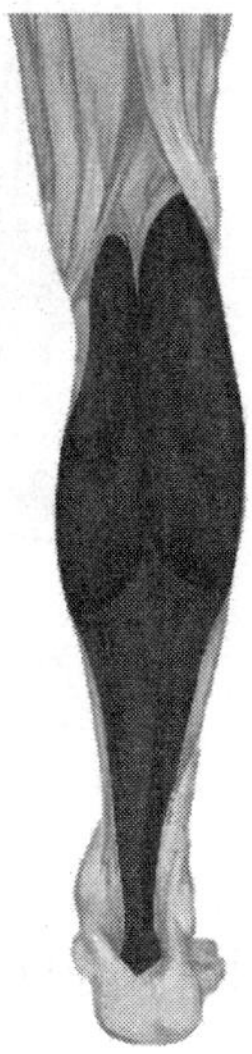

「그림 6-47」 비복근

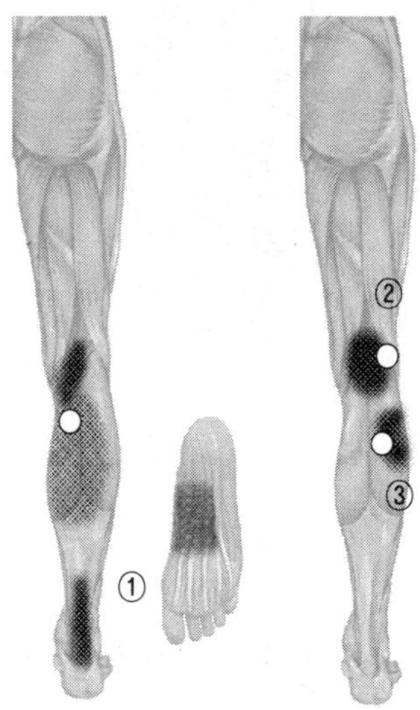

비복근(①내측두근복부 ②외측두 ③외측두근복부)
「그림 6-48」 비복근의 발통점과 연관통

Ⅲ. 발의 근육

발은 직립보행을 하는 사람들에게 있어 중요한 역할을 하면서도 어찌보면 혹사와 천대를 받고 있는 신체의 일부라 할 수가 있을 것이다. 발의 근육들은 충격의 흡수와 몸의 균형을 유지하기 위한 유연성과 추진을 위한 견고함 그리고 안전성 등의 기능을 하고 있는 근육으로써 발등을 이루는 족배근과 발바닥을 이루고 있는 족저근으로 구별을 할 수가 있으며 또한 그 위치에 따라 표재근(表在筋)과 심부근(深部筋)으로 구별을 할 수가 있다(그림 6-49).

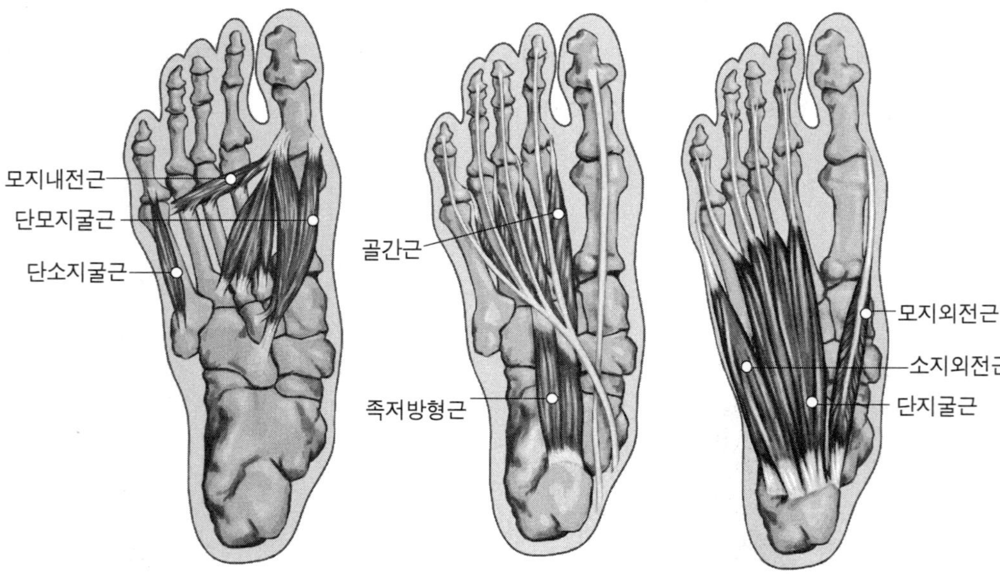

「그림 6-49」 발의 근육

족배(발등)근의 표재근으로는 첫째 발가락에서 넷째 발가락(제1지~제4지)의 신전을 보조하는 단지신근과 엄지 발가락(제1지)의 신전 및 외전 기능을 하는 단모지신근이 있으며 족저(발바닥)근의 표재근으로는 엄지 발가락의 굴곡과 외전 및 내전 기능을 하는 모(무)지외전근과 새끼 발가락(제5지)의 굴곡과 외전기능을 하는 소지외전근 및 둘째발가락에서 새끼발가락(제2지~제5지)의 중족골을 굴곡시키는 기능을 하는 단지굴근이 있다. 그리고 족저(발바닥) 심부근으로는 엄지발가락의 굴곡과 외전 및 내전 기능을 하는 모(무)지 내전근과 엄지발가락(제1지)의 굴곡 기능을 하는 단모(무)지굴근 및 새끼발가락(제5지)의 기절골을 굴곡시키는 단소지굴근이 있으며 또한 둘째발가락에서 새끼발가락(제2지~제5지)의 굴곡과 신전 기능을 하는 충양근과 둘째발가락에서 새끼발가락(제2지~제5지)의 운동기능을 하는 족저방형근 및 발가락을 벌리거나(배측골간근) 모으는(족저골간근) 기능을 하는 골간근 등이 위치하고 있다. 따라서 이러한 근육들을 표재근과 심부근으로 구별하여 좀 더 살펴보면

1. 발의 표재근(表在筋, superficial foot muscle)

발의 표재근으로는 발등 쪽에 위치하고 있는 단지신근(短趾伸筋)과 단모지신근(短母趾伸筋) 그리고 발바닥 쪽에 위치하고 있는 족저근(足低筋)으로 엄지발가락 쪽 발바닥의 모지외전근(母趾外轉筋)과 새끼발가락 쪽 발바닥의 소지외전근(小趾外轉筋) 그리고 가운데발가락 쪽 발바닥의 단지굴근(短趾屈筋) 등이 있다

1) **단지신근**: 심비골신경(요추4번, 5번, 천추1번)의 지배를 받아 첫째발가락에서 넷째발가락(제1지~제4지)의 신전(펴는 것)을 보조하는 근육으로 종골의 외측에서 제2, 3, 4지(발가락)의 중족골(끝에서 두 번째 뼈)에 부착을 한다. 그리고 통증이 발생하면 발등의 중앙부위에 심한 통증이 나타나게 된다(그림 6-50).

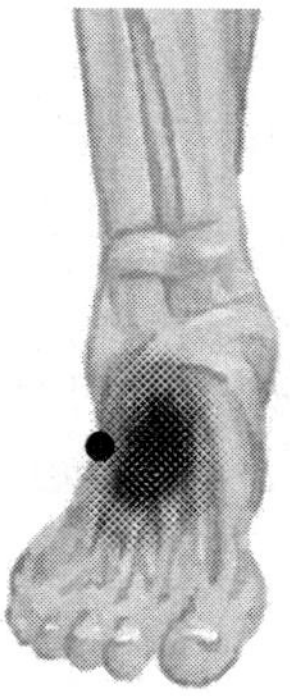

「그림 6-50」 단모지신근과 단지신근의 발통점과 연관통

2) **단모지신근**: 이 근육 역시 단지신근과 같이 발등 쪽에 위치하고 있는 근육으로 심비골신경(요추4번, 5번, 천추1번)의 지배를 받아 엄지발가락의 신전과 외전의 기능을 하는 근육으로 종골의 바깥쪽에서 엄지발가락의 근위지골에 부착을 한다. 그리고 통증이 발생하게되면 단지신근과 같이 발등의 중앙부위에 심한 통증이 나타나게 된다(그림 6-50).

3) **모지외전근**: 내측족저신경(요추5번, 천추1번)의 지배를 받아 엄지발가락의 기절골을 굴곡과 외전을 시키는 근육으로 종골의 바닥 엄지발가락 쪽에서 엄지발가락의 중족골 위쪽에 부착을 한다. 그리고 이 근육에 통증이 발생하게 되면 발뒤꿈치의 안쪽을 따라 통증과 압통이 나타나며 내외족저신경을 폐색시켜 발바닥에 불이난 것 같은 화끈거리는 통증이 나타날 수도 있다(그림 6-51).

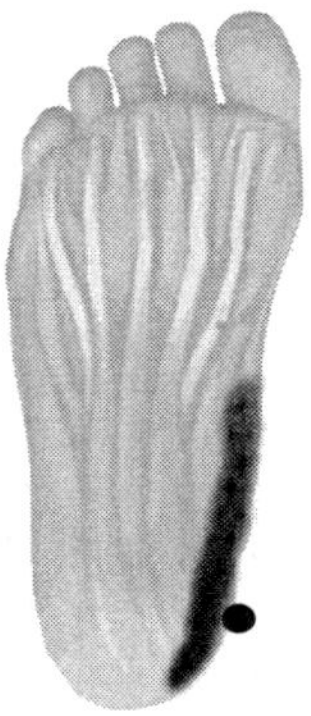

「그림 6-51」 모지외전근의 발통점과 연관통

4) **소지외전근**: 외측족저신경(천추2번, 3번)의 지배를 받아 새끼발가락(제5지)의 기절골을 외전시키고 굴곡을 보조하는 근육으로 종골의 바닥 새끼발가락 쪽에서 새끼발가락의 근위지골에 부착을 한다. 그리고 이 근육에 통증이 발생하게 되면 새끼발가락의 중족골두의 발바닥을 따라 나타나고 또한 인접한 발바닥에도 통증이 나타난다(그림 6-52).

5) **단지굴근**: 모지외전근과 같이 내측족저신경(요추5번, 천추1번)의 지배를 받아 둘째발가락에서 새끼발가락(제2지~5지)의 중족골을 굴곡시키는 근육으로 종골의 바닥에서 제2, 3, 4, 5지의 중족골에 부착을 한다. 그리고 통증이 발생하게 되면 둘째, 셋째, 넷째 발가락의 중족골두 발바닥 쪽에 쑤시는 듯한 연관된 통증과 압통이 나타나며 단지굴근이 짧아지게되면 근막이 단단해지고 통증 부위에 굳은 살이 생기게 된다. 따라서 모지외전근과 소지외전근 및 단지굴근에 통증이 발생하게 되면 그에 의한 연관된 통증으로 발을 회내 또는 회외를 하고 절룩거리면서 걷게 됨은 물론 오래 걷지를 못하게 된다(그림 6-53).

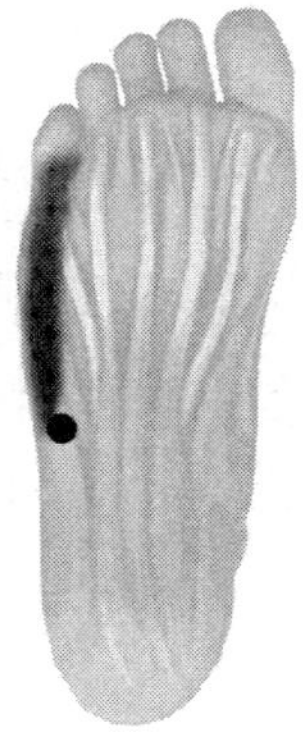

「그림 6-52」 소지외전근의 발통점과 연관통

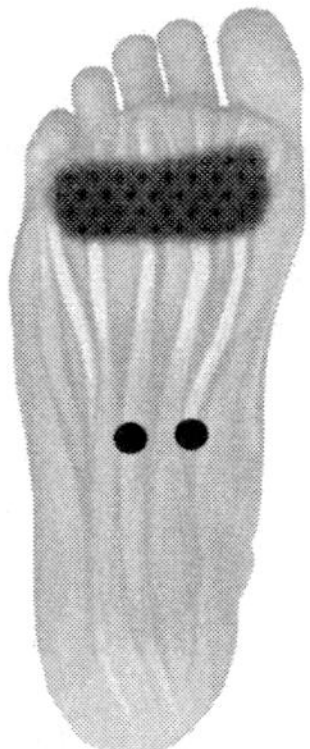

「그림 6-53」 단지굴근의 발통점과 연관통

2. 발의 심부근(深部筋, Deep Intrinsic foot muscle)

발의 심부근은 발바닥 쪽에 위치하고 있는 근육으로 제2층에 위치하고 있는 족저방형근과 충양근 그리고 제3층에 위치하고 있는 모지내전근과 단모지굴근 및 단소지굴근 그리고 제4층에 위치하고 있는 골간근 등이 있다.

1) **족저방형근** : 외측족저신경(천추2번, 3번)의 지배를 받아 장지굴근의 기능을 하며 종골의 바닥에서 장지굴근건의 외측에 부착을 한다(단지굴근 밑에 위치, 그림 6-54). 이 근육에 통증이 발생하면 뒤꿈치의 발바닥 쪽에 통증과 압통이 나타난다(그림 6-55).

2) **충양근** : 내측족저신경(요추5번, 천추1번)의 지배를 받아 기절골을 굴곡시키고 원위지관절을 신전시키는 기능을 하는 근육으로 장지굴근의 건에서 제2~5지(둘째, 셋째, 넷째, 다섯째 발가락)의 지절골에 부착을 한다. 그리고 충양근에 통증이 발생하면 족저방형근과 마찬가지로 뒤꿈치의 발바닥 쪽에 그에 의한 연관된 통증과 압통이 나타난다(그림 6-55).

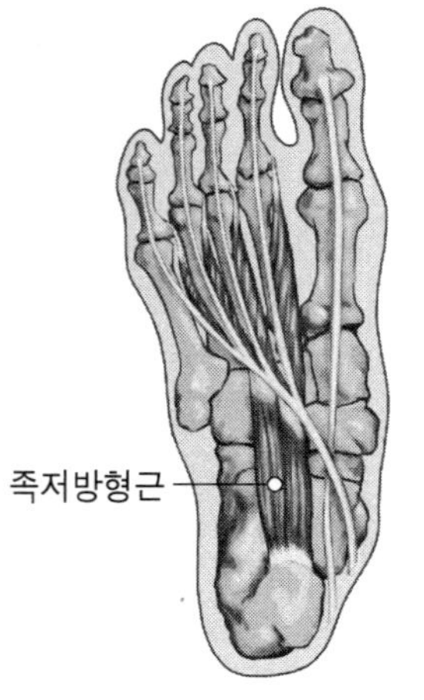

「그림 6-54」 족저방형근

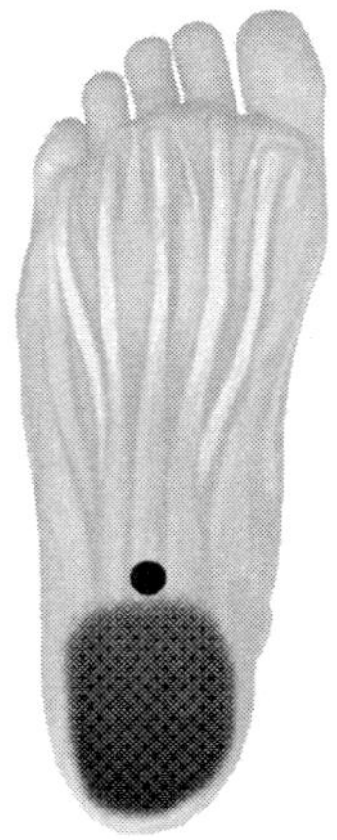

「그림 6-55」 족저방형근과 충양근의 발통점과 연관통

3) **모지내전근** : 외측족저신경(천추2번, 3번)의 지배를 받아 엄지발가락을 내전시키고 굴곡에 관여를 하는 근육으로 횡두는 제3지~5지(셋째, 넷째, 다섯째 발가락)의 중족골에서 엄지발가락의 기절골과 종자골에 부착을 하고 사두는 제2지~4지(둘째, 셋째, 넷째발가락)의 중족골에서 엄지발가락의 기절골과 종자골에 부착을 한다(그림 6-56). 그리고 통증이 발생하게 되면 첫째에서 넷째 발가락의 중족골의 골두를 중심으로 발바닥의 앞쪽 부위에 통증이 나타나고 저린감과 부종이 나타난다(그림 6-57).

4) **단모지굴근** : 내측족저신경(요추5번, 천추1번)의 지배를 받아 엄지발가락(중족지절)을 굴곡 시키는 근육으로 입방골과 외측설상골에서 엄지발가락의 기절골 안쪽 종자골에 부착을 한다(그림 6-56). 그리고 통증이 발생하면 그에 의한 연관된 통증은 엄지발가락의 중족골 골두에 나타나며 심한 경우에는 엄지발가락과 둘째 발가락의 안쪽으로 확산이 된다. 또한 통풍으로 고생을 하는 경우에는 이 근육을 풀어 주어 혈액순환을 원활하게 해준다면 통증을 줄일 수가 있게 된다(그림 6-57).

5) **단·소지굴근** : 외측족저신경(천추2번, 3번)의 지배를 받아 새끼발가락의 기절골을 굴곡시키는 기능을 한다. 새끼발가락의 중족골에서 새끼발가락의 근위지골에 부착을 한다.

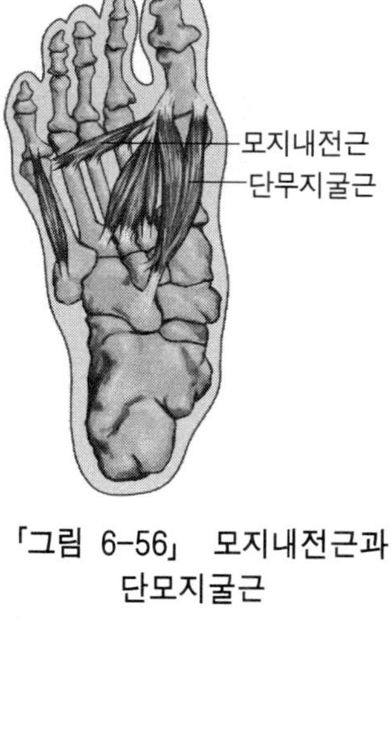

「그림 6-56」 모지내전근과 단모지굴근

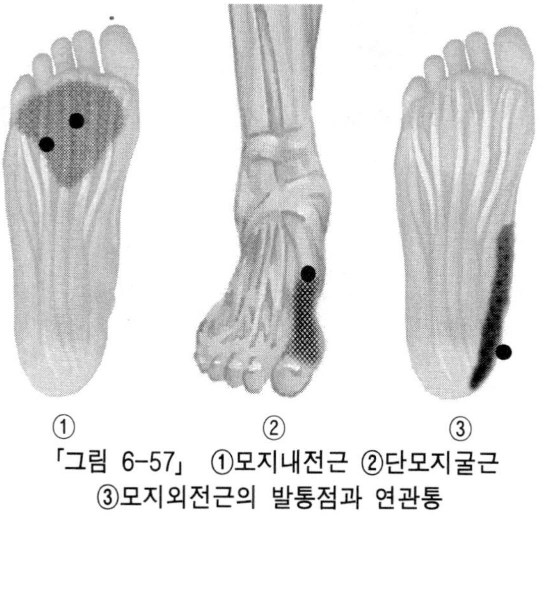

「그림 6-57」 ①모지내전근 ②단모지굴근 ③모지외전근의 발통점과 연관통

6) **골간근** : 외측족저신경(천추2번, 3번)의 지배를 받는 근육으로 배측(발등쪽)골간근은 발가락을 벌리게 하며 족저(발바닥쪽) 골간골들은 발가락들을 모으는 기능을 한다. 그리고 배측골간근은 발가락의 인접한 중족골들이 서로 마주보는 면에서 둘째, 셋째, 넷째 발가락의 장지 신근 건막에 부착을 하며 저측골간근은 셋째, 넷째, 다섯째 발가락의 중족골 안쪽면에서 셋째, 넷째, 다섯째 발가락의 장지신근 건막에 부착을 한다(그림 6-58). 골간근에 통증이 발생하게되면 해당 골간근이 부착을 하는 발가락에 통증과 압통이 확산되며 중족골의 방향을 따라 발바닥 뿐만 아니라 발등에도 통증이 나타나게 된다. 또한 엄지발가락의 발등 쪽 골간근에 통증은 엄지발가락에 따끔거리는 통증과 아울러 감각장애가 발생하고 발등과 정강이 밑에까지 확산되어 나타나기도 한다(그림 6-59).

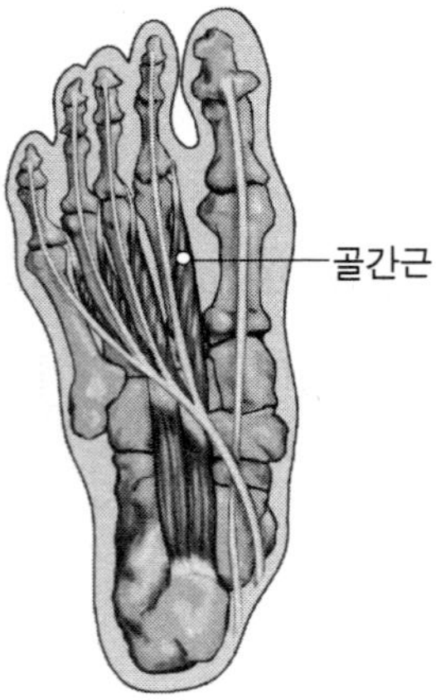

「그림 6-58」 골간근

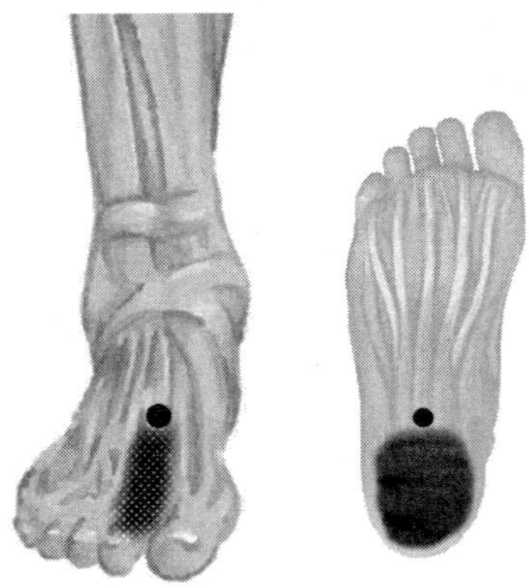

「그림 6-59」 제1배측골간근의 발통점과 연관통

제 2 부

동양 의학

몸의 경락과 경혈(전면)

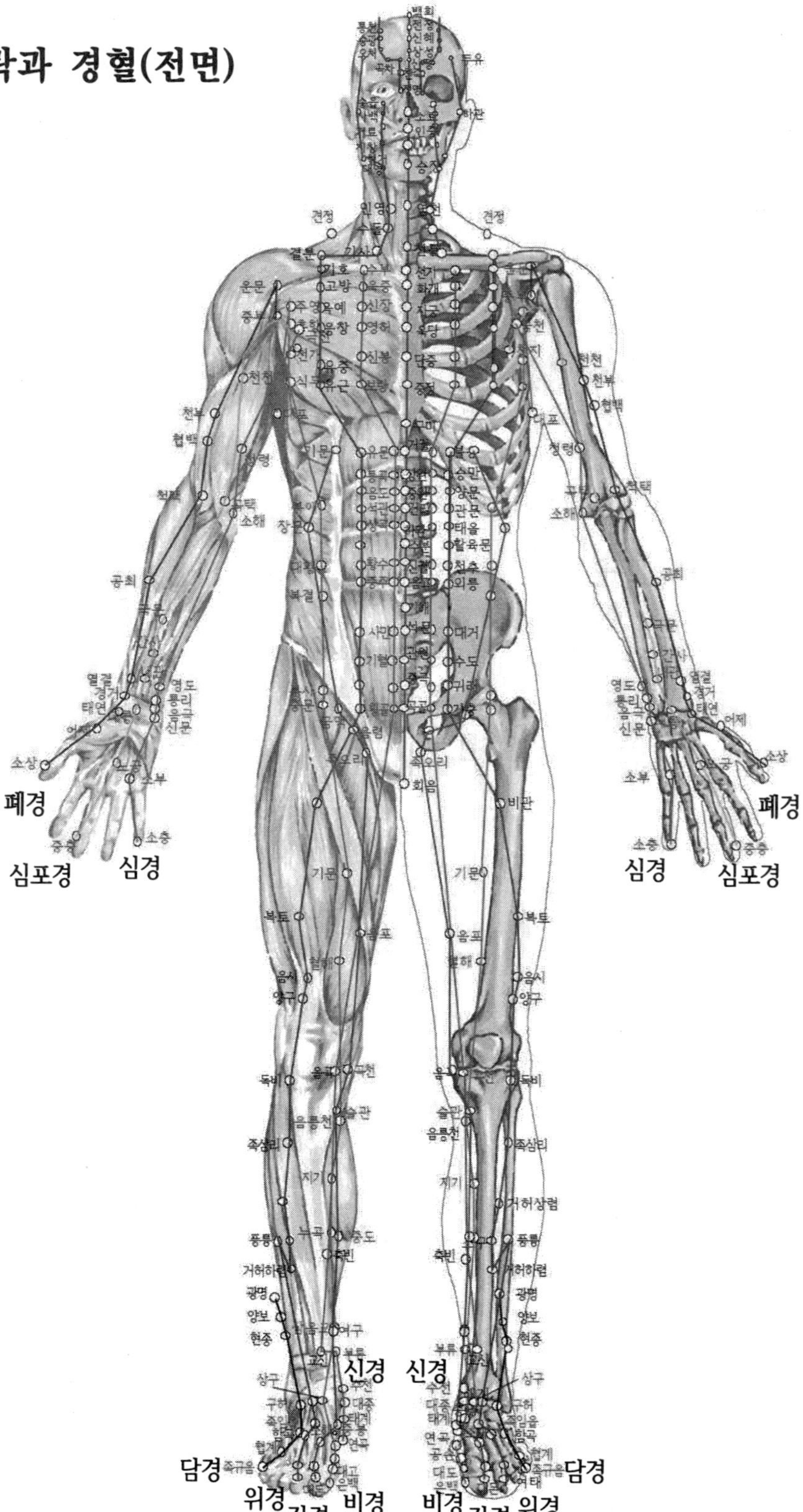

「그림 1-1」 몸의 경락과 경혈(전면)

몸의 경락과 경혈(측면)

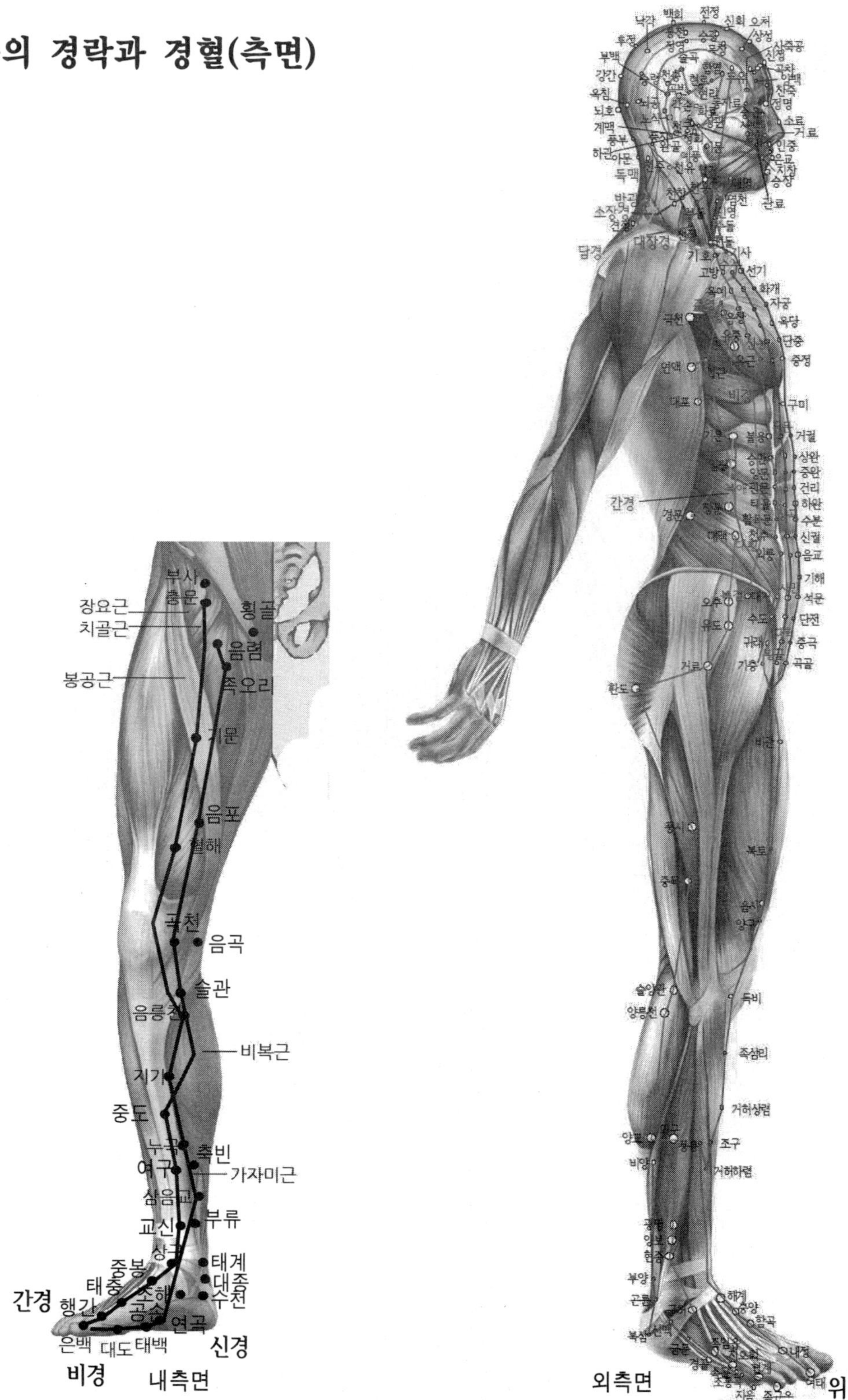

「그림 1-2」 몸의 경락과 경혈(측면)

몸의 경락과 경혈(후면)

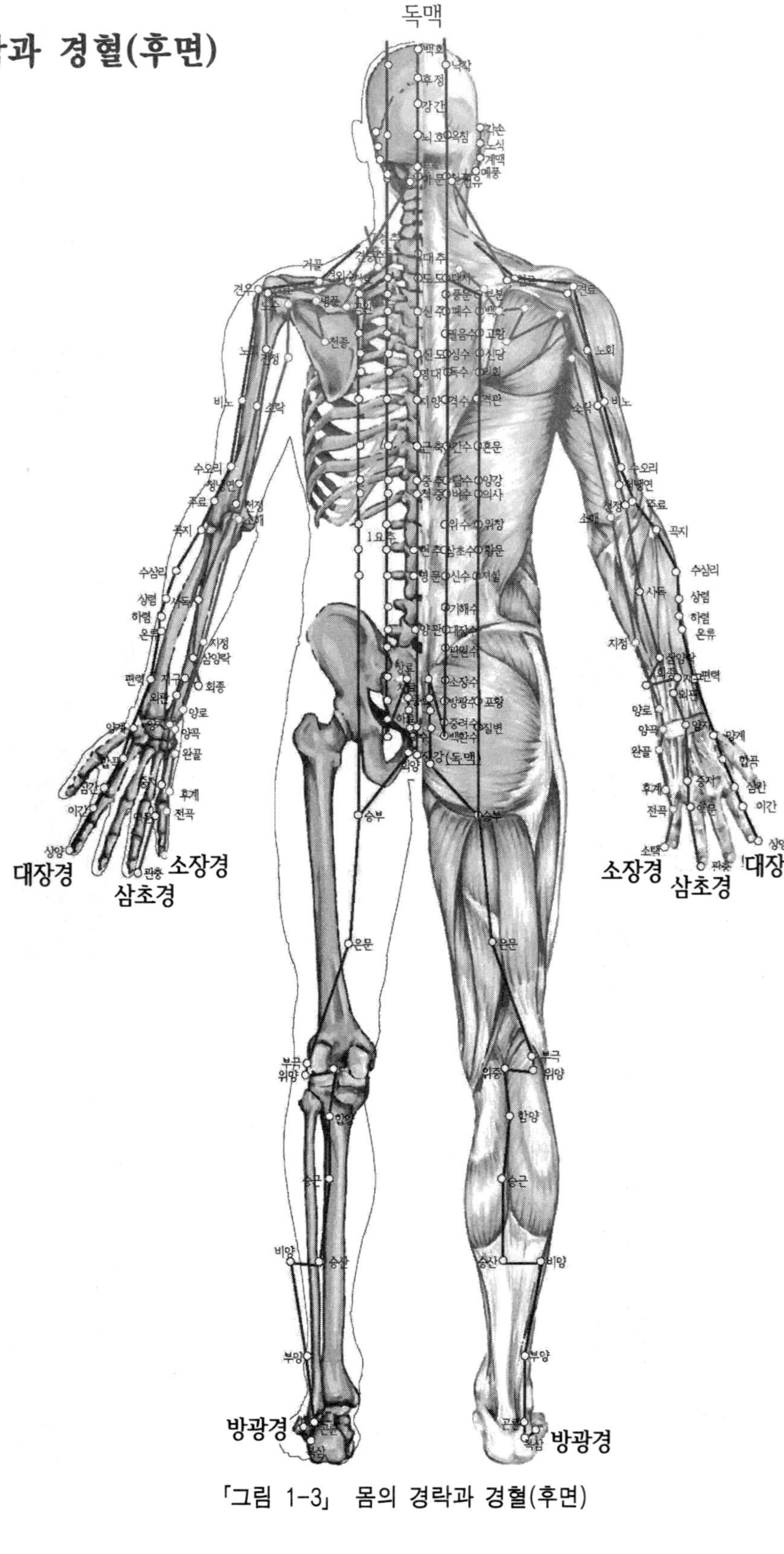

「그림 1-3」 몸의 경락과 경혈(후면)

제1장 개요

Ⅰ. 생명의 탄생

우리 선조들은 남녀가 성장하여 혼례를 올린 후 수태를 하여 건강한 아이를 낳아 자손을 번성시키고 나아가 훌륭하게 성장하여 가문의 명예를 드높여 주었으면 하는 마음이 간절하였다. 따라서 시집가는 딸에게는 1년 중 임신가능성이 큰 날(귀숙일)을 적은 달력을 보내는 풍속이 있었으며 남녀의 합방 또한 좋은 날을 택일하고 부부가 사전에 몸과 마음을 정갈히 하여 건강한 상태에서 합방·교합을 하게 하였다.

정자(精子, 정충)은 사춘기무렵부터 고환(정소)의 정세관에서 만들어지기 시작하는 성세포로 40세 이후에는 정자의 수와 생식능력은 감소하지만 시간당 약 1200만 개 정도가 생산된다고 보고 있으며 생산된 정자는 정세관강과 부고환에 저장되어 성숙하게 된다. 정자는 길이가 약 20분의 1mm 정도이며 머리와 경부와 꼬리부분으로 구분되어진다.

정자의 머리 부분에는 아버지(남자)의 23개 염색체가 들어있으며 앞쪽에는 난자의 난막을 녹이는데 쓰이는 효소가 들어있다. 그리고 경부에는 당분을 함유한 미토콘드리아가 있어 당분을 산화시켜 얻은 에너지로 꼬리를 움직여 전진운동을 한다.

음경 귀두부의 접촉자극이나 정서 반응으로 흥분을 하게 되면 음경해면체와 요도해면체 내의 공간에 혈류량이 증가되어 충만해지게 됨으로 발기가 이루어지게 되며 성숙된 정자는 정관을 통해 정낭으로 이동하여 정낭과 전립선 등에서 생성되는 분비물(액체)과 섞여서 알카리성 정액으로 사출하게 된다.

한 번의 사정으로 배출되는 정액의 양은 약 3억 개 정도의 정자가 섞여있는 3ml 정도이며 사정된 정자의 수명은 48시간~72시간 정도로 정상적인 정자는 여성의 생식기 내에서 난자를 향하여 분당 1mm~4mm의 속도로 전진운동을 하나 점액층을 돌파하고 자궁에 들어갈 수 있는 정자는 30만 마리 정도이며 그중에서 난관까지 당도하는 것은 200~300마리 정도이며 마지막으로 난자에 도달하여 난자의 세포막을 뚫고 들어가 수정을 하게 되는 것은 한두 마리 뿐이다.

그리고 난자 (卵子)는 임신 5개월된 여자 태아의 난소에는 약 700만 개 정도의 원시 난포가 있으나 태어날 때에는 약 200만 개 정도를 가지고 태어나게 된다. 그리고 사춘기에 이르게 되면은 약 40만개~50만개 정도로 줄어들게 되며 이후 폐경기까지 약 400~500개 만이 난자로 성숙하게 된다.

여자가 사춘기가 되면은 뇌하수체에서 난포와 그 속의 난자를 성숙시키는 호르몬을 분비하여 매달 월경주기 전반기에는 약 15~20개 정도의 난자가 난소에서 성숙해지면서 액체로 가득찬 난포 속에서 자리를 잡는데 그 중 한 개의 완전히 성숙한 난포속의 난자가 대개 마지막 월경 첫째날부터 14일 후에 난소 표면에서 떨어져 나오게 되는데 이를 배란이라 한다. 이때 함께 성숙한 다른 난포들은 난자를 밖으로 배출하지 못하고 시들게되며 그 안에 있던 난자는 죽게 된다.

배란된 난자의 수명은 보통 18시간~24시간 정도이기 때문에 나팔관 안에서 정자와 만나 결합을 하게 되면 수정을 하게되나 그렇지 못하게 되면은 몸 밖으로 배출하게 되는데 이를 월경이라 한다.

수정이 되면 난자의 23개 염색체와 정자의 23개 염색체가 만나 46개의 염색체를 갖게 되는데 수정된 난자(수정란)는 곧 세포분열을 시작하여 4~5일 동안 성장과 분열을 거듭하면서 난관을 지나 일주일 쯤에는 자궁내막에 착상을 하게 되어 임신이 이루어지게 된다.

이에 조상들은 수태를 하게 되면 이는 신께서 점지하여 주시고 아울러 조상님들의 은덕으로 이루어진 것으로 감사하고 경건한 마음으로 부부는 물론 가족 구성원 모두가 건강하고 심성 고운 튼튼한 아이의 출산을 위하여 태교에 임하였다. 동의보감, 태교신기, 내훈 등의 문헌에는 임부와 태아의 안전을 위하고 유산을 유발할 수 있는 행동들 즉

1. 밤길을 걷거나 급히 뛰거나 서둘러 걷는 것을 삼가고
2. 무거운 물건을 들거나 힘든 일을 삼가고
3. 높은 곳에 오르거나 험한 곳을 지나는 것을 삼가고
4. 가로 눕거나 찬 곳이나 더러운 곳에 있는 것을 삼가고
5. 해산달에는 머리를 감거나 발을 씻는 것을 삼가라고 하였다.

또한 임부와 태아의 건강은 물론 태아의 성장발달을 위해 질병을 유발할 가능성이 있거나 음식물의 성분 등이 해로울 수 있는 것 들, 즉

1. 상하거나 설익은 과일 제사음식과 부정 탄 음식 등은 먹지 않으며
2. 초상집이나 병자가 있는 집의 출입을 삼가고
3. 자극성 있는 음식이나 참외, 메밀 등의 성질이 찬 음식은 삼가게 하였으며, 또한
4. 무분별한 보약이나 음주는 금하도록 하였다. 그리고 임부의 정서적 안정을 위해

- 살생을 하거나 하는 것을 보지 않으며
- 다툼이나 욕설 악담 음탕한 언행 등 예가 아닌 것은 보지도 듣지도 말하지도 생각하지도 않으며
- 놀래거나 화내거나 흥분하거나 곡을 하지 않도록 하고
- 부부생활은 임신 초기와 말기에는 유산과 조산의 위험이 있으므로 삼가토록 하였으며 남편 또한 임부의 태교를 지원하고 함께 노력하도록 하는 등 가족 구성원 모두가 노력을 하였다.

이러한 태교법은 임부의 안전은 물론 영양 상태나 건강과 정서적 상태가 태아에 영향을 미친다는 전제하에 임부는 항상 평화로운 마음으로 바르고 아름다운 생각을 하고 실천할 수 있도록 하여 바른 자리에 단정하게 앉는 등 고귀한 귀품을 가질 수 있도록 함으로써 임부를 통한 태아의 건강한 성장발달은 물론 올곧은 심성을 갖추도록 교육을 하였던 것이다. 이는 비록 아직 세상에 태어나지는 않았지만 엄연한 생명체요 인격체로서 존중되고 교육되었다. 따라서 서양과 달리 태어나면서부터 나이가 1살을 먹은 것으로 간주하지 않았나 생각된다.

이렇듯 태어난 아기는 가족구성원 모두의 관심과 노력 속에서 귀하게 태어나 교육되고 성장하였다. 그러나 산업화와 더불어 전통적인 가족제도가 해체되고 전통적 사고마저 물질만능의 사고에 희석되어 약화되면서 고슴도치도 제 새끼는 예뻐 한다는 말이 무색하게도 언제부터인지 고아수출국이라는 오명을 쓰게 되고 듣지도 못하였던 아동학대라는 험악한 용어가 스스럼없이 회자되는 현실이다.

그리고 오늘날 금수저, 은수저란 말들을 하지만 중국의 동진(東晉)때 차윤(車胤, 330~400)은 집안이 가난하여 낮에는 일을 하고 밤에는 등불을 밝힐 기름이 없어 반딧불을 잡아 명주로 만든 주머니 속에 넣어 그 빛으로 공부를 하여 상서랑(尚書郎)이란

벼슬까지 하였으며 같은시대 손강(孫康) 또한 눈에 반사되는 달빛에 의지하여 공부를 하여 관원을 단속하는 관청의 장관인 어사대부(御史大夫)가 되었다는 형설지공(螢雪之功)의 고사에서 알 수 있듯이 자신의 노력 부족을 책하지 아니하고 남의 탓을 한다는 것이 씁쓸할 뿐이다.

아무쪼록 모든 사람들이 건강하고 행복한 삶을 영위해 나가길 기원하는 바이다.

Ⅱ. 한의학

한의학은 음양오행설(陰陽五行説)을 기반으로 장부경락(臟腑経絡)의 생리(生理)와 병리(病理)를 설명하며 정체관(整体観)을 변증논치(辨証論治)의 특징으로 한다.

한의학에서는 인간은 천지의 기(気)를 근원으로 하여 생성된다고 보며 또한 자연계의 산물로써 자연의 법칙에 순응하여야만 자연계의 변화 속에서 정상적인 생명활동을 유지할 수 있다고 본다.

그리고 장부(臟腑)와 조직(組織)과 기관(器官)으로 구성된 인체는 각기 서로 다른 기능을 가지고 있으면서 상호견제와 협조와 작용을 하며 영향을 미치는 하나의 유기적인 정체(整体)로 보고 있으며, 병의 진단 및 치료에 있어서는 사진(四診: 망진 望診, 문진 問診 문진 聞診 절진切診)에 의한 질병의 원인과 성질과 부위 및 사기(邪気)와 정기(正気)의 관계 등을 분석하고 종합하여 그 병증을 알아내고(변증 辨証) 그 변증의 결론을 근거로하여 치료방법을 확정(논치 論治)하고 있다.

1. 중국의 한의학

한의학의 고전이라고 할 수 있는 황제내경(黄帝内経)은 고대 중국의 염제신농(炎帝神農)씨의 뒤를 이어 황제에 오른 황제헌원씨(黄帝軒轅氏)의 저서라고 전해지고 있다.

한서예문지(漢書芸文志)에는 침경(鍼経) 9권과 소문(素問) 9권으로 이것을 내경(内経)이라 한다고 하였다.

내경(内経)은 소문(素問)과 영추(霊枢) 두 부분으로 구성되어 있으며 음양(陰陽) 오행(五行) 오운육기(五運六気) 섭생(摂生) 장상(蔵象) 경락(経絡) 병기(病機) 진법(診法) 변증(辨証) 치법(治法) 침구(鍼灸) 탕제치료(湯剤治療) 등의 내용을 포괄하고 있다.

이러한 내경(内経)은 춘추전국시대부터 한(漢)나라 때에 완성된 것으로 보고 있다. 그리고 동한말(東漢末) 장중경(張仲景)이 상한잡병론(傷寒雑病論)을 저술하였다.

2. 한국의 한의학

「황제내경」에는 폄석(砭石 돌침)은 동방에서 온것이다라고 하였으며 「산해경 山海

經」에는 고씨의 산에는 옥(玉)이 많고 그 아래에는 돌침이 많다고 하여 의학의 발상지가 동방임을 밝히고 있다.

백제시대에는 중국의 약제를 배제한 순수 우리나라의 약제만을 수록한 최초의 본초서(本草書)인 「백제신집방(百済新集方)」이 저술되었으며 통일신라 때에는 어용성(御竜省)에 약전을 설치하여 약제의 보관과 의사를 양성하였으며 692년(신문왕 12년)에는 의학박사 2명이 「본초경(本草経)」「침구갑을경(鍼灸甲乙経)」「소문(素問)」「침경(鍼経)」「맥경(脈経)」「잡경(雑経)」「명당경(明堂経)」을 교재로 의사를 배출하였다는 기록이 있다.

그리고 고려시대에는 군신 및 그 가족을 위한 의료기관인 전의사(典医寺 후에 태의감으로 개칭)와 봉의서(奉医署) 그리고 일반인을 위한 동서대비원(東西大悲院)과 혜민국(恵民局)을 두어 질병치료 및 의사를 양성하였다.

1392년 이성계가 조선을 건국한 이후 전의감(典医監)을 설치하여 양반들의 치료와 의서의 저술 및 의사를 양성하였으며 또한 혜민국(恵民局)을 설치하여 일반 백성들의 질병을 치료하게 하였다.

그리고 1433년에는 세종의 명에 의하여 재래의 향약방을 증보한 향약집성방(郷薬集成方)이 저술되고 1477년에는 백과사전적인 의방유취(医方類聚)가 발간되었다.

특히 1596년 선조는 태의 허준(太医 許浚, 1539년~1615년)에게 잡다한 중국의 의서들을 정리하여 한 권의 책으로 만들 것과 질병은 모두 조섭(調摂)을 잘못하는데서 생기므로 수양(修養)이 우선이고 약과 침은 그 다음이다. 여러 의론과 처방들의 요점을 정리하고 가난한 자들은 약을 얻지 못하여 요절하는 사람이 많으니 주위에 많이 생산되는 향약의 이름을 분류하여 백성들이 쉽게 활용할 수 있게 하라는 요지의 하교를 받고 임진왜란과 정유재란의 와중에서도 저술에 착수하여 1610년에 동양의학을 집대성한 동의보감(東医宝鑑)을 완성하였다.

이후 많은 의서들이 저술되었으며 1894년 이제마(李済馬, 1837년~1900년)는 임상경험과 학문연구를 바탕으로 「동의수세보원(東医寿世保元)」을 저술하였다.

그는 자신의 독창적인 체질론에서 사람의 체질을 태양(太陽) 태음(太陰) 소양(少陽) 소음(少陰)의 네 체질로 분류하고 나아가 개인의 장상(臟象)과 체격과 성격과 기질적 특성을 분류하였다「배병철 역 2000」.

3. 한의학의 이론

춘추전국시대의 장주(莊周)는 「장자(莊子) 지북유(知北遊)」에서 천하는 단지 하나의 기일 따름이다. (통천하일기이 通天下一気耳) 라고 말하였으며, 유안(劉安)은 「회남자 淮南子」에서 청양한 기운은 엷게 널리 퍼져서 하늘이 되었고 중탁한 기운은 모여 땅이 되었다. 라고 하고 양의 열기가 쌓여 화(火)가 생겨나고 화기(火気)의 태양이 되었다. 음의 한기(寒気)가 쌓여 수(水)가 생겨났으며 수기(水気)의 정(精)은 달이 되었다고 하였다①.

또한 중국의 후한말 왕충(王充, 137년~192년)은 논형언독「論衡言毒」에서 만물의 생성은 모두 원기(元気)에서 근원한다고 말한다(만물지생 개품원기 万物之生 皆稟元気).

그리고 「소문·천원기대론」에는 하늘에 있어서는 기가 되고 땅에 있어서는 형(形)이 되니 형과 기는 서로 감(感)하여 만물을 화생(化生)한다고 하고 있다②.

그리고 「황제내경 소문(素問)」「보명전형론(宝命全形論)」에서는 인간은 천지의 기에 의존하여 태어나며 四時의 법(변화)을 통하여 이루어진다.

하고 천기와 지기를 합하여 태어나는 것을 사람이라 한다③.

고 말하고 있다.

대우주(大宇宙)인 자연의 변화는 천기(天気)의 운행에 의해서 이루어지며 소우주(小宇宙)인 인체의 생성(生成)과 활동은 인기(人気)가 경락을 유주순환(流注循環)함으로써 이루어지는 것이다.

인체의 기(人気)는 부모로부터 이어받은 원기(元気)또는 진기(真気)와 음식물을 소화흡수하여 얻은 영기(営気) 및 위기(衛気) 그리고 호흡으로 받아들인 자연계의 청기(清気)와 지기 등을 결합하여 가슴속 기해(気海)에 쌓인 종기(宗気) 등으로 나눌 수가 있다.

---

① 청양자 박미이위천 중탁자 응체이위지 적양지열기생화 화기지정자위일 적음지한
青陽子 薄靡而為天 重濁者 淹滞而為地 積陽之熱気生火 火気之精者為日 積陰之寒
기생수 수기지정자위월
気為水 水気之精者為月 「회남자 淮南子」

② 재천위기 재지성형 형기상감이생만물의
在天為気 在地成形 形気相感 而生万物矣 「황제내경 소문 천원기대론」

③ 인이천지지기생 사시지법성 천지합기 명지왈인
人以天地之気生 四時之法成 天地蛤気 命之曰人 「황제내경 소문」

영기(営気)는 수곡(水穀)의 정기(精気)로 비(脾)와 위(胃)에 근원하며 밤과 낮을 쉬지 않고 맥(脈) 속을 흐르면서 전신에 영양을 공급한다. 그리고 위기(衛気)는 영기와 같이 수곡정미(水穀精微)에서 회생한 것임에도 불구하고 영기는 유순하여 맥(脈) 안에서 운행하며 위기는 날래고 매끄러운 성질로 맥의 밖으로 다니며 하루에 전신을 50바퀴를 돌면서 영양을 공급하고 체표를 보호하며 사기에 저항을 하는 기능을 한다.

인간은 부모에게서 이어받은 선천의 정기(先天精気)로 인체를 구성하고 생명을 유지하는 근본으로써 생장과 발육 및 생식을 주관하는 기와 그리고 음식물을 섭취하여 소화·흡수로 얻게 되는 수곡정기(水穀精気)가 전신으로 공급되어 오장육부에 영양의 공급은 물론 피부(皮膚)와 맥(脈) 육(肉) 근(筋) 골(骨) 등을 튼튼하게 하며 신(腎)의 선천적인 정기(精気)에 영양을하여 생리기능을 촉진하는 기 그리고 자연계에 존재하고 있는 청기(清気)를 흡입하고 탁기(濁気)를 내보내는 호흡작용 등을 통하여 근원한다.

소문(素問) 육절장상론(六節蔵象論)에서는

하늘은 사람에게 오행의 기를 먹게하고 땅은 사람에게 다섯 가지의 맛을 먹게 한다. 오행의 기는 코로 들어와 심(心)과 폐에 저장하고 그 다섯 가지의 기가 올라 다섯 가지의 색으로 하여금 밝은 것을 다스리게하고 음성을 빛나게 한다.

다섯가지의 맛은 입으로 들어와 장과 위에 저장되며 오기를 길러주고 오기가 화평스러워 생성작용을 하고 진과 액이 성취되어 신기가 스스로 생성된다 라고 하고 있다④.

또한「의문법률 선철격언 医門法律 先哲格言」에서는 진기소재에 관하여 상초의 기는 하늘로부터 받은 것으로 호흡을 통해 얻어지고 중초의 기는 수곡(水穀)에서 생성된 것으로 영기(営気)와 위기(衛気)를 영양(営養)하며 하초의 기는 정(精)에서 화생된 것으로 명문(命門)에 저장됨으로써 삼초(三焦)의 근본이 된다. 그러므로 상초에는 기해(気海)가 있어 이를 단중(檀中)이라하며 폐가 이를 다스리고 중초에는 수곡기혈의 해(海)가 있어 이를 중기(中気)라 하며 비(脾)·위(胃)가 이를 다스리고 하초에도 기해(気海)가

④ 천식인이오기 지식인이오미 오기입비 장어심폐 상사오색수명 음성능장 오미입구 장어장위
天食人以五気 地食人以五味 五気入鼻 蔵於心肺 上使五色脩明 音声能彰 五味入口 蔵於腸胃
미유소장 이양오기 기화이생 진액상성 신내자생
味有所蔵 以養五気 気和而生 津液相成 神乃自生 「황제내경 소문 육절장상론」

있어 이를 단전(丹田)이라 하는데 신(腎)이 이를 다스린다고 하고 있다⑤.

또한 황제내경 소문음양상대론에는 황제는 음과 양이란 하늘과 땅의도(법칙)이며 만물의 강기(법칙을 정하는 강령)이며 변화를 주도하는 부모이며 태어나고 소멸시키는 근본의 시초이며 신명의 창고이니 병을 다스림에 있어 필히 근본(음, 양)에서 구하라 하였으며 또한, 양이 쌓여서 하늘이 되고 음은 쌓여서 땅이 된다. 음은 정(고요함)하고 양은 조(활동적)하며 양은 생성시키고 음은 성장시키며 양은 소멸시키고 음은 저장시키고 양은 기로 변화되고 음은 형상을 이룬다고 하였다. 그리고

청양은 하늘이 되고 탁한 음은 땅이 된다. 땅의 기가 올라 구름이 되고 하늘의 기가 내려오면 비가 된다. 비는 땅의 기(지기)에서 발출되고 구름은 하늘의 기(천기)에서 발출된다. 그러므로 맑은 양은 위의 구멍(눈, 코, 귀, 입)으로 발출되고 탁한 음은 아래의 구멍(요도, 항문)으로 발출되며 청정한 양은 주리(腠理)로 발출되고 탁한 음은 오장으로 달려가며 청정한 양은 팔과 다리를 튼튼하게 하고 탁한 음은 육부(六腑)로 돌아간다고 하고 있으며,

또한 하늘에 4계절(봄, 여름, 가을, 겨울)과 목(木) 화(火) 토(土) 금(金) 수(水)의 오행이 있어 기르고 거두어 저장하게 하며 춥고, 덥고, 건조하고, 습하고 풍한 다섯가지 기후를 생성하고 사람에게는 오장(간肝, 심心, 비脾, 폐肺, 신腎)에서 오기(五気)를 변화시키는 것이 있어 기쁘고, 화나고, 슬프고, 근심하고, 두려워하는 다섯가지를 나타나게 한다 하고 있으며 또한 물(水)은 음(陰)이 되고 음(陰)은 맛(味)이 된다.

맛은 형체로 돌아가고 형체는 맛을 먹으며 형체(形)을 상하게 하고 기(気)로 돌아간다. 기는 형체(形)를 생성하며 정(精)과 맛을 상하게 한다. 그리고 불(火)은 양(陽)이 되

---

⑤ 상자소수어천 이통호흡자야 중자생어수곡 이양영위자야
上者所受於天 以通呼吸者也 中者受於水穀 以養営衛者也
하자기화어정 장어명문 이위삼초지근본자야 고상유기해 왈단중야 기치재폐
下者気化於精 蔵於命門 以為三焦之根本者也 故上有気海 曰膻中也 其治在肺
중수곡기혈지해 왈중기야 기치재비위 하유기해 왈단전야 기치재신
中水穀気血之海 曰中気也 其治在脾胃 下有気海 曰丹田也 其治在腎
「의문법률 성철격언」

고 양은 기(気)가 되며 기는 정(精)으로 돌아가고 정은 기를 먹고 정을 상하게 하며 변화로 돌아간다. 변화는 정을 생성하고 정이 변화되면 기가 된다고 하고 있다⑥.

그리고 23편 선명오기(宣明五気)에는 신맛은 간으로 들어가고, 매운맛은 폐로 들어가며 쓴맛은 심장으로 들어가고, 짠맛은 신장으로 들어가며 단맛은 비장으로 들어간다. 이렇게 들어가는 것을 오입이라 하며 심장은 트림을 하게되고 폐는 기침을 하게되며 간장은 말을 많이 하게 되고 비장은 신물을 삼키고, 신장은 하품과 재채기를 하게 되며 위장은 기가 역하며 딸꾹질을 하게 되고 두려워하며 대장과 소장은 설사를 하게 되고 하초가 넘치면 수종(水腫)이 되고 방광이 해를 입게 되면 소변을 지리게 되고 담은 노하게 된다.

그리고 오장에서 저장하는 것으로 심장에서는 신(神)을 저장하며 폐에서는 백(魄)을 저장하고 간장에서는 혼(魂)을 저장하며 비장에서는 의를 저장하고 신장에서는 지를 저장한다.

그리고 오장이 관장하는 것은 심장은 맥을 관장하며 폐장은 피부를 관장하고 간장은 근을 관장하며 비장은 육을 관장하고 신장은 골(뼈)를 관장한다 하고 있다⑦.

---

⑥ 황제왈 음양자 천지지도 만물지강기 변화지부모 생살지본시 신명지부야 치병필구어본
黄帝曰 陰陽者 天地之道 万物之綱紀 変化之父母 生殺之本始 神明之府也 治病必求於本
고적양위천 적음위야 음정양조 양생음장 양살음장 양화기 음성형
故積陽為天 積陰為地 陰静陽躁 陽生陰長 陽殺陰蔵 陽化気 陰成形
고청양위천 탁음위지 지기상위운 천기하위우 우출지기 운출천기
故清陽為天 濁陰為地 地気上為雲 天気下為雨 雨出地気 雲出天気
고청양출상규 탁음출하규 청양발주리 탁음주오장 청양실사지 탁음귀육부
故清陽出上竅 濁陰出下竅 清陽発腠理 濁陰走五蔵 清陽実四支 濁陰帰六府
천유사시오행 이생장수장 이생한서조습풍 인유오장화오기 이생희로비우공
天有四詩五行 以生長収蔵 以生寒暑燥湿風 人有五臓化五気 以生喜怒悲憂恐
「황제내경 소문」

⑦ 오미소입 산입간 신입폐 고입심 함입신 감입비 시위오입
五味所入 酸入肝 辛入肺 苦入心 鹹入腎 甘入脾 是謂五入
오기소병 심위애 폐위해 간위어 비위탄 신위차위체 위위기역위 얼위공 대장소장위설
五気所病 心為噫 肺為欬 肝為語 脾為呑 腎為欠為嚔 胃為気逆為 噦為恐 大腸小腸為泄
하초일위수 방광불이위륭 불약위유뇨 담위노 시위오병
下焦溢為水 膀胱不利為癃 不約為遺溺 胆為怒 是謂五病
오장소장 심장신 폐장백 간장혼 비장의 신장지
五蔵所蔵 心蔵神 肺蔵魄 肝蔵魂 脾蔵意 腎蔵志
오장소주 심주맥 폐주피 간주근 비주육 신주골
五蔵所主 心主脈 肺主皮 肝主筋 脾主肉 腎主骨 「선명오기」

또한 66편 천원기대론(天元紀大論)에서는 하늘은 오행(목, 화, 토, 금, 수)을 두어서 다섯 방위(동, 서, 남, 북, 중앙)를 통솔하여 다섯 가지의 기(한, 서, 조, 습, 풍)을 생산하며 사람은 오장(간장, 심장, 비장, 폐장, 신장)을 두어서 오기로 변화시켜 희(기쁨, 노(성냄), 사(생각), 우(근심), 공(두려움))을 발생시킨다하며

하늘에 있으면 풍(風), 한(寒), 열(熱), 습(湿), 조(燥)의 기가 되고 땅에 있으면 목(木), 화(火), 토(土), 금(金), 수(水)의 형을 이루어 땅의 형과 하늘의 기가 서로 감응하여 만물을 변화시켜 태어나게 한다고 하고 있다⑧.

⑧ 천유오행 어오위 이생한서조습풍 인유오장 화오기 이생희노사우공
天有五行 御五位 以生寒暑燥湿風 人有五蔵 化五気 以生喜怒思憂恐
재천위기 재지성형 형기상감 이화생만물의
在天為気 在地成形 形気相感 而化生万物矣 「천원기대론」

Ⅲ. 음양오행(陰陽五行)

전국시기에 음양가(陰陽家)를 대표하는 추연(鄒衍, 기원전 305년~240년)은 사물은 음과 양이 대립하여 음이 늘면 양이 줄고 양이 늘면 음이 준다는 음양소장(陰陽消長)과 오행중 어느 하나가 다른 하나를 제압하는 것이 지나치게 되면 이로 인하여 오행간의 생극제화(生克制化)에 이상이 초래된다는 오행상승(五行相乘)을 결합시켜 오덕종시(五德終始)를 제창하여 음양오행가의 학파를 창시하였다「배영철 역 2000」.

1. 음양

음(陰)과 양(陽)의 속성은 상반되어 대립을 하면서도 서로간에 의존하며 상호작용을 하여 끊임없이 소장(消長)과 변화를 반복함으로써 평형상태를 유지하며 정상적으로 발전 변화한다. 한의학에서 오장(五臟) 즉 간(肝), 심(心), 비(脾), 폐(肺), 신(腎)은 음(陰)이고 육부(六腑) 즉 담(胆), 소장(小腸), 삼초(三焦), 위(胃), 대장(大腸), 방광(膀胱)은 양이다.

그리고 정(精)은 음(陰)이고 기(気)는 양(陽)이며 정기(正気)는 양(陽)이며 사기(邪気)는 음(陰)이다. 따라서 정기가 사기를 대적하지 못하면 병이 발생한다고 보고 음이 늘어나면 양이 줄어들게 되고 양이 늘어나면 음이 준다는 음양의 소장(陰陽消長)이 조화롭지 못하게 되면은 음양 중 어느 한 쪽이 항성(亢盛)을 하거나 쇠약해져 질병 발생의 원인이 된다고 보고 있다.

2. 오행

오행은 목(木 나무) 화(火 불) 토(土 흙) 금(金 쇠) 수(水 물)의 다섯가지 기본적인 물질의 운행(運行)을 의미한다.

「상서(尚書) 홍범(洪範)」에서는 오행의 특성을 목왈곡직(木曰曲直) 화왈염상(火曰炎上) 토원가색(土爰稼穡) 금왈종혁(金曰従革) 수왈윤하(水曰潤下)라 하고 있다. 이러한 오행의 속성을 살펴보면

1) 목(木 나무)

목왈곡직(木日曲直)은 나무의 줄기와 가지가 휘거나 곧게(곡직 曲直) 자라는 것을 의미하는 것으로 생장(生長), 승발(升発) 등을 주요 속성으로 한다.

2) 화(火 불)

화왈염상(火日炎上)은 물질이 연소할 때 불꽃과 열기가 위로 오르는(염상 炎上) 현상을 의미하며 온열(温熱)과 성장과 무성 등을 속성으로 한다.

3) 토(土 흙)

토왈가색(土日稼穡)은 곡물의 파종과 수확(가색 稼穡)을 하는 농사일을 의미하는 것으로 생양(生養)과 조화와 매개 등을 속성으로 한다.

4) 금(金 쇠)

금왈종혁(金日従革)은 광물질을 제련하여 물건을 제조(종혁 従革)하는 것을 의미하며 변혁, 수렴, 청정 등을 속성으로 한다.

5) 수(水 물)

수왈윤하(水日潤下)는 물이 흘러내려 만물을 적셔 윤택하게 하는(윤하 潤下) 것을 의미하며 자윤(滋潤) 하향 폐장(閉蔵) 침정(沈静) 등의 속성으로 한다.

한의학에서는 이러한 오행의 모형으로 오장육부를 나누고 생리 기능을 설명한다. 오장은 정기를 저장할 뿐 내보내지 않으며 육부는 음식물을 소화시켜 내보내기만 할 뿐 저장을 하지 않는 속성을 지니고 있다.

그리고 오장 중 간장은 목에, 심장은 화에, 비장은 토에, 폐는 금에, 신장은 수에 속하며 또한 육부 중 담은 목에 소장과 삼초는 화에, 위는 토에, 대장은 금에, 방광은 수에 속하고 있다.

「좌전 소공원년 左伝 昭公元年」에서 하늘에서는 육기(六気)가 있는데 이것이 내려와서 오미(五味)를 생성하고 퍼져서 오색(五色)이 되고 또한 모여 오성(五声)이 되고 어지럽게 섞여 음(淫)하여 육질(六疾)이 발생하게 된다고 하고 있다(천유육기 강생오미 발위오색 정위오성 음생육질 天有六気 降生五味 発為五色 征為五声 淫生六疾).

오미(五味)또한 신(酸)맛은 목(木)에 속하는 간으로 들어가 해독 작용을 돕고 근육을 이완시키며 땀이나 대소변을 조절하는 작용을 하며 쓴(苦)맛은 화(火)에 속하는 심장으로 들어가 열을 내리고 살균작용과 이뇨작용을 한다.

그리고 단(甘)맛은 토(土)에 속하는 비장으로 들어가 몸을 보양하거나 이완시키고 독성을 중화시키는 작용을 하며 매운(辛)맛은 금(金)에 속하는 폐로 들어가 기운을 돋아주는한편 가래를 삭히고 기침을 멎게하는 작용을 하고 짠(鹹)맛은 수(水)에 속하는 신장으로 들어가 이뇨작용과 응어리진 것을 풀어주는 작용을 한다.

그리고 관규(官竅)중 눈(目)은 목(木)에 혀(舌)는 화(火)에 입(口)은 토(土)에 코(鼻)는 금(金)에 귀(耳)는 수(水)에 속한다.

방위(方位)와 오계(五季) 및 육기(六気)와 색(色) 또한 오행 속성으로 추단연역하여 동(東)쪽과 봄(春)과 바람(風)과 청(青)색은 목(木)에 남쪽(南)과 여름(夏)과 더위(暑) 및 화(火)와 적(赤)색은 화(火)에 중앙(中)과 환절기(長夏)와 습(湿)과 황(黄)색은 토(土)에 서(西)쪽과 가을(秋)과 건조(燥)와 백(白)색은 금(金)에 북(北)쪽과 겨울(冬)과 추위(寒)와 흑(黒)색은 수(水)에 분류하고 있다.

육절 장상론에서 황제의 물음에 기백은 심(心)은 생명의 근본이며 신(神)이 변화를 주관하는 곳이다.

폐(肺)는 기(気)의 근본이며 백(魄)이 거처하는 곳이다.

신(腎)은 머물러 칩거하며 막아서 갈무하는 근본이며 정(精)이 거처하는 곳이다.

간(肝)은 극(極)을 깨뜨리는 근본으로 혼(魂)이 거처하는 곳이다.

비(脾)·위(胃)·대장(大腸)·소장(小腸)·삼초(三焦)·방광(膀胱)은 곡식을 저장하는 근본으로 영기(営気)가 거처하는 곳이라 하고 있으며⑨, 그리고 장부에 대하여 소문(素問)), 오장별론(五臟別論)에서는 음(陰)인 오장(五臟: 간 肝, 심 心, 비 脾, 신 腎)은 정기(精気)를 저장하려 할 뿐 내보내지 않으므로 정기가 가득 차있어도 실하지 못하며

⑨ 심자생지본신지변야, 폐자기지본백지처야
心者生之本神之変也, 肺者気之本魄之処也
신자주칩봉장지본 정지처야 간자파극자본 혼지거야
腎者主蟄封蔵之本 精之処也 肝者罷極之本 魂之居也
비, 위, 대장, 소장, 삼초 방광자 창름지본
脾, 胃, 大腸, 小腸, 三焦 膀胱者 倉廩之本 「육절 장상론」

양(陽)인 육부(六腑: 담 胆 · 위 胃 · 소장 小腸 · 대장 大腸 · 방광 膀胱 · 삼초 三焦)는 음식물을 소화시켜 내보내기만 할 뿐 저장하지 않으므로 가득차게 되면 실하게 된다⑩.

고 하였으며 또한 영추(靈枢) 본장(本蔵)에서는 오장(五臟)은 정(精)·신(神)·기(気)·혈(血)·혼(魂)·백(魄)을 저장하고 육부(六腑)는 음식물을 소화시키고 진액을 순환시킨다고 하고 있다⑪.

한의학에서는 오행학설의 모형으로 인체의 장부를 5대 계통으로 나누었으며 또한 자연계의 사물과도 연계하여 설명하고 있다「표 4-3」.

따라서 인체의 오장, 육부와 형태적으로는 부(府)이지만 생리적 기능은 장과 비슷한 기항지부(奇恒之府: 뇌 脳와 수髓 · 뼈 骨 · 맥 脈 · 담 胆 · 자궁 女子胞)를 살펴보면

1) **목(木, 나무)** : 오장의 간(肝)과 육부의 담(胆). 그리고 오관의 눈(目)과 형체는 근(筋)이 이에 속하며 방위는 동(東)쪽이고 오계 중 봄(春)이며 오색은 청(青)색이다. 그리고 육기(六気)중 바람(風)이 이에 속한다. 또한 다섯가지의 맛 중(五味) 신맛(酸)이 해당되며 특성으로는 발생과 성장, 곡직(曲直) 등의 특성을 지니고 있다.
2) **화(火, 불)** : 오장의 심장(心)과 육부의 소장(小腸) 및 기를 유지하고 물질을 소통시키는 기능을 하는 삼초(三焦: 상초, 중초, 하초) 그리고 오관의 혀(舌)와 형체의 맥(脈)이 이에 속하며, 방위로는 남(南)쪽이고 오계(五季) 중 여름(夏)과 오색 중 적(赤)색과 육기 중 더위(暑)가 이에 속한다. 또한 오미 중 쓴맛(苦)이 해당되며, 염상(炎上)과 성장 및 무성 등의 특성을 지닌다고 볼 수가 있다.
3) **토(土, 흙)** : 오장 중 영양소를 흡수하고 퍼트리는 비장(脾)과 육부의 위(胃) 그리고 오관 중 입(口)과 형체 중 육(肉)이 이에 속하며 방위는 중앙이며 오계 중 환절기(長夏)와 오색 중 황(黄)색이 이에 해당된다. 그리고 육기 중 습(湿)과 오미 중 단맛(甘)이 이에 속하며 조화와 매개 및 생양(生養)과 가색(稼穡) 등의 특성을 지

---

⑩ 소위오장자 장정기이불사야 고만이불능실 육부자 전화물이불장 고실이불 능만야
所謂五臟者 蔵精気而不瀉也 故満而不能実 六腑者 伝化物而不蔵 故実而不 能満也
「소문 오장별론」

⑪ 오장자, 소이장정신기혈혼백자야 육부자, 소이화수곡이행진액자야
五臟者, 所以蔵精神血気魂魄者也 六腑者, 所以化水穀而行津液者也
「영추 본장」

니고 있다고 볼 수가 있다.

4) 금(金, 쇠) : 오장 중 폐(肺)와 육부의 대장(大腸) 그리고 오관 중 코(鼻)와 형체 중 피모(皮毛)가 이에 속하며 방위로는 서(西)쪽이며 오계 중 가을(秋)과 오색 중 백(白)색이 이에 속한다. 그리고 육기 중 건조(燥)와 오미 중 매운(辛)맛이 이에 속하며 수렴과 변혁과 조절 및 청정 등의 특성을 지니고 있다고 볼 수가 있다.

선천의 정은 부모한테 받아 죽을 때까지 유지되며 음식물에서 생긴 정은 생명을 유지하는 영향물질이다. 신장은 정(精)을 저장하며 발육과 생식의 근원이다. 뼈를 주관하고 골수를 만들며 체내 수액 대사의 평형을 유지한다.

5) 수(水, 물) : 오장 중 신(腎)장과 육부의 방광(膀胱) 그리고 오관 중 귀(耳)와 형체 중 골(骨)이 이에 속하며 방위로는 북(北) 쪽이며 오계 중 겨울(冬)과 오색 중 흑(黑)색이 이에 해당된다. 그리고 육기 중 추위(寒)와 오미 중 함(鹹)맛이 이에 속하며 침정(沈静) 하향(下向) 윤하(潤下)와 장(閉蔵)의 특성을 지니고 있다고 볼 수가 있다.

「표 1-1」 오행과 장부

구분	목	화	토	금	수
오장	간(肝)	심(心)	비(脾)	폐(肺)	신(腎)
육부	담(胆)	소장(小腸), 삼초(三焦)	위(胃)	대장(大腸)	방광(膀胱)
색	청(青)	적(赤)	황(黃)	백(白)	흑(黑)
오관	눈(目)	혀(舌)	입(口)	코(鼻)	귀(耳)
육기	바람(風)	서(暑)	습(湿)	조(燥)	한(寒)
미	산(酸)	고(苦)	단맛(甘)	신(辛)	함(鹹 짠맛)
방위	동(東)	남(南)	중앙	서(西)	북(北)
오계	봄(春)	여름(夏)	환절기(長夏)	가을(秋)	겨울(冬)
특성	곡직(曲直), 발생, 성장	염상(炎上), 성장, 무성	가색(稼穡), 조화, 매개, 생양(生養)	종혁(従革), 수렴, 변혁, 조절, 청정	윤하(潤下), 하향(下向), 폐장(閉蔵), 침정(沈静)
오화	생(生)	장(長)	화(化)	수(収)	장(蔵)
형체	근(筋)	맥(脈)	육(肉)	피모(皮毛)	골(骨)

3. 상생(五行相生)과 상극(相克)

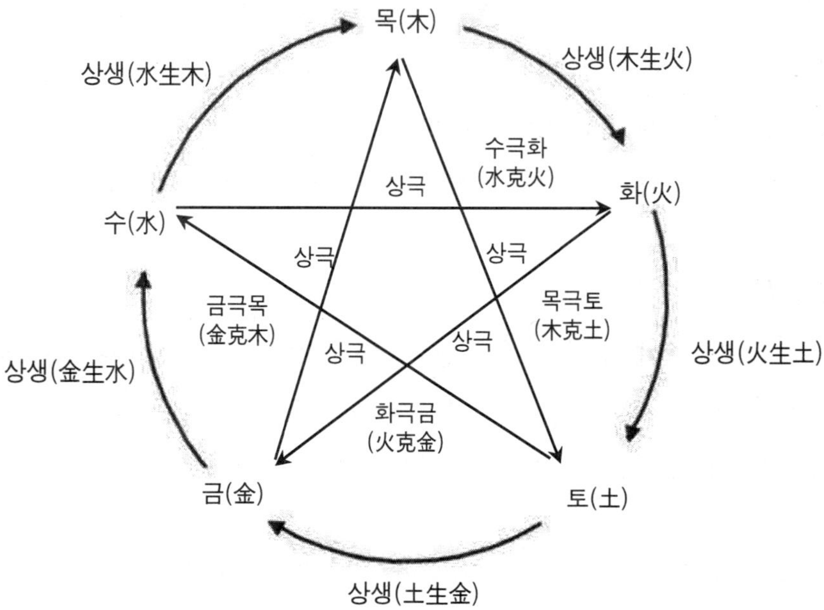

「그림 1-4」 오행의 상생과 상극

이웃하는 오행 간에는 서로 자생(資生)하고 조장(助長)하며 촉진(促進)하는 관계를 맺고 있으며 서로 이웃하고 있지 않는 오행 간에는 상호제약과 극승(克勝)의 관계로 상극(相剋) 관계를 맺는다고 보고 있다「그림 1-4」.

이러한 상생과 상극 관계를 오행이 상징하는 사물을 대비하여 설명하여 본다면

1) 상생(相生)

나무(木)는 자신을 태워 불(火)을 낳으며 (목생화 木生火)

불(火)는 재가 되어 흙(土)를 낳는다 (화생토 火生土)

그리고 흙(土)은 굳혀 쇠(金)을 낳으며 (토생금 土生金)

쇠(金)는 자신을 녹여 물(水)을 낳고 (금생수 金生水)

물(水)은 나무(木)에 영양분을 공급하여 나무를 생장시킨다 (수생목 水生木)

고 보며 또한 이들의 상생 관계를 어머니와 아들과 같은 모자(母子) 관계라 하고 있다. 따라서 나무(木)의 자(子)는 불(火)이 되고 불(火)의 어머니는 나무(木)가 된다.

황제내경 소문 음양응상대론(素問 陰陽応象大論)에는 간은 근을 생하고 근은 심을 생하며 심은 혈을 생하고 혈은 비를 생한다. 그리고 비는 육을 생하고 육은 폐를 생하며 폐는 피모를 생하고 피모는 신을 생한다. 신은 골수를 생하고 골수는 간을 생한다. 라고 하였으며, 소문 옥기진장론(素問 玉機真蔵論)에서는 오장은 자기가 생한 장으로부터 기를 받는다고 하며 간(肝)은 심(心)에서 심(心)은 비(脾)에서 비(脾)는 폐(肺)에서 폐(肺)는 신(腎)에서 신(腎)은 간(肝)에서 기(気)를 받는다고 하고 있다⑫.

2) 상극(相克)

나무(木)는 땅(土) 속에 뿌리를 내려 뻗어나아가 흙(土)을 제압하며 (목극토 木克土)

불(火)은 쇠(金)를 녹여 제압을 한다(화극금 火克金).

또한 흙(土)은 제방을 쌓아 물(水) 길을 막는 역할을 하여 물(水)을 제압하고 (토극수 土克水),

쇠(金)는 나무(木)를 자름으로써 나무(木)을 제압을 하게 되고 (금극목 金克木)

물(水)은 불(火)을 끄므로 제압을 하게 된다 (수극화 水克火).

---

⑫ 간생근 근생심 심생혈 혈생비 비생육 육생폐 폐생피모 피모생신 신생골수 수생간
肝生筋 筋生心 心生血 血生脾 脾生肉 肉生肺 肺生皮毛 皮毛生腎 腎生骨髄 髄生肝
오장개수기 간기소생
五臓皆受気 于其所生 「나창주외 2001」

제2장 경락(經絡)과 경혈(經穴)

Ⅰ. 경락

경락이란 경맥(経脈)과 낙맥(絡脈)을 줄여서 일컫는 말로써 보통 맥(脈)이라고도 한다. 또한 경락은 인체를 순환하는 기(気)와 혈(血)의 통로로써 생명 활동의 근본 작용을 이루는 줄거리이며 인체의 병변은 이곳에 나타난다고 보고 있다.

경맥은 크게 정경(正経)과 기경(奇経)으로 나눈다.

「영추霊枢 본장本蔵」에는 경맥은 기혈을 운행시킴으로써 인체의 내부와 외부를 영양하고 근골(筋骨)을 자양하고 관절의 움직임을 원활하게 한다고(경맥자 소이행혈기이영음양 근골이관절자야 経脈者 所以行血気而営陰陽 筋骨利関節者也)

경맥의 기능을 말하고 있으며 크게 정경(正経)과 기경(奇経)으로 나누고 있다.

그리고 정경은 십이경맥(十二経脈) 또는 십이정경맥(十二正経脈)으로 기경은 기경팔맥(奇経八脈)으로 이루어졌으며 낙맥(絡脈)들이 서로 연락하여 유기적으로 기능을 조절하며 장부(臟腑: 五臟六腑)와 오관(五官: 눈目, 코鼻, 입口, 귀耳, 혀舌)과 칠규(七竅: 눈구멍 2개, 콧구멍 2개, 귓구멍 2개, 입) 그리고 피부(皮膚)와 근육(筋肉) 및 사지(四肢: 팔다리) 등 장부와 조직 사이를 연결하고 영양을 운반시켜 주며 이것은 일주야에 50회를 순회하며 그것이 원활치 못할 때에는 병이 난다고 한다(그림 1-1, 1-2, 1-3).

십이정경맥(十二正経脈)은 심장을 싸고 있는 막인 심포(心包)를 포함한 간(肝), 심(心), 비(脾), 폐(肺), 신(腎)의 오장(五臟)과 담(胆), 소장(小腸), 위(胃), 대장(大腸), 방광(膀胱), 삼초(상초上焦, 중초中焦, 下焦)의 육부(六腑)와 집접 연관되어 있어 십이(十二)라 하며 경맥의 이름 또한 오장육부의 이름 즉 수태음폐경(手太陰肺経), 수양명대장경(手陽明大腸経), 족양명위경(足陽明胃経), 족태음비경(足太陰脾経), 수소음심경(手少陰心経), 수태양소장경(手太陽小腸経), 족태양방광경(足太陽膀胱経), 족소음신경(足少陰腎経), 수궐음심포경(手厥陰心包経), 수소양삼초경(手少陽三焦経), 족소양담경(足少陽胆経), 족궐음간경(足厥陰肝経) 등의 이름을 붙였으며 경락의 대부분은 체내 깊은 부위에서 순행(順行)을 하고 상·하로 운행하는 것을 위주로 하고 있다.

기경팔맥(奇經八脈)은 대부분이 십이경정맥에서 갈라져 나온 큰 지맥(支脈)으로 충맥(衝脈), 임맥(任脈), 독맥(督脈), 대맥(大脈), 음유맥(陰維脈), 양유맥(陽維脈), 음교맥(陰蹺脈), 양교맥(陽蹺脈)으로 이루어져 있으며, 12경맥을 통솔하고 연락조절하는 작용을 하며 대부분이 종행(從行))을 하며 좌우대칭적이지만 횡행(橫行)을 하는 것과 몸의 정중앙(정중선 正中線)에 분포된 것도 있다.

낙맥(絡脈)은 경맥에서 갈라지는 지맥(支脈)으로 12개 경맥의 12개 별락(別絡)과 임맥(任脈)과 독맥(督脈)이 각각 하나씩의 별락(別絡)을 그리고 비(脾)장의 대락(大絡)까지 포함한 15개 별락과 체표(体表)에 떠올라와 나타나는 부락맥(浮絡脈)과 낙맥에서 갈라진 작고 가느다란 낙맥인 손락맥(孫絡脈)을 포함하고 있다.

Ⅱ. 12경맥의 유주와 운행

12경맥(十二經脈)이 인체를 순행하는데 있어 수삼음경맥(手三陰經脈)은 흉부에서 시작하여 팔뚝 안 쪽을 지나 손가락 끝으로 유주를 하는데 수삼음경맥 즉 수태음폐경(手太陰肺經)은 앞쪽으로 수궐음심포경(手厥陰心包經)은 가운데로 수소음심경(手少陰心經)은 뒤쪽으로 유주를 한다.

그리고 수삼양경맥(手三陽經脈)은 손가락 끝에서 시작하여 팔뚝 바깥쪽을 지나 머리로 유주하는데, 수삼양경맥 즉 수양명대장경(手陽明大腸經)은 앞쪽으로 수소양삼초경(手少陽三焦經)은 가운데로 수태양소장경(手太陽小腸經)은 뒤쪽으로 유주를 한다.

또한 족삼양경맥(足三陽經脈)은 머리에서 시작하여 몸통을 지나 대퇴부와 정강이 바깥쪽을 지나 발가락으로 내려가는데 족태양방광경(足太陽膀胱經)은 등쪽으로 족양명위경(足陽明胃經)은 앞쪽으로 족소양담경(足少陽胆經)은 옆을 지나 유주한다.

그리고 족삼음경맥(足三陰經脈)은 발가락에서 시작하여 다리 안쪽을 지나 흉복부로 올라가는데 정강이 부분에서 족궐음간경(足厥陰肝經)은 앞쪽으로 족태음비경(足太陰脾經)은 가운데로 족소음심경(足少陰腎經)은 뒤쪽으로 지나며 무릎 아래에서 족궐음간경과 족태음비경이 교체를 하여 족태음비경이 앞쪽으로 족궐음간경이 가운데로 지나간다.

12경맥의 운행은 수태음폐경→수양명대장경→족양명위경→족태음비경→수소음심경

→수태양소장경→족태양방광경→족소음신경→수궐음심포경→수소양삼초경→족소양담경→족궐음간경 순으로 유주한 후 다시 폐경으로 돌아가 순환을 한다.

Ⅲ. 경혈

경혈(經穴)은 경락 위에 분포되어 있는 구멍 같은 것으로써 보통 혈(穴)어라 불리우며 외계와 체내를 연결 짓는 기(気)의 문호(門戶)라고 볼 수 있다. 이해를 돕자면 우리가 기차여행을 할 때 경부선 · 경춘선 · 경원선과 같이 우리 몸에는 오장육부에 속한 경락(경맥)이 있으며 여행객들이 타고 내리는 기차역이 있듯이 우리 몸에도 천지간의 정기(精気)를 체내로 끌어들이고 내보내는 구실을 하며 인체의 장부 기능이 손상되어 질병이 발생하는 등의 이상변화(異常変化)가 나타나는 반응점인 경혈(經穴)이 있다고 보면 될 것이다. 이러한 경혈은 전기 자극에 민감하고 열자극에도 민감하며 모든 자극이 일반 체표(体表) 부위보다 몇 배나 반응이 빠르므로 동양에서는 이곳을 자극하는 방법으로 침, 뜸, 지압 등으로 치료에 활용하여 왔으며 무도인들은 이를 강하게 잡거나 일격을 가하여 적을 제압하는 급소로도 이용되어 왔다.

Ⅳ. 특정혈의 분류

특정혈은 팔과 다리의 오수혈(五輸穴)인 정혈(井穴), 형혈(滎穴), 수혈(腧穴), 경혈(經穴), 합혈(合穴)과 육부하합혈(六腑下合穴) 및 원혈(原穴), 낙혈(絡穴), 극혈(郄穴)과 몸통 부위의 장부수혈, 모혈(募穴) 및 경락이 서로 교차하는 혈인 팔회혈(八会穴), 팔맥교회혈(八脈交会穴) 등을 포괄한다(표 1-2).

따라서

1. **정혈**(井穴)은 샘처럼 솟아나는 곳이란 의미의 혈을 뜻하며
2. **형혈**(滎穴)은 작은 물 즉 골짜기의 흐름을 의미하고
3. **수혈**(腧穴)은 깊은 도랑 또는 연못처럼 모여있는 곳을 의미하며
4. **배수혈**(背兪穴)은 각 장부의 기가 등쪽으로 운반되어 퍼지는 곳이며 외부의 사기가 침입하는 곳으로 장부의 이상시 압통 등의 증상이 나타나는 곳이다.
5. **경혈**(經穴)은 지나가는 것을 의미하고

6. **합혈**(合穴)은 팔꿈치나 무릎 같은 곳에서 바다로 들어가 함께 모이는 곳을 의미하며
7. **원혈**(原穴)은 장부의 진기(真気)가 경락으로 흘러들고 원기가 모이고 출입하는 곳을 의미한다. 그리고
8. **낙혈**(絡穴)은 각 경락에서 갈라져 나온 14개의 낙맥와 비(脾)경의 대락(大絡)을 합한 15개의 낙맥이 있다. 낙혈은 체표에서 표리가 되는 두경맥의 연결을 강화하여 각조의 음경과 양경을 잘 통하게 한다.
9. **극혈**(郄穴)은 뼈와 살의 틈바구니에 있는 혈을 의미하며 대부분 팔꿈치나 무릎 아래의 근골 사이의 틈새에 위치한다. 경맥의 기가 모이는 부위의 수혈이다.
10. **모혈**(募穴)은 장부와 기가 흉복부에 모이는 곳으로 명칭은 근접하고 있는 장부에 따라 붙여진 것으로 장부에 병변이 발생하면 해당 모혈에 압통 등의 반응이 나타난다.

「표 1-2」 경락과 특정혈

경맥	정혈(井穴)	형혈(滎穴)	수혈(腧穴)	배수혈(背兪穴)	경혈(経穴)	합혈(合穴)	원혈(原穴)	낙혈(絡穴)	극혈(郄穴)	모혈(募穴)
수태음폐경(11혈)	소상	어제	태연	폐수(방광)	경거	척택	태연	열결	공최	중부(폐경)
수양명대장경(20혈)	상양	이간	삼간	대장수(방광)	양계	곡지	합곡	편력	온류	천추(위경)
족양명위경(45혈)	여태	내정	함곡	위수(방광)	해계	삼리	충양	풍륭	양구	중완(임맥)
족태음비경(21혈)	은백	대도	태백	비수(방광)	상구	음릉천	태백	공손	지기	장문(간경)
수소음심경(9혈)	소충	소부	신문	심수(방광)	영도	소해(少海)	신문	통리	음극	거궐(임맥)
수태양소장경(19혈)	소택	전곡	후계	소장수(방광)	양곡	소해(小海)	완골	지정	양로	관원(임맥)
족태양방광경(67혈)	지음	통곡	속골	방광수(방광)	곤륜	위중	경골	비양	금문	중극(임맥)
족소음신경(27혈)	용천	연곡	태계	신수(방광)	부류	음곡	태계	대종	수천	경문(담경)
수궐음심포경(9혈)	중충	노궁	대릉	궐음수(방광경)	간사	곡택	대릉	내관	극문	전(단)중(임맥)
수소양삼초경(23혈)	관충	액문	중저	삼초수(방광)	지구	천정	양지	외관	회종	석문(임맥)
족소양담경(44혈)	규음	협계	임읍	담수(방광)	양보	양릉천	구허	광명	외구	일월(담경)
족궐음간경(14혈)	대돈	행간	태충	간수(방광)	중봉	곡천	태충	여구	중도	기문(간경)

팔회혈(八会穴)은 장(臟), 부(腑), 기(気), 혈(血), 근(筋), 맥(脈), 골(骨), 수(髓)의 정기가 모이는 혈을 말한다.

따라서 기가 모이는 장회(臟会)는 간경의 장문(章門)혈이며 부회(腑会)는 임맥의 중완(中完)혈이고 기회(気会)는 임맥의 전중(膻中)혈이다. 그리고 혈회(血会)는 방광경의 격수(膈兪)혈이며 근회(筋会)는 담경의 양릉천(陽陵泉) 혈이고 맥회(脈会)는 폐경의 태연(太淵)혈이다. 또한 골회(骨会)는 방광경의 대저(大杼)혈이며 수회(髓会)는 담경의 현종(懸鍾)혈이다.

그리고 팔맥교회혈(八脈交会穴)은 기경팔맥(충맥 衝脈, 음유맥 陰維脈, 양유맥 陽維脈, 대맥 帯脈, 독맥 督脈, 임맥 任脈, 양교맥 陽蹻脈, 음교맥 陰蹻脈)과 12경맥이 기가 서로 통하는 8개의 수혈로 기경의 병 뿐만이 아니라 정경의 병도 치료를 할 수가 있다.

12경락과 기경팔맥의 기가 서로 통하는 수혈은 「표 1-3」과 같이 알 수가 있다. 즉 비경과 충맥은 공손혈에서, 심포경과 음유맥은 내관혈에서 삼초경과 양유맥은 외관혈에서, 담경과 대맥은 임읍혈에서, 소장경과 독맥은 후계혈에서, 방광경과 양고맥은 신맥혈에서, 폐경과 임맥은 열결혈에서, 신경과 음교맥은 조해혈에서

「표 1-3」 팔맥교회혈(八脈交会穴)

경락(본경)	팔혈(八穴)	팔맥(八脈)	회합부위(会合部位)
족태음비경	공손	충맥(衝脈)	위(胃), 심(心), 흉(胸)부
수궐음심포경	내관	음유맥(陰維脈)	
수소양삼초경	외관	양유맥(陽維脈)	바깥눈초리, 경부(頚), 이후(耳后, 귀의 뒤쪽), 견(肩, 어깨)
족소양담경	족임읍	대맥(帯脈)	
수태양소장경	후계	독맥(督脈)	안쪽눈초리, 항부(項), 견갑
족태양방광경	신맥	양교맥(陽蹻脈)	
수태음폐경	열결	임맥(任脈)	흉(胸), 폐(肺), 격(膈), 인후
족소음신경	조해	음교맥(陰蹻脈)	

자료 : 장성환 2004 알기쉬운 경혈학

Ⅴ. 경혈의 명칭

경혈의 명칭에 있어 선인들은 경맥속으로 기(気)가 운행하는 것이 마치 물이 흐르는 것과 같다고 보았다. 그래서 샘(泉), 연못(池), 호수(沢), 바다(海)에 비유하여 수천(水泉), 양지(陽池), 소해(小海j), 척택(尺沢) 등으로 이름을 하였으며 또한 돌출된 부위에 위치하고 있는 것은 산(山) 릉(陵), 구(丘), 허(墟)에 비유하여 양릉천(陽陵泉), 음릉천(陰陵泉), 승산(承山), 구허(丘墟), 상구(商丘), 외구(外丘) 등으로 그리고 얕은 연몰이나 깊은 샘처럼 골격이나 기육사이의 음푹 들어간 곳에 위치한 것은 곡(谷), 계(渓), 구(溝), 독(涜) 등으로 비유를 하여 곡지(曲池), 합곡(合谷), 태계(太渓), 지구(支溝), 사독(四涜), 견정(肩井) 등으로 이름하였다.

그리고 도(道)나 리(里)를 사용하여 경기(経気)가 지나가는 곳을 표시한 수삼리(手三里), 족삼리(足三里), 영도(霊道)가 있으며 실(室)이나 사(舎)를 사용하여 경기(経気)가 머물러 쉬는 곳임을 표시한 지실(志室), 기사(気舎)라 하였다. 천금방(千金方)에는 부(府)라고 이름을 붙인 곳은 신이 모이는 곳이며 문(門)이나 호(戸)라고 이름을 붙인 곳은 신이 출입을 하는 곳이며 옥(屋)이나 사(舎)라고 이름을 붙인 곳은 신이 편안히 쉬는 곳이고 대(台)라고 이름을 붙인 곳은 신이 유람을 하며 구경을 하는 곳이라 하고 있다.

또한 명칭에 있어 혈이 위치하고 있는 부위의 형상적 특징에 근거하여 새의 날개 및 꼬리와 비슷하다 하여 붙여진 임맥의 구미(鳩尾)혈과 물고기와 비슷하다 하여 붙여진 어제(魚際)혈 그리고 눈썹이 난 것이 대나무 숲과 비슷하다 하여 붙여진 찬죽(攅竹)혈 등이 있다.

Ⅵ. 취혈(取穴)의 방법

수혈의 위치를 정하는 즉 취혈(取穴)의 일반적인 방법으로 인체의 각 부분을 구분하여 그 길이를 규정하고 이것을 혈의 위치를 측정하는 표준으로 삼는 골도법(骨度法)과 환자의 손가락을 기준으로 삼아 취혈을 하는 수지동신촌법(手指同身寸法)과 해부학적 표지를 근거로 삼아 취혈을 하는 방법 등이 활용되고 있다.

그리고 수지동신법에는 환자의 가운데 손가락(중지)의 가운데 마디를 구부렸을 때 생기는 가로무늬 주름의 안쪽 길이를 1치(寸)로 정하는 중지동신촌(中指同身寸)과 환자의 엄지손가락 관절의 가로 굵기를 1치(寸)로 하는 무지동신촌(拇指同身寸)과 환자의 둘째 손가락이하(인지, 중지, 애지, 소지) 새끼 손가락을 펴서 붙인 상태에서 손가락 가운데 마디의 폭을 3치(寸)로 정하는 횡지동신촌(橫指同身寸) 등의 방법이 있다「그림1-5」.

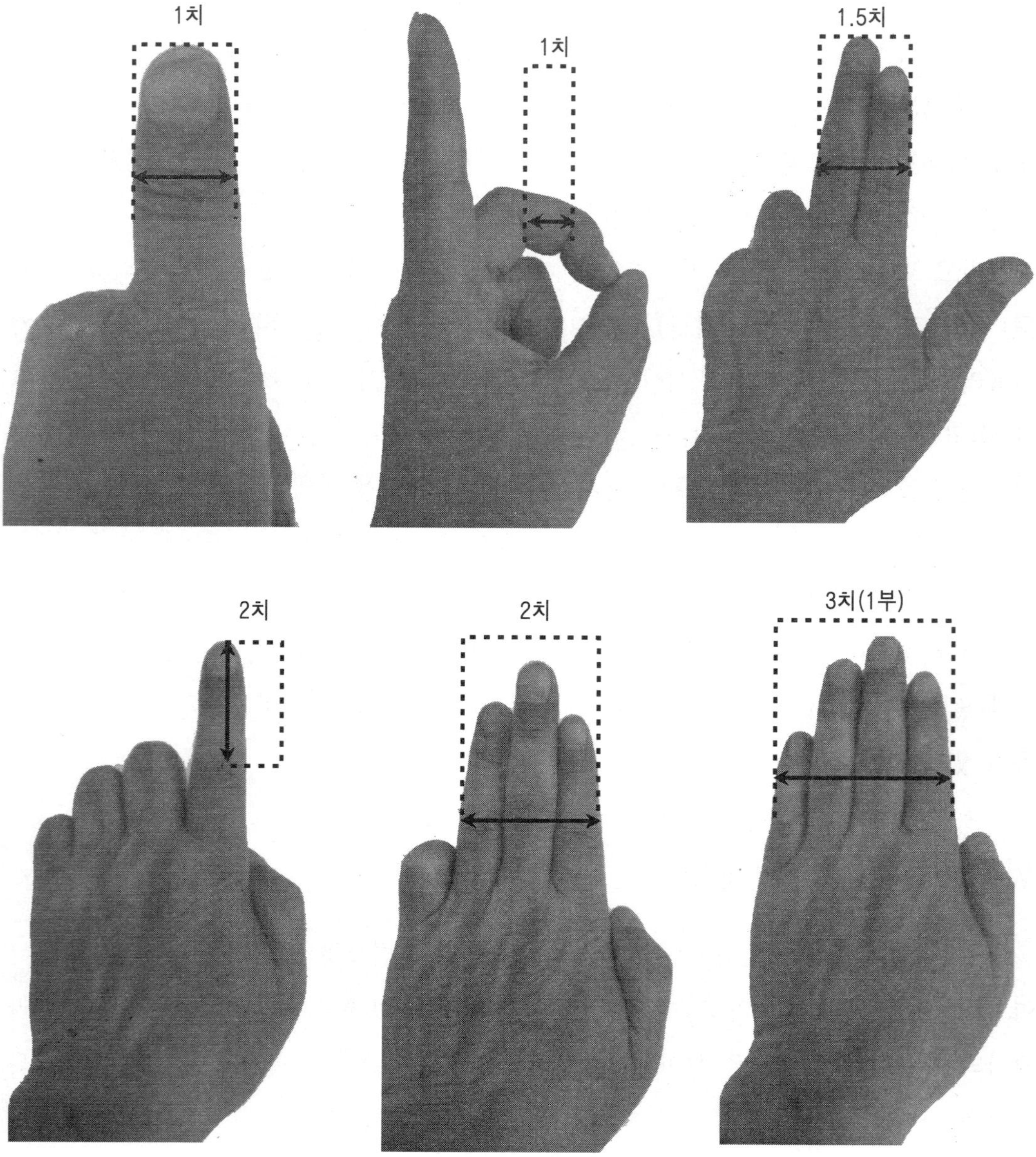

「그림 1-5」 동신치법(同身寸法)

제3장
12정경

제1경 수태음폐경(手太陰肺經)

(11혈)

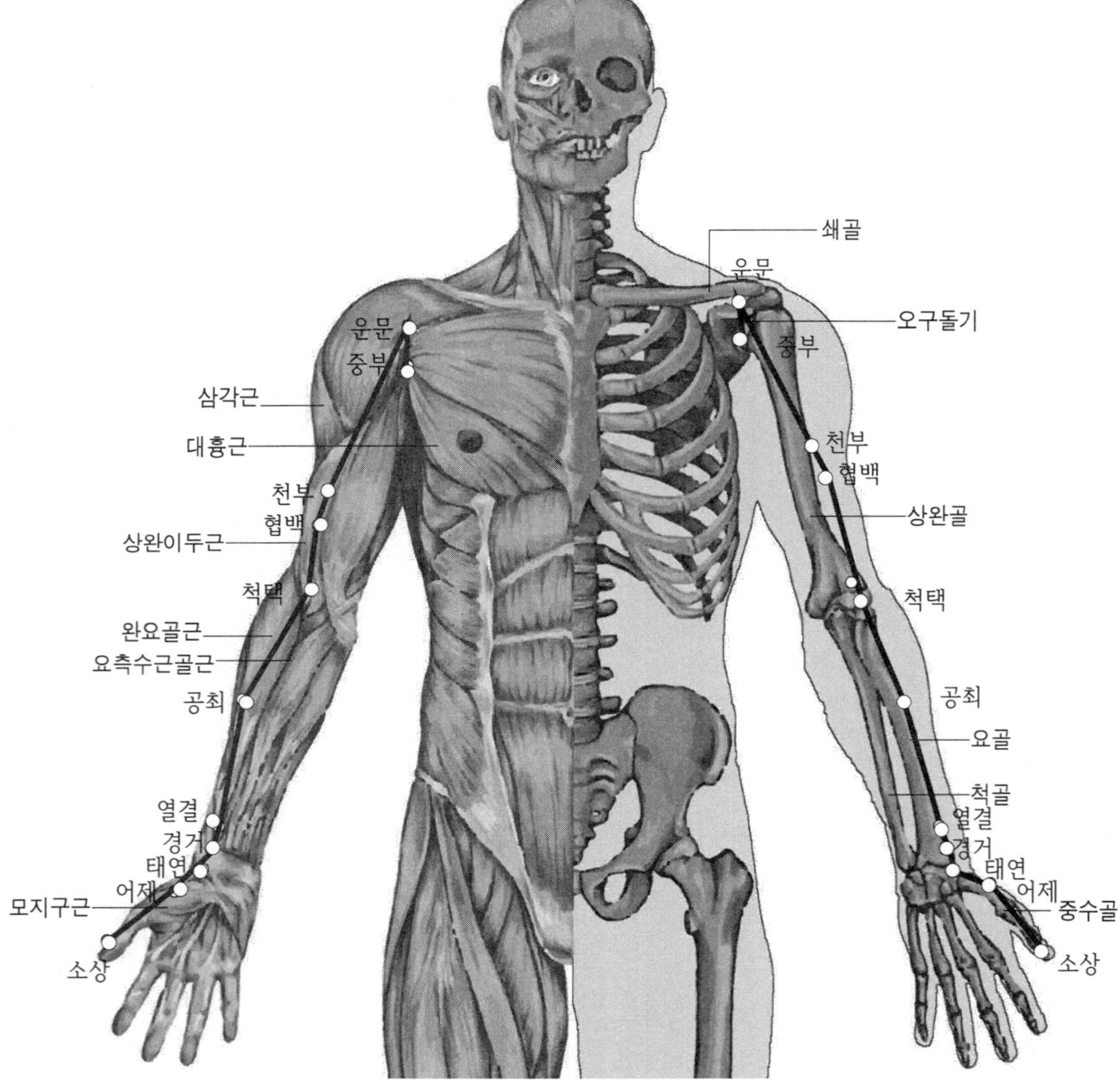

쇄골
운문
오구돌기
중부
운문
중부
삼각근
대흉근
천부
협백
상완골
천부
협백
상완이두근
척택
척택
완요골근
요측수근골근
공최
공최
요골
척골
열결
열결
경거
경거
태연
태연
어제
어제
모지구근
중수골
소상
소상

「그림 1-6」 수태음폐경

Ⅰ. 수태음폐경(手太陰肺經 11개혈)

폐경은 앞가슴의 ①중부(中府) → ②운문(雲門) → ③천부(天府) → ④협백(俠白) → ⑤척택(尺澤) → ⑥공최(孔最) → ⑦열결(列缺) → ⑧경거(經渠) → ⑨태연(太淵) → ⑩어제(魚際) → ⑪소상(少商, 엄지손톱밑)까지 11개의 경혈로 구성되어 있다(그림 1-6).

또한 폐경의 **정혈**(⑪소상), **형혈**(⑩어제), **유혈**(⑨태연), **경혈**(⑧경거), **합혈**(⑤척택), **원혈**(⑨태연), **모혈**(①중부), **극혈**(⑥공최), **락혈**(⑦열결)혈 등으로

보통 폐의 기능이 저하하게 되면 기름진 음식보다는 담백한 음식을 좋아하게 되며 얼굴이 달아오르거나 기침이 나고 가슴이 답답하거나 뛰고 숨이 차며, 입이 마르거나 팔과 손목이 저리고 아픈 증상들이 나타나게 되며 폐경 또한 흐름이 원활하지 못하게 되어 이상증세가 11개의 경혈 중에 나타나게 된다고 보고 있다.

1. 중부

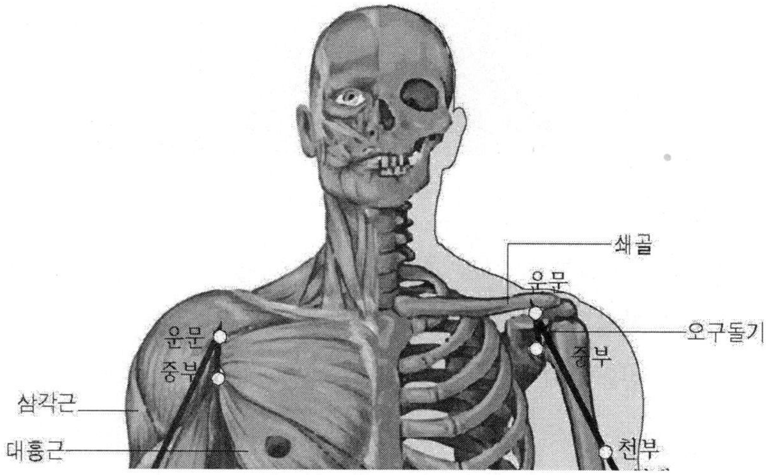

중초의 기가 모이는 곳이며 폐의 모혈로써 폐경 중에서 가장 중요한 혈로서 폐에 이상이 생겼을 때 여러 증상이 이 곳에 모인다. 가슴이 답답하거나 숨이 차고, 기침이 날 때 이 혈을 지긋이 누르고 있으면 증세가 누그러지고 가라앉는다.

적응: 기침, 천식, 흉통, 견배통 등

위치: 견정(肩頂)에서 대각선 위치, 제2늑골간 운문혈 1촌(寸) 아래 부위

2. 운문

폐경의 기가 출입하는 곳이다.

적응: 기침, 늑간신경통, 오십견 팔 아픈 데, 가슴 신경통 등

위치: 쇄골 아래 부분에 손끝을 대고 바깥쪽으로 밀고 나가면 끝부분에 움푹 들어간 곳

3. 천부

폐의 기를 소통시키고, 열을 내리고 피를 식히는 작용을 한다.

적응: 코피, 팔 아픈 데, 호흡곤란, 천식, 상완내측통 등

위치: ⑤척택과 쇄골단 하연(下緣)의 중앙부, 전액횡문단(前腋橫紋端)에서 ⑤척택혈과 연결한 선의 상(上) 3분의 1이 되는 곳(3촌, 寸)으로 젖꼭지와 평행선 부위에 해당하는 곳

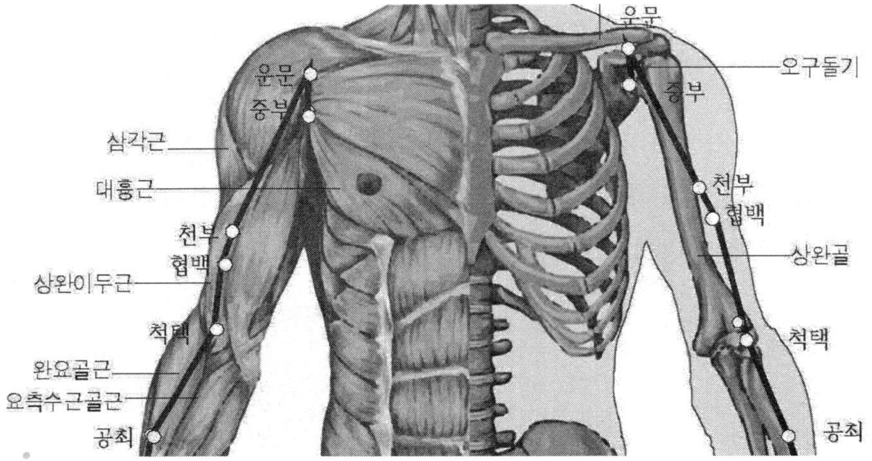

4. 협백

폐기를 조절하고 기를 소통시켜 가슴(흉부)을 편안하게 해준다.

적응: 심장병, 심통, 기침, 코피, 상완내측통 등

위치: ③천부혈 아래쪽 1촌(寸) 부위

5. 척택

폐경의 합혈로 팔이 아프거나 저릴 때 또는 손이 달칠 때 누르면 상당히 효과가 있는 혈로써 손이나 팔이 저린 것은 척택혈이 막혀 있기 때문이라고 볼 수가 있다.

적응: 인후염, 구토, 팔 아픈 데, 팔 저린 데, 각혈, 천식 등

위치: 팔꿈치를 구부리게 되면 생기는 가로무늬의 바깥쪽 즉 상완이두근의 바깥쪽 움푹 들어간 곳

6. 공최

폐경의 사기(邪氣)가 가장 잘 모이는 곳이며, 이 혈은 극혈(郄穴)이라고 해서 뼈와 살이 이어지는 곳에 있는데, 급한 증세는 극으로 제거하라는 말대로 급성 발작증세를

일으켜 숨을 제대로 못쉴 때 효과가 있으며 또한 저녁 때나 새벽녘의 심한 기침, 숨찬 증세에 잘 듣는다. 그리고 폐를 윤택하게 하고 피를 식히며 출혈을 멎게하는 효능이 있다.

적응: 치질, 천식, 팔의 경련과 통증, 편도선염, 늑막염, 해수, 각혈 기침 등

위치: ⑤척택혈과 ⑨태연혈을 이은 선상을 9등분 하여 척택에서 4/9가 되는 부위(손목의 가로무늬 주름에서 위로 7촌(寸)이 되는 부위)

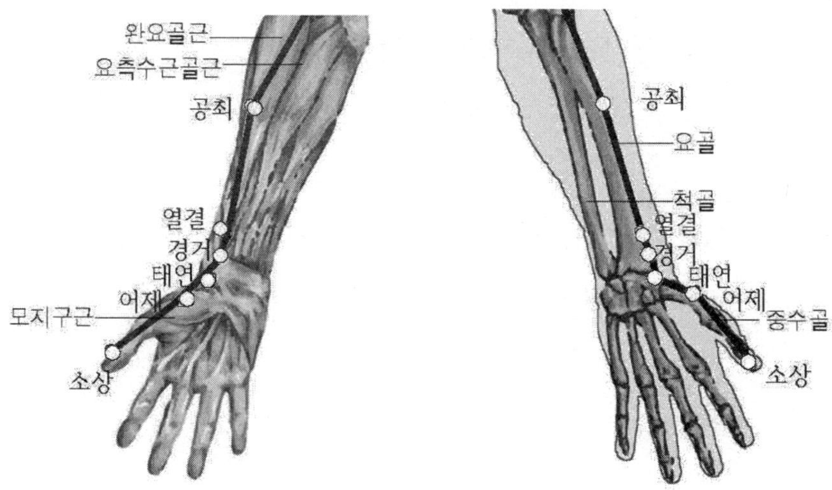

7. 열결

적응: 삼차 신경통, 반신불수, 편도선염, 해수, 천식, 엄지손가락 통증, 두통, 치통, 뒷목이 뻣뻣하고 아플 때, 팔목이 아프고 힘이 없을 때 등

위치: ⑨태연혈과 ⑤척택혈을 잇는 선상에서 ⑨태연혈의 위쪽 1.5촌(寸) 부위

8. 경거

폐경의 경혈로 도랑에 물이 흐르듯이 폐경의 기가 지나가는 요충지로 막힌 곳을 풀고 열을 제거하며 폐기를 조절한다.

적응: 손목이 아프거나 손바닥이 열이 날 때. 춥고 열나는 데, 기관지염, 호흡곤란

위치: ⑨태연혈에서 ⑤척택혈쪽으로 1촌(寸)이 되는 부위

9. 태연

폐경의 원혈로 진단혈이며, 경기(經氣)가 깊숙한 곳에 크게 모인 것을 의미한다.

적응: 폐렴, 숨찬데, 손목관절염, 천식 등

위치: 손목의 가로무늬(엄지손가락 쪽) 끝의 맥이 뛰고 들어간 부위

10. 어제

폐경의 형혈로 기관지염이나 폐렴의 증세가 바로 나타나는 곳으로 손이 덥고 열이 난다. 과음, 과식으로 인하여 설사를 할 때에 한동안 누르고 있으면 배가 편해진다.

적응: 두통, 천식, 손 떨리는 데, 엄지손가락통증, 기침, 신열, 설사 등

위치: 엄지손가락의 제1중수골 중간부위로 손등과 손바닥의 경계부위

11. 소상

적응: 폐경의 정혈로, 가슴이 답답할 때, 중풍, 폐렴, 기침, 편도선염 등

위치: 엄지손가락 시작 부위의 바깥 쪽 부위

제2경 수양명대장경(手陽明大腸經)

(20혈)

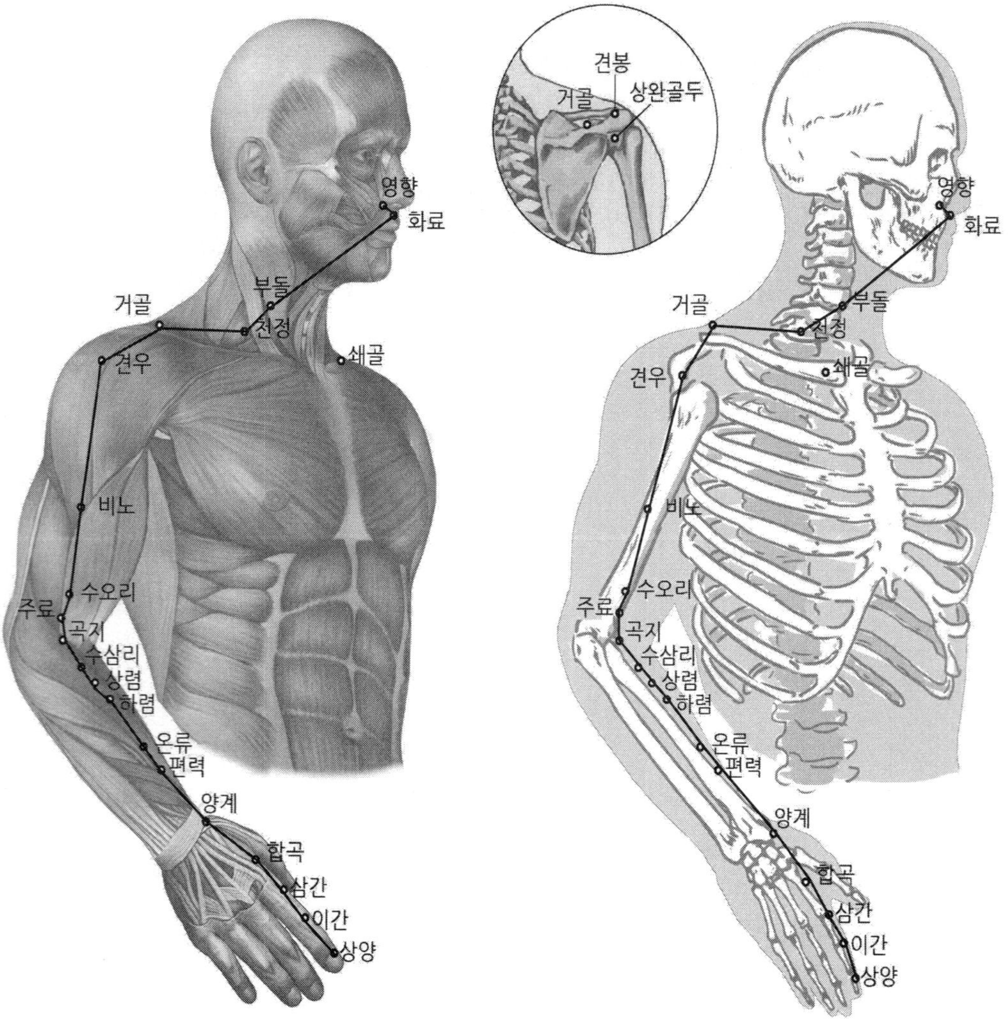
영향
화료
부돌
거골
전정
쇄골
견우
비노
수오리
주료
곡지
수삼리
상렴
하렴
온류
편력
양계
합곡
삼간
이간
상양
견봉
거골
상완골두

「그림 1-7」 수양명대장경

Ⅱ. 수양명대장경(手陽明大腸經 20개 경혈)

대장경은 둘째손가락의 손톱 안쪽 모서리 부위인 ①상양(商陽)에서 시작하여 → ②이간(二間) → ③삼간(三間) → ④합곡(合谷) → ⑤양계(陽谿) → ⑥편력(偏歷) → ⑦온류(溫溜) → ⑧하렴(下廉) → ⑨상렴(上廉) → ⑩수삼리(手三里) → ⑪곡지(曲池) → ⑫주료(肘髎) → ⑬오리(五里) → ⑭비노(臂臑) → ⑮견우(肩髃) → ⑯거골(巨骨) → ⑰천정(天鼎) → ⑱부돌(扶突) → ⑲화료(禾髎) → ⑳영향(迎香)까지 20개의 경혈로 구성되어 있다(그림 1-7).

또한 대장경은 **정혈**(①상양), **형혈**(②이간), **유혈**(③삼간), **경혈**(⑤양계), **합혈**(⑪곡지), **원혈**(④합곡), **모혈**(위경의 ㉕천추), **극혈**(⑦온류), **락혈**(⑥편력)혈로 이루어져 있다.

보통, 대장과 대장경에 이상이 생기게 되면은 눈의 흰자위가 누렇게 변하며 이가 아프고 코가 막히게 된다. 또한 입이 마르고 목이 아프며 어깨와 팔과 둘째손가락으로 이어지는 줄기가 아프다. 이럴 때 척추와 허리띠가 닿는 부분의 대장수를 눌러보면 민감한 반응을 보이게 된다.

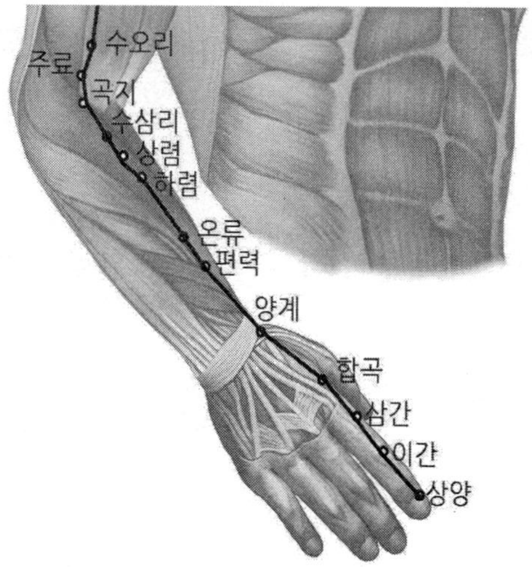

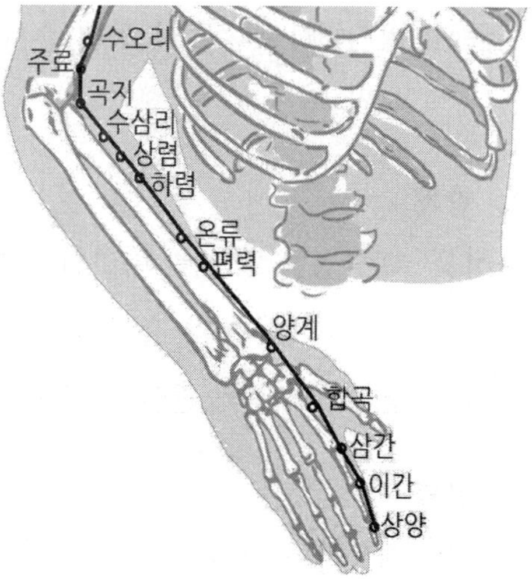

1. 상양

대장경의 정혈로 정신을 맑게 하고 부(종)기를 제거한다.
적응: 손가락마비, 이 아픈데(치통), 편도선 등
위치: 둘째손가락(인지) 손톱 안쪽 모서리 0.1촌 부위

2. 이간

대장경의 형혈이며 열을 식히고 부기를 가라앉히는 효능이 있다.

적응: 편도선, 이 아픈데(치통), 눈의 통증, 구안와사 등

위치: 둘째손가락의 제2중수골과 첫 번째마디(제2기절골) 사이의 관절 밑 들어간 곳

3. 삼간

대장경의 수혈로 부기를 가라앉히며 속의 거부룩함과 설사를 멎게 한다.

적응: 손가락과 손등의 부기와 아플 때, 눈의 통증, 설사, 삼차신경통 등

위치: 제2중수골 마디 위쪽에 움푹 들어간 곳으로 누르면 손가락 끝이 걸리게 되는 부위이다.

4. 합곡

대장경의 원혈이며 정신을 맑게하고 풍사를 제거하여 통증을 억제한다. 그리고 이곳을 누를 때 유난히 아프면 대장에 이상이 있는 것으로 동양의학에서는 합곡 보다 배부위가 단단한 것을 실증(実証)이라하고 부드러운 것을 허증(虛証)이라고 진단한다.

적응: 목이나 잇몸이 붓고 아플 때, 시력부족(근시, 사시), 구안와사, 치통, 복통, 신경쇠약, 여드름, 생리통, 코피, 변비(위장병 진단 반응점)등

위치: 엄지(제1중수골)과 둘째 손가락(제2중수골) 사이에서 제2중수골 쪽으로 오목한 부위

5. 양계

적응: 대장경의 경혈로 바람만 쐬면 눈물이 날 때, 오한 발열 두통, 손목관절염(통증), 치통, 눈의 충혈 등

위치: 손등 쪽 손목 관절의 엄지손가락쪽 끝부위에 오목한 부위

6. 편력

적응: 대장경의 낙혈로 편도선염, 안면신경마비, 눈의 충혈, 코피, 목구멍의 통증, 이명 등

위치: ⑤양계혈과 ⑪곡지혈 사이를 4등분을 한 후 ⑤양계혈로부터 4분의 1이 되는 부위

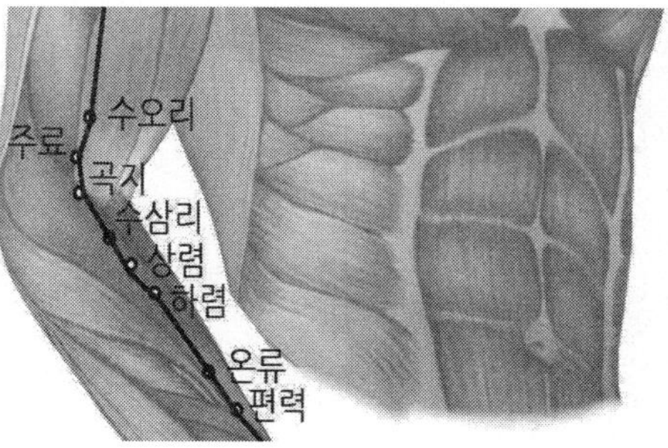

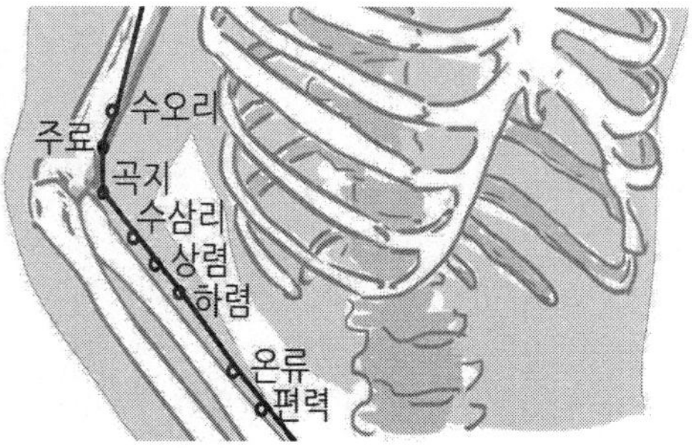

7. 온류

적응: 대장경의 극혈로 이명, 치통, 입 안이 헐었을 때(구내염), 두통, 복통, 얼굴의 부기나 인후가 부어오르거나 아플 때, 견비통 등

위치: ⑤양계혈과 ⑪곡지혈의 중간부위로 양계혈 위로 5촌(寸) 부위

8. 하렴

적응: 오래된 두통, 현기증, 눈의 통증, 유방의 통증, 팔이 시큰거리고 감각이 없으며 아플 때, 소화불량, 복통 등

위치: ⑪곡지혈에서 ⑤양계혈을 삼등분한 부위로 곡지에서 양계쪽으로 4촌(寸) 내려간 부위이다.

9. 상렴

적응: 중풍, 팔저린데(견비통), 수족마비, 복통 등

위치: ⑪곡지혈에서 ⑤양계혈을 4등분한 후 곡지로부터 4분의 1이 되는 곳으로 곡지 밑 3촌(寸) 부위

10. (수)삼리

적응: 정신이 불안전한 상태를 진정시켜주며 뇌충혈에는 사(세게 누른다). 뇌빈혈에는 보(지긋이 누른다)해준다 .여드름이나 부스럼이 있는 사람은 가볍게 비비거나 뜸을 하면 효과가 있다. 그리고 치통, 복통, 견비통, 설사 등

위치: ⑪곡지혈에서 ⑤양계혈 사이를 6등분 한 후 곡지혈에서 양게혈 쪽으로 6분의 1이 되는 부위로(곡지혈 아래 2촌寸) 이 혈을 정확히 누르면 압통과 함께 ④합곡혈쪽으로 반응이 간다.

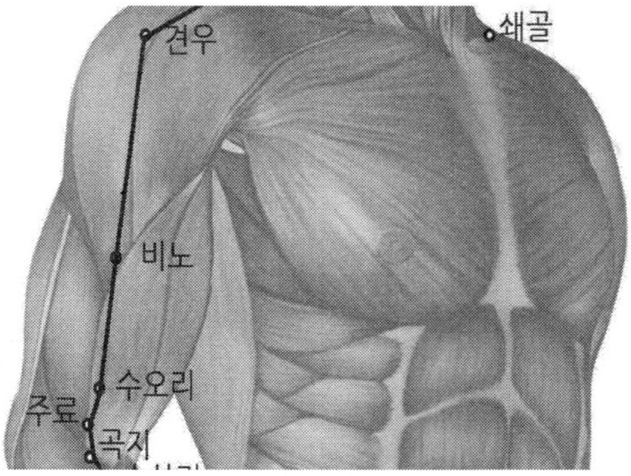

11. 곡지

대장경의 합혈로 몸의 사기가 한데 모이는 곳으로 경락의 모든 에너지가 이곳에 모였다가 장부로 흘러들어간다. 따라서 이곳에 모여든 사기의 정도에 따라 대장의 증세가 좌우된다.

적응: 대장염으로 인한 설사, 복통, 발열고, 반신불수, 구안와사, 팔꿈치와 팔이 아플 때, 두통, 설사, 치통 등

위치: 팔을 구부려 손바닥을 반대쪽 가슴에 댄 상태에서 팔굽의 가로무늬가 끝나는 엄지손가락 바깥쪽 부위

12. 주료

적응: 어깨죽지관절염, 팔저린데, 팔 뻣뻣한데 등

위치: 팔꿈치를 구부렸을 때 ⑪곡지혈에서 위로 1촌(寸) 부위 또는 곡지혈을 취하는 방법으로 곡지혈과 팔꿈치 위 1촌(寸)이 되는곳에 있는 ⑰천정혈과 이은 선상의 중간 부위 이다.

13. 수오리

적응: 폐렴, 기침, 팔꿈치 관절통, 각혈, 복막염 등

위치: ⑪곡지와 ⑮견우 사이를 4등분을 한 후 곡지로부터 4분의 1인 3촌(寸) 부위

14. 비노

적응: 팔 상하 굴신 불능, 팔신경통, 안질, 손가락 마비 등

위치: ⑪곡지혈에서 위로 7촌(寸) 또는 ⑮견우 아래 3촌이 되는 부위로 삼각근의 끝 부위이다.

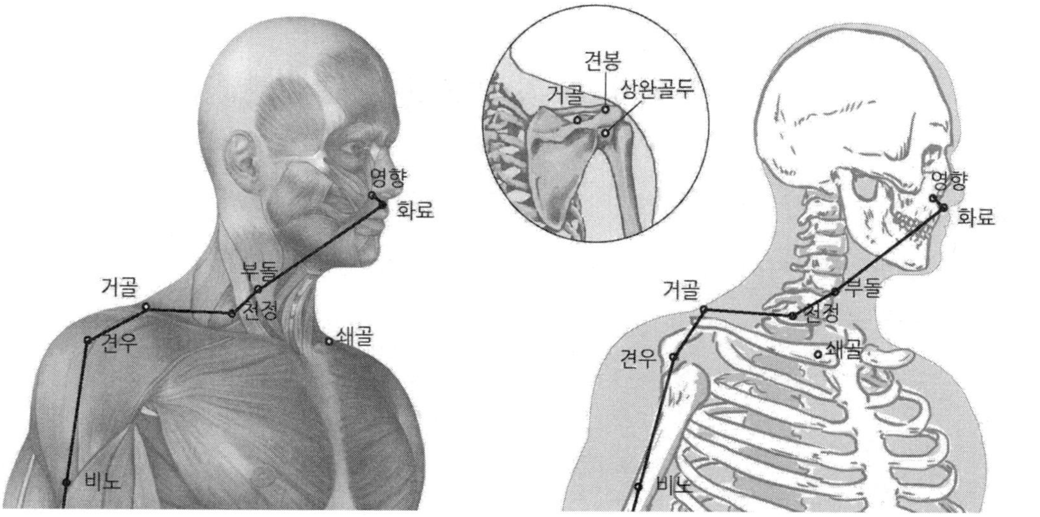

15. 견우

적응: 견비통, 반신불수, 오십견 등

위치: 팔을 위로 들어올렸을 때 오목하게 들어간 곳으로 견봉과 쇄골 사이의 관절 부위로 혈을 정확하게 누르면 가운데 손가락에 반응이 간다. 오십견 증세에 특히 효과가 있다.

16. 거골

적응: 어깨결린데, 팔운동 불능, 임파선염 등

위치: 쇄골 끝의 견봉단 끝과 견갑골 사이의 오목하게 들어간 부위

17. 천정

적응: 편도선염, 인후염, 고혈압 등

위치: ⑱부돌혈에서 아래로 1촌(寸)이 되는 부위로 흉쇄유돌근의 후연(後緣)에 해당된다.

18. 부돌

적응: 기침, 천식, 가래, 고혈압, 목구멍이 붓고 아플 때(침의 마취치료혈) 등

위치: 목의 울대에서 옆으로 3촌(寸) 떨어진 곳으로 흉쇄유돌근의 가운데 부위이다.

19. 화료

적응: 코피, 콧병, 삼차신경통, 입 삐뚤어진데 등

위치: 독맥의 ㉖인중(수구혈) 양 옆으로 그은 선과 콧구멍 바깥쪽 벽에서 수직으로 그은 선과 만나는 부위

20. 영향

적응: 콧병, 코막힌데, 축농증, 안면신경마비, 코피 등

위치: 콧망울 양 옆

제3경 족양명위경(足陽明胃經)

(45혈)

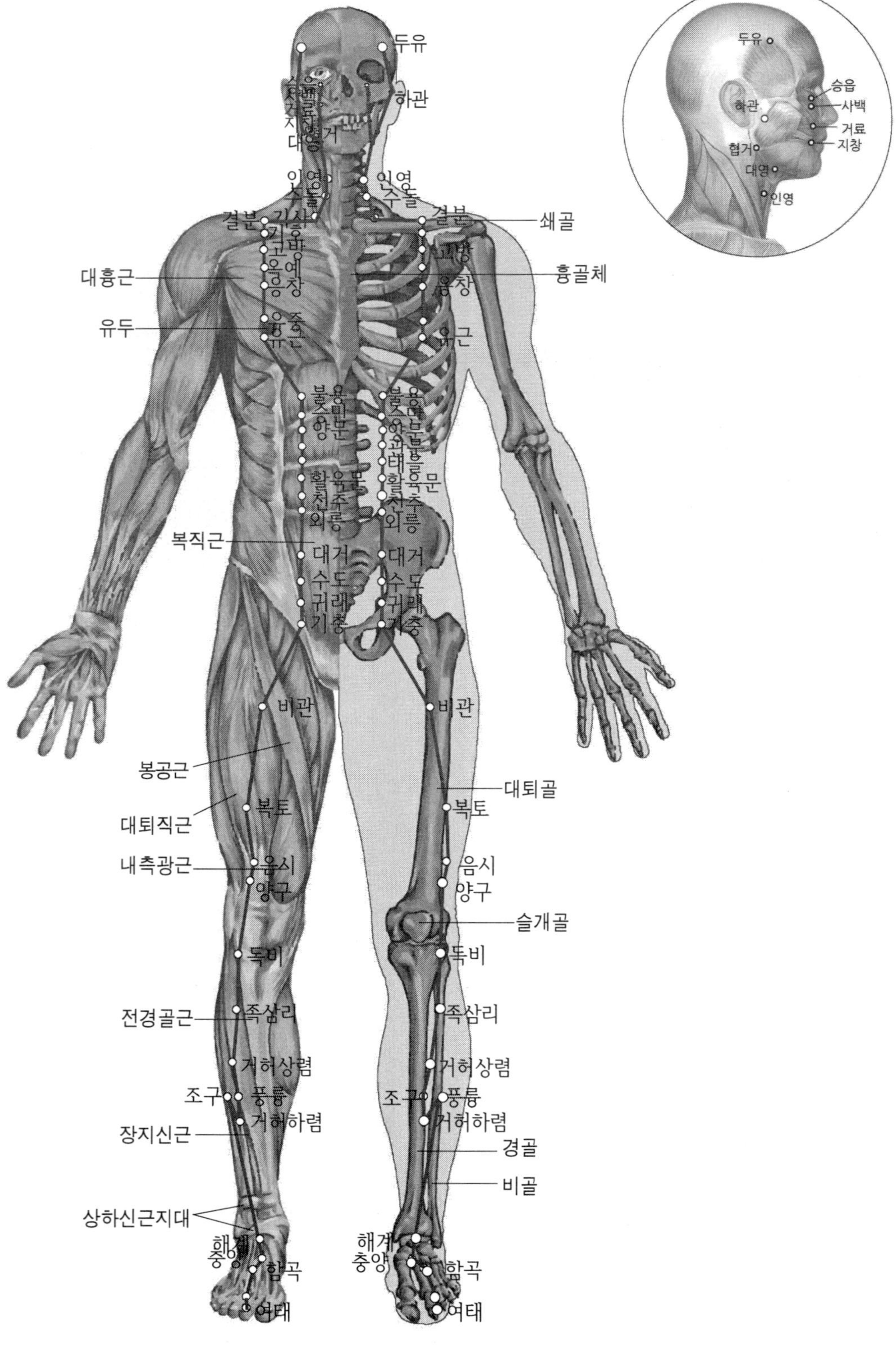
두유
하관
승읍
사백
거료
지창
협거
대영
인영
수돌
결분
쇄골
기사
고방
응창
흉골체
대흉근
유두
유중
유근
불용
양문
활육문
천추
외릉
복직근
대거
수도
귀래
기충
비관
봉공근
대퇴골
복토
대퇴직근
내측광근
음시
양구
슬개골
독비
전경골근
족삼리
거허상렴
조구
풍륭
거허하렴
장지신근
경골
비골
상하신근지대
해계
충양
함곡
여태

「그림 1-8」 족양명위경

Ⅲ. 족양명위경(足陽明胃經 45개 경혈)

위경은 대장경의 영향(迎香)에 이어 눈 아래의 ①승읍(承泣) → ②사백(四白) → ③거료(巨髎) → ④지창(地倉) → ⑤대영(大迎)에서 한 갈래는 이마 쪽인 ⑥협거(頰車) → ⑦하관(下關) → ⑧두유(頭維)로 다른 하나는 ⑨인영(人迎) → ⑩수돌(水突) → ⑪기사(氣舍) → ⑫결분(缺盆) → ⑬기호(氣戶) → ⑭고방(庫房) → ⑮옥예(屋翳) → ⑯응창(膺窓) → ⑰유중(乳中) → ⑱유근(乳根) → ⑲불용(不容) → ⑳승만(承滿) → ㉑양문(梁門) → ㉒관문(關門) → ㉓태을(太乙) → ㉔활육문(滑肉門) → ㉕천추(天樞) → ㉖외릉(外陵) → ㉗대거(大巨) → ㉘수도(水道) → ㉙귀래(歸來) → ㉚기충(氣衝) → ㉛비관(髀關) → ㉜복토(伏兎) → ㉝음시(陰市) → ㉞양구(梁丘) → ㉟독비(犢鼻) → ㊱족삼리(足三里) → ㊲거허상렴(巨虛上廉) → ㊳조구(條口) → ㊴거허하렴(巨虛下廉) → ㊵풍륭(豊隆) → ㊶해계(解谿) → ㊷충양(衝陽) → ㊸함곡(陷谷) → ㊹내정(內庭) → 둘째 발가락 끝의 ㊺여태(厲兌)에 이르기까지 45개의 경혈로 구성되어 있다.

또한 위경의 **정혈**은 ㊺여태이며 **형혈**(㊹내정), **유혈**(㊸함곡), **경혈**(㊶해계), **합혈**(㊱삼리), **모혈**(임맥의 ⑫중완), **원혈**(㊷충양), **극혈**(㉞양구), **락혈**(㊵풍륭)혈로 이루어졌다.

위경에 이상이 있는 경우에는 얼굴과 피부에 윤택이 없고 어두운 빛이 감돈다. 그리고 산뜻한 음식을 좋아하며 두통과 뒷머리가 아프며 배가 땅기거나 입가의 부스럼 등이 나타나게 된다(그림 1-8).

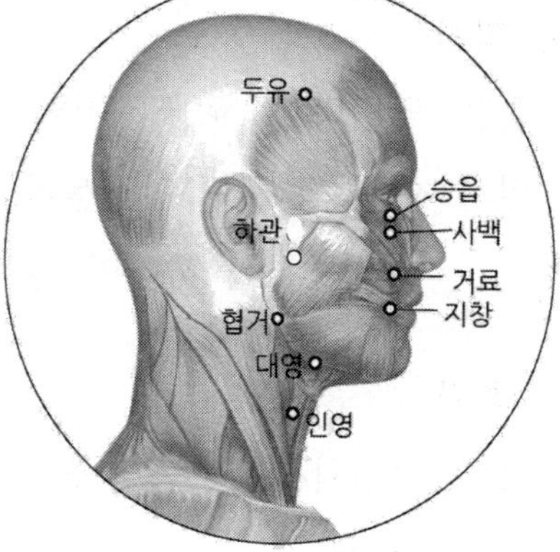

1. 승읍

적응: 눈병, 야맹증, 구안와사, 눈꺼플 떨림, 눈물 과다 등

위치: 검은 눈동자 아래 7푼(0.7촌) 되는 부위

2. 사백

적응: 삼차신경통, 두통, 구안와사, 눈충혈, 눈꺼플 떨림 등

위치: 검은 눈동자 아래 1촌(寸)이 되며 ①승읍에서는 3푼(0.3촌)이 되는 부위

3. 거료

적응: 안면신경통, 치통, 구안와사, 코피 등

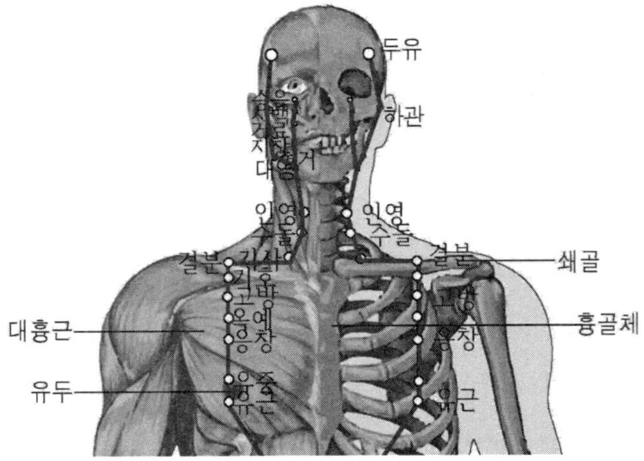

위치: 검은 눈동자 아래로 그은 세로선과 콧망울의 양옆에 있는 대장경의 ⑳영향혈에서 그은 가로선과 만나는 부위로 누르게 되면 윗니 부위가 뻐근함을 느끼게 된다.

4. 지창

적응: 안면 신경마비, 입경련, 입 삐뚤이, 치통 등

위치: 입술의 양쪽 끝에서 턱 쪽으로 0.4촌(寸)이 되는 부위.

5. 대영

적응: 안면경련, 치통, 구안와사, 입술경련 등

위치: 입술 옆의 ④지창혈과 아래 턱(하악골) 모서리의 중간 부위로 가볍게 누르면 대동맥의 박동을 느낄 수가 있다.

6. 협거

적응: 안면마비, 교근경련(입을 다물고 벌리지 못할 때), 치통, 구안와사 등

위치: 이를 악 물면 아랫볼의 교근이 높이 솟아오르는 곳으로 하악골 모서리에서 1횡지(손가락 하나의 폭)가 되는 부위로 오목하게 들어간 곳이다.

7. 하관

적응: 구안와사, 잇몸 염증, 치통, 이명, 중이염, 교근경련(입을 다물거나 벌리지 못할 때) 등

위치: 위턱(상악골)과 아래턱(하알골)이 연결되는 아래쪽에 위치한 부위로 귀의 앞쪽에서 광대뼈 아래쪽으로 약 1촌(寸)이 되는 움푹 들어간 곳이다.

8. 두유

적응: 두통, 현기증, 눈의 통증, 안면 신경마비 등

위치: 이마 위쪽의 양쪽 모서리에서 5푼(0.5촌(寸))이 되는 부위

9. 인영

적응: 인후염, 고혈압, 저혈압, 천식, 두통, 딸꾹질 등. 이혈 근처에 혈압을 조절하는 중요 기관이 있다.

위치: 목젖(후두융기 喉頭隆起) 양옆으로 1.5촌(寸) 되는 곳으로 흉쇄유돌근의 안쪽으로 박동이 느껴지는 부위이다.

10. 수돌

적응: 편도선, 기관지염, 천식 등

위치: ⑨인영혈과 ⑪기사혈의 중간 부위

11. 기사

적응: 기침, 인후염, 딸꾹질 등

위치: ⑨인영혈에서 수직으로 내려와 쇄골과 만나는 부위

12. 결분

적응: 기침, 천식, 목과 어깨 부위 이상 등

위치: 몸의 정중앙선(임맥)으로부터 양옆으로 4촌(寸)이 되는 쇄골의 위쪽으로 중간이 되는 곳으로 유두(젖꼭지)와 직선을 이루며 위 쪽은 움푹 들어가 있다.

13. 기호

적응: 늑막염, 만성 기관지염, 백일해 등

위치: 몸의 중앙선으로부터 4촌(寸)이 되는 ⑫결분과 같은 선상에 있으며 쇄골과 제1늑골 사이 오목한 부위이다.

14. 고방

적응: 늑간신경통, 기관지염, 호흡곤란 등

위치: 몸의 정중선(임맥)으로부터 양옆으로 4촌(寸)이 되는 선상에 ⑬기호혈 밑의 제1늑골과 제2늑골의 중간(제1늑간극) 부위

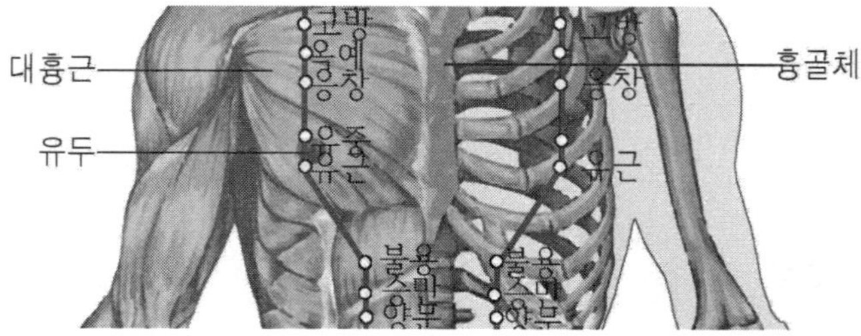

15. 옥예

적응:기침, 늑간신경통, 기관지염, 유선염 등

위치: ⑫결분혈 ⑬기호혈 ⑭고방혈과 같은 선상에 위치한 혈로 제2늑골과 제3늑골의 중간(제2늑간극) 부위

16. 응창

적응: 늑막염, 기침, 유선염, 늑간신경통, 천식 등

위치: ⑮옥예혈 밑 제3늑골과 제4늑골의 중간(제3늑간)부위

17. 유중

적응: 유방염, 유방암

위치: 젖꼭지의 중앙 부위로 제4늑골과 제5늑골의 중간(제4늑간) 부위

18. 유근

적응: 유방염, 흉통, 유즙분비가 적을 때 등

위치: 젖꼭지(유두) 아래 제5늑골과 제6늑골의 중간(제5늑간) 부위

19. 불용

적응: 위경련, 위산과다, 가슴 답답증, 위통, 가슴이 뛸 때 등

위치: 배꼽으로부터 위로 6촌(寸)이 되는 부위에 있는 임맥 ⑭거궐혈의 양옆으로 2촌(寸)이 되는 부위

20. 승만

적응: 소화불량, 급 · 만성 위염, 구토, 위통, 가슴, 등, 옆구리 통증 등

위치: 배꼽으로부터 위로 5촌(寸)이 되는 부위에 있는 임맥 ⑬상완혈의 양옆으로 2촌(寸)이 되는 부위이며 또한 ⑲불용혈로부터 1촌(寸) 밑에 위치하고 있다.

21. 양문

적응: 위통, 급체, 구토, 급 · 만성 위염, (위궤양 반응점) 등

위치: 배꼽으로부터 위로 4촌(寸)이 되는 부위에 있는 임맥 ⑫중완혈의 양옆으로 2촌(寸)이 되는 부위이며 또한 ⑳승만혈로부터 1촌(寸) 밑에 위치하고 있다.

22. 관문

적응: 식욕부진, 배부종, 복통 등

위치: 배꼽으로부터 위로 3촌(寸)이 되는 부위에 있는 임맥 ⑪건리혈의 양옆으로 2촌(寸)이 되는 부위이며 또한 ㉑양문혈로부터 1촌(寸) 밑에 위치하고 있다.

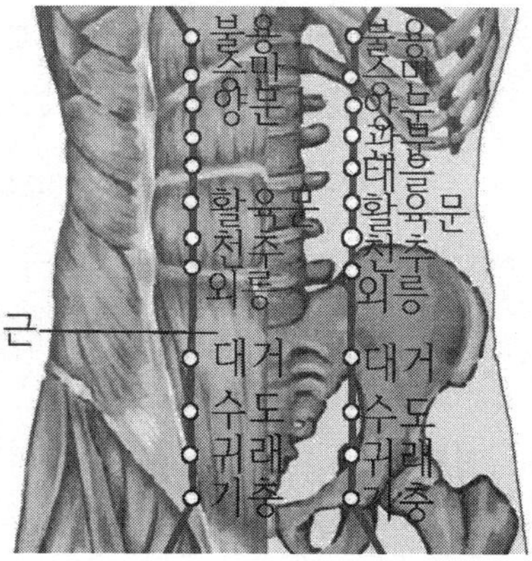

23. 태을

적응: 소화불량, 복통, 설사, 가슴 답답증 등

위치: 배꼽으로부터 위로 2촌(寸)이 되는 부위에 있는 임맥 ⑩하완혈의 양옆으로 2촌(寸)이 되는 부위이며 또한 ㉒관문혈로부터 1촌(寸) 밑에 위치하고 있다.

24. 활육문

적응: 위통, 구토, 위장염 등

위치: 배꼽으로부터 위로 1촌(寸)이 되는 부위에 있는 임맥 ⑨수분혈의 양옆으로 2촌(寸)이 되는 부위이며 또한 ㉓태을혈로부터 1촌(寸) 밑에 위치하고 있다.

25. 천추

적응: 대장경의 모혈로 위염, 요통, 설사, 변비 등

위치: 배꼽의 양옆으로 2촌(寸)이 되는 부위이다.

26. 외능

적응: 복통, 월경통 등

위치: 배꼽 아래 1촌(寸)이 되는 부위에 있는 임맥 ⑦음교혈의 양옆으로 2촌(寸)이 되는 부위이며 또한 ㉕천추혈로부터 1촌(寸) 밑에 위치하고 있다.

27. 대거

적응: 불면증, 방광염, 복통, 소변이 잘 나오지 않을 때 등

위치: 배꼽 아래 2촌(寸)이 되는 부위에 있는 임맥 ⑤석문혈의 양옆으로 2촌(寸)이 되는 부위이며 또한 ㉖외능혈로부터 1촌(寸) 밑에 위치하고 있다.

28. 수도

적응: 신장염, 방광염, 고환염, 위염, 생리통, 소변이 잘 나오지 않거나 잔뇨가 있을 때 등

위치: 배꼽 아래 3촌(寸)이 되는 부위에 있는 임맥 ④관원혈의 양옆으로 2촌이 되는 부위이며 또한 ㉗대거혈로부터 1촌(寸) 밑에 위치하고 있다.

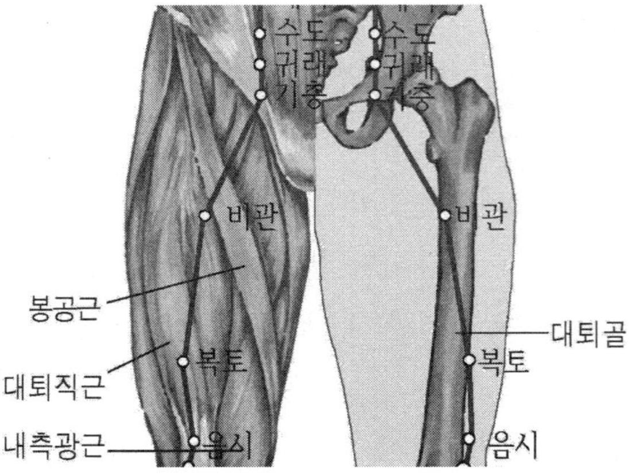

29. 귀래

적응: 월경불순, 자궁내막염, 고환염 등 생식기 질환 등

위치: 배꼽 아래 4촌(寸)이 되는 부위에 있는 임맥 ③중극혈의 양옆으로 2촌(寸)이 되는 부위이며 또한 ㉘수도혈로부터 1촌(寸) 밑에 위치하고 있다.

30. 기충

적응: 복부의 기가 출입을 하는 부위로서 충맥이 시작되는 혈로 발기불능, 음경통, 불임증, 월경불순 등

위치: 배꼽 아래 5촌이 되는 부위에 있는 임맥 ②곡골혈의 양옆으로 2촌(寸)이 되는 부위

31. 비관

적응:다리마비, 슬관절염, 고관절통, 요통, 가래톳 등

위치: 장골의 앞쪽(허리띠가 걸리는 툭 튀어나온 뼈)과 무릎 관절(종두뼈) 바깥쪽과 직선을 긋고 임맥 ①회음혈에서 수평으로 그은 선과 교차되는 부위이다.

32. 복토

적응: 다리냉증, 반신불수, 중풍, 다리 저린데 등

위치: 장골의 앞쪽과 무릎관절의 슬개골 바깥쪽과 이은 선상에서 슬개골의 바깥쪽에서 위로 6촌(寸)이 되는 부위

33. 음시

적응: 다리냉증, 무릎냉증, 하지마비, 슬관절염 등

위치: 슬개골의 바깥쪽 가장자리에서 위로 3촌(寸)이 되는 부위

34. 양구

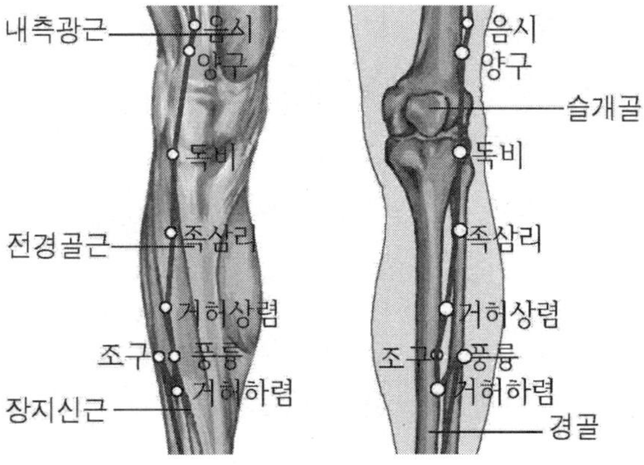

적응: 위경의 극혈로 유선염, 위통, 무릎관절염, 위경련 등

위치: 슬개골의 바깥쪽에서 위쪽으로 2촌(寸)이 되는 부위로 무릎을 쭉 펴게 되면 슬개골의 바깥쪽에 움푹 들어간 곳이 생기는데 슬개골 쪽에서 밀고 올라가면 막히는 곳이다.

35. 독비

적응: 무릎관절염 등

위치: 무릎을 구부렸을 때 슬관절 아래쪽에 있는 슬개인데 바깥쪽의 음푹 패여진 부위

36. 족삼리

적응: 위경의 합혈이며 다리마비, 소화불량, 설사, 변비, 노이로제, 고혈압 등

위치: ㉟독비혈에서 아래쪽으로 3촌(寸)이 되는 부위로 경골(정강이 뼈)의 바깥쪽으로 1촌(寸)이 되는 부위이다.

37. 거허상렴

적응: 대장질환, 반신불수, 위염, 편마비 등

위치: ㊱족삼리혈에서 아래로 3촌(寸)이 되는 부위

38. 조구

적응: 다리 신경마비, 장염, 슬관절통, 발이 시리고 저린데 등

위치: ㊲거허상렴혈에서 밑으로 2촌이 되는 부위

39. 거허하렴

적응: 다리마비, 만성장염, 소장질환, 유선염 등

위치: ㊳조구혈 아래 1촌(寸)이 되는 부위이며 ㊱족삼리 혈로 부터는 6촌(寸)이 되는 부위이다.

40. 풍륭

적응: 위경의 낙혈이며 변비, 다리마비, 두통 등

위치: ㊳조구혈의 바깥쪽으로 1촌(寸)이 되는 부위

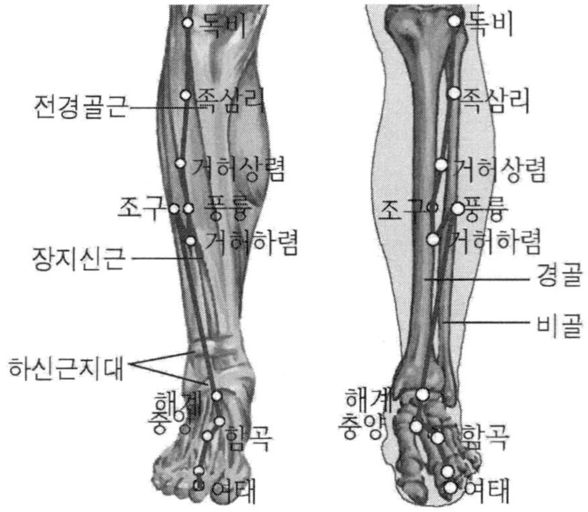

41. 해계

적응:위경의 경혈이며 두통, 장염, 족관절 질환, 눈의 충혈 등

위치: 발목의 발등 쪽 가로무늬의 중앙 부위에 있는 2개의 힘줄 사이에 푹 들어간 부위

42. 충양

적응: 위경의 원혈이며 다리마비, 다리관절염, 두통, 구안와사, 발등 통증 등

위치: 발등의 높은 곳으로 ㊶해계혈에서 발가락 쪽으로 1.5촌(寸)이 되는 부위

43. 함곡

적응: 위경의 수혈로 둘째 발가락 마비, 발등 부은데 등

위치: 둘째 발가락의 중족골과 셋째 발가락 중족골의 결합부위 앞 오목하게 들어간 부위

44. 내정

적응: 위경의 형혈로 구안와사, 치통, 설사, 코피, 식중독 등

위치: 두 번째 발가락과 세 번째 발가락이 만나는 발가락 사이의 윗부위

45. 여태

적응: 위경의 정혈로 간장염, 뇌 빈혈, 노이로제, 복수 등

위치: 둘째 발가락 발톱의 바깥쪽 모서리 부위

제4경 족태음비경(足太陰脾經)

(21혈)

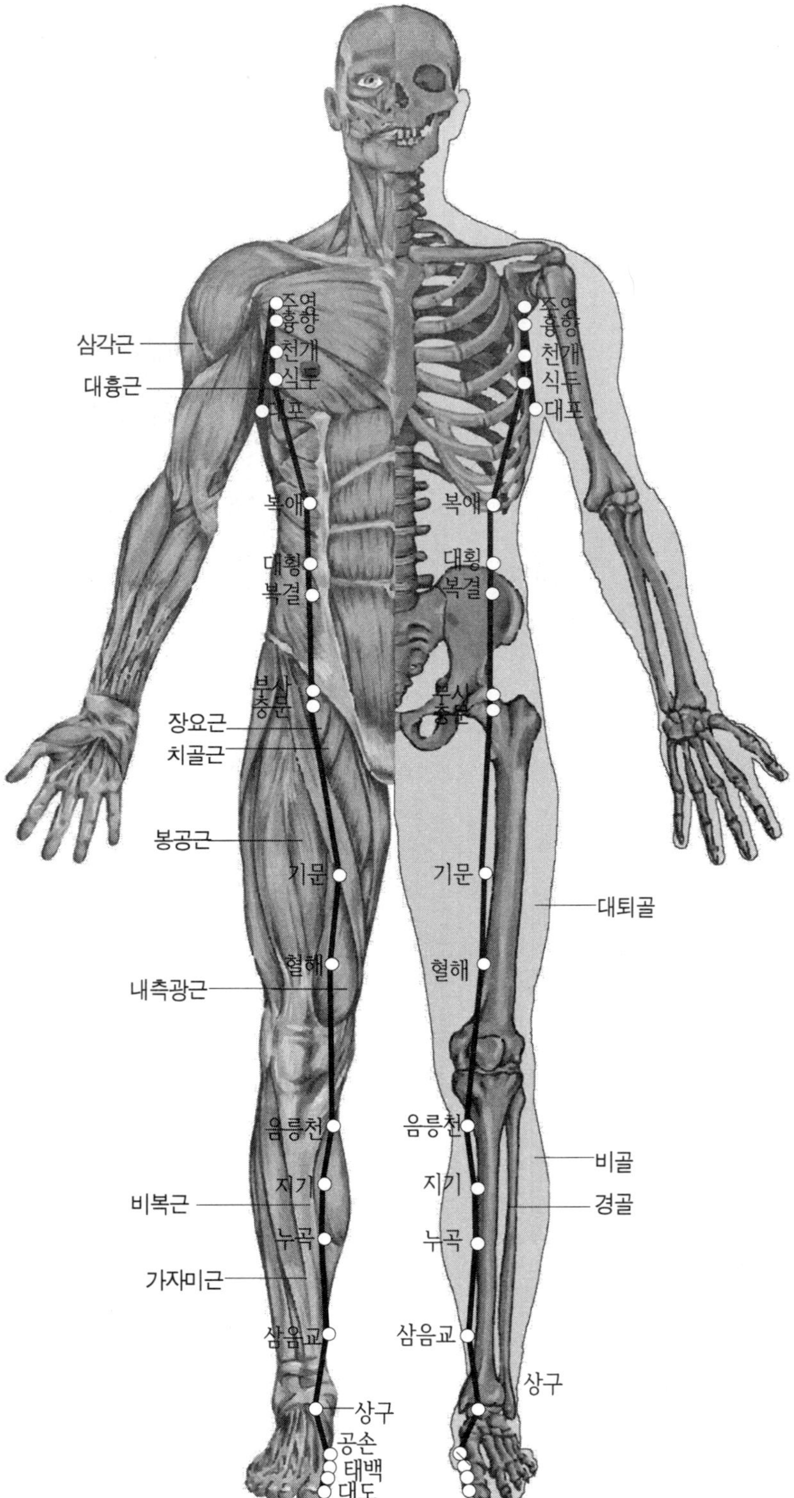
주영
흉향
천계
식두
대포
삼각근
대흉근
복애
대횡
복결
부사
충문
장요근
치골근
봉공근
기문
대퇴골
혈해
내측광근
음릉천
비골
지기
비복근
경골
누곡
가자미근
삼음교
상구
공손
태백
대도
은백

「그림 1-9」 족태음비경

Ⅳ. 족태음비경(足太陰脾經 21개 경혈)

비경은 엄지발가락의 끝, ①은백(隱白)에서 시작하여 ②대도(大都) → ③태백(太白) → ④공손(公孫) → ⑤상구(商丘) → ⑥삼음교(三陰交) → ⑦누곡(漏谷) → ⑧지기(地機) → ⑨음릉천(陰陵泉) → ⑩혈해(血海) → ⑪기문(期門) → ⑫충문(衝門) → ⑬부사(府舍) → ⑭복결(腹結) → ⑮대횡(大横) → ⑯복애(腹哀) → ⑰식두(食竇) → ⑱천계(天谿) → ⑲흉향(胸鄕) → ⑳주영(周榮) → 앞가슴의 옆구리 쪽의 ㉑대포(大包)에 이르는 21개의 경혈로 구성되어 있다(그림 1-9).

또한 비경의 **정혈**은 ①은백이며 **형혈**(②대도), **유혈**(③태백), **경혈**(⑤상구), **합혈**(⑨음릉천), **원혈**(③태백), **모혈**(간경의 ⑬장문), **극혈**(⑧지기), **락혈**(④공손)이다.

비경은 현대의학의 췌장도 포함된 것으로 췌장은 위의 뒤쪽에 위치하여 위를 나뭇잎처럼 덮고 있는 내장으로 소화액을 분비하며 위에서 소화된 음식물을 다시 소화시켜주는 작용을 한다. 그리고 췌장에서 분비하는 인슐린이라는 호르몬은 당분의 소화를 촉진시켜주며 흡수된 당분이 많으면 글리코겐이라는 형태로 간장에 저장되어 근육조직에 당분이 부족할 때 포도당으로 바꾸어 보내주는 구실을 한다. 비장의 활동이 약화되면 혀가 굳어지고 명치 밑이나 위의 언저리가 묵직하고 통증을 느끼며 속이 메스껍고 트름이 나고 음식물의 소화가 잘 안되며 설사나 변비 등의 증상이 나타나게 된다. 그리고 다리가 냉해지고 무릎이 뻣뻣해지며 불면증이 따르는 수도 있다.

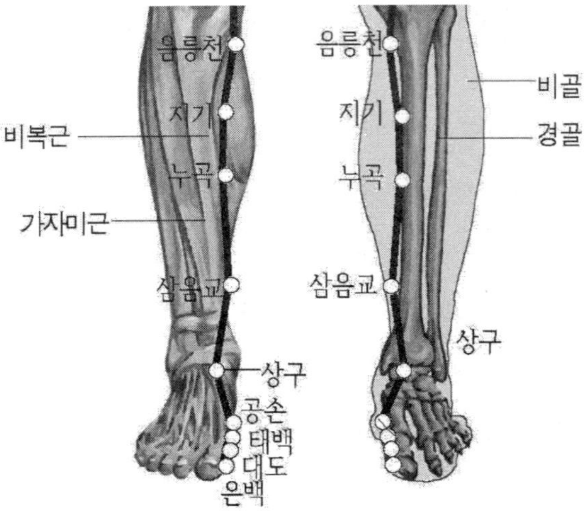

1. 은백

적응: 비경의 경혈이며 일명 귀루(鬼壘) 또는 귀안(鬼眼)이라고도 하는데 흥분한데나 소아경기에 잘듣는다. 그리고 다리와 발의 냉증, 월경과다, 자궁경련, 하복부팽창, 구토, 설사, 빈혈 등

위치: 엄지발가락 안쪽 발톱 모서리로부터 0.1촌(寸)이 되는 부위

2. 대도

적응: 비경의 형혈로 위경련, 허리신경통, 복통, 토사광란 등

위치: 엄지발가락의 제1중족골과 발가락관절(제1기절골)마디의 안쪽(발톱쪽) 앞부위

3. 태백

적응: 비경의 원혈로 이질, 설사, 위경련, 장출혈 등 (비경이상 진단혈)

위치: 엄지발가락의 제1중족골두(마디)뒤로 움푹 들어간 부위이다.

4. 공손

적응: 비경의 낙혈로 하복부 경련, 장출혈 및 장염, 위통, 소화불량, 심통, 흉통, 변비, 설사, 치질, 발뒤꿈치 통증 등

위치: 제1중족골 마디로부터 뒤(뒤꿈치)쪽으로 한치(1寸)가 되는 발의 안쪽 발등과 발바닥의 경계부위

5. 상구

비경의 경혈로 비(脾)를 튼튼히 하고 습사(濕邪)를 몸 밖으로 배출하며 통증을 멎게 한다.

적응: 복부팽창, 메스껍고 토할 때, 발목이 아픈데, 치질, 장염 등

위치: 발목 안쪽의 복숭아뼈 밑에서 앞으로 5푼(0.5촌) 가량 나간(복숭아뼈 앞쪽 끝나는 부위) 움푹 파인 부위이다.

6. 삼음교

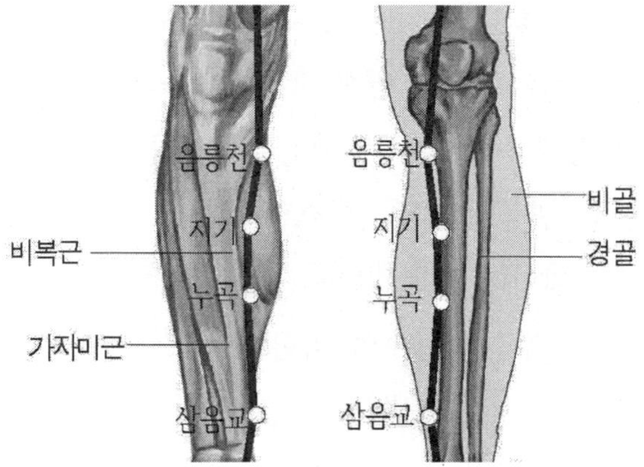

삼음교는 비경의 태음 간경의 궐음 신경의 소음이 교차되는 중요한 혈로써 다리와 무릎이 아프거나, 비만증, 마른 증세에 잘 들으며 남녀 생식기 질환 특히 부인병에 잘 듣는다. 대장경의 ④합곡과 더불어 유산(流産)혈로 꼽히기도 한다.

적응: 남녀 생식기 질환, 월경 과다, 자궁출혈, 다리 무릎 과로 등

위치: 발목 안쪽의 복숭아 뼈 위로 3촌(寸)이 되는 정강이뼈(경골)의 뒷 부위에 위치한다.

7. 누곡

적응: 다리냉증, 복부팽창, 남녀생식기 질환 등

위치: 복숭아뼈로부터 6촌(寸)이 되는 부위이며 또한 ⑥삼음교로부터 3촌(寸)이 되는 부위로 정강이뼈(경골) 안쪽 뒤(종아리 쪽)에 위치하고 있다.

8. 지기

배가 팽팽하고 식욕이 없는 것은 모두 비장과 관계있는 증세다. 이 혈은 급할 때 누르는 혈로 삼음교에서 위로 15cm쯤 올라가서 가만히 누르면 꽤 아픈 곳이 있다. 한방요법에서는 위급할 때 극으로 다스리라는 말이 있는데 지기혈과 태백혈과 더불어 이 혈을 눌러 보기만 해도 비장에 이상이 있는지 곧 알아볼 수가 있으며 당뇨병반응 치료점이기도 하다.

적응: 비경의 극혈이며 위산과다, 식욕증진, 정액결핍, 월경불순, 자궁출혈, 생리통

위치: 복숭아 뼈로부터 10촌(寸)이 되며 ⑦누곡혈로부터는 4촌(寸)이 되는 부위이다.

9. 음능천

마취혈 중의 하나로 다리가 냉하고 배가 아프거나 식욕이 없고 옆구리 허리가 아플 때 이 혈을 누른다.

영추에는“병이 높고 안에 있을 때는 음릉천 병이 높고 밖에 있을 때는 양능천을 다

스리라고"하였다.

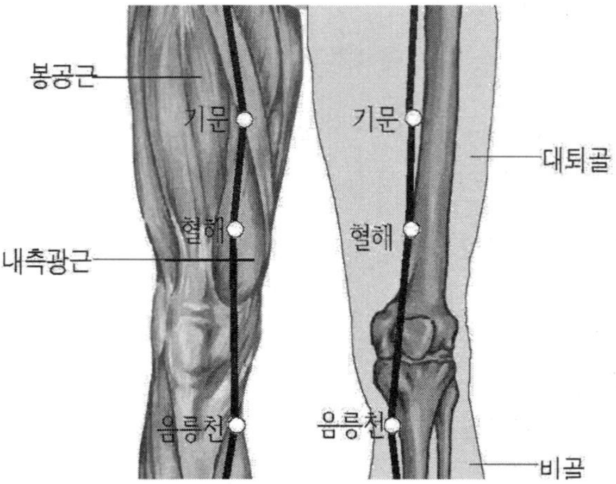

병이 높다는 것은 배꼽 위에서 일어나는 증세를 말하는 것이며 두통, 어지럼증, 귀울림, 기침, 어깨결리는 증세등을 말하며 안에 있다는 것은 주로 냉증, 월경불순 등이며 열이나는 것 같은 것은 밖에 있다는 것이다.

적응: 비경의 합혈로 복막염, 무릎이 아픈데, 음경, 음부의 통증 등

위치: 무릎 아래다리 안쪽 부위로 경골 뒤쪽을 따라 무릎쪽으로 올라가다 보면은 복숭아뼈로부터 13촌이 되는 부위에 뼈가 구부러지고 손끝이 더 밀려올라가지 않는 부위이다.

10. 혈해

기해혈과 함께 혈해혈은 피가 고여 있지 않고 잘 흐르도록 해준다고 이름이 붙여진 것으로 생리작용이 순조롭지 못할 때 특효가 있으며 생리불순으로 인한 무릎 허리의 통증, 아랫배가 땡기는데, 어깨 아픈데, 두통 등 어혈증을 고치는데 중요한 혈이다.

적응: 월경불순, 자궁출혈, 자궁내막염, 두통, 요통 등

위치: 무릎의 슬개골 안쪽 윗부분 가장자리(슬개골 내측상연)에서 사타구니 중앙에 위치한 ⑫충문혈 방향으로 2촌(寸)이 되는 곳이다.

11. 기문

적응: 임질, 유정(자신도 모르게 정액이 배출되는 증상), 음경통, 다리신경통, 요도염, 요실금, 가래톳 등

위치: ⑩혈해혈에서 사타구니 중앙에 위치한 ⑫충문혈 쪽으로 6촌(寸)이 되는 부위로 대체로 태퇴안쪽(허벅지) 중앙 부위가 된다.

12. 충문

적응: 고환염, 질염, 복수(腹水) 등

위치: 치골 결합부위 위에 위치한 임맥 ②곡골혈의 양쪽 3.5촌(寸)이 되는 부위로 서해부(사타구니) 중앙부위이다.

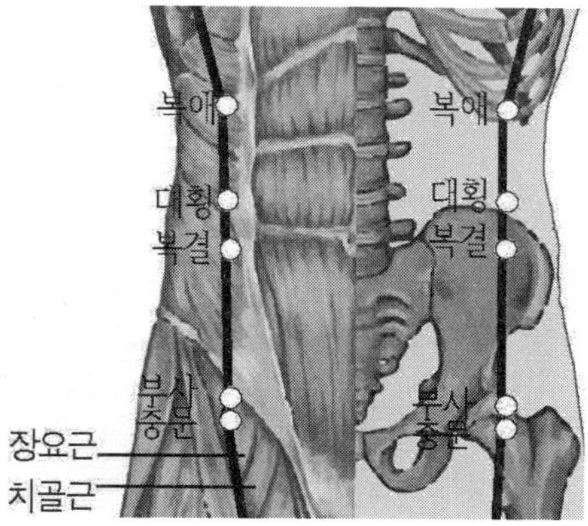

13. 부사

부(府)는 사기가 모인다는 뜻으로 이 혈에서 비경과 간경이 교차가 된다.

적응: 맹장염, 임파선염, 복통, 변비와 설사 등

위치: ⑫충문혈 위 0.7촌(寸)이 되는 부위

14. 복결

대장에 가스가 고이게 되면 아랫배가 팽팽하고 배꼽 언저리가 단단하게 뭉치게 된다. 이 혈을 가볍게 누르면 배속이 편해진다. 또한 명치 밑이 아프고 메스껍고 설사를 하는 경우 역시 잘 듣는다. 배를 가볍게 문질러보고 단단한 응어리가 잡히면 위장에 이상이 있는 증거다.

적응: 복막염, 배꼽주위통증, 설사, 위장병, 옆구리 아픈데, 변비특효 등

위치: 사타구니(서해부)중앙 부위에 있는 ⑫충문혈 위로 칠푼(0.7寸) 떨어져 있는 혈이 ⑬부사혈이며 또한 부사혈로부터 3촌(寸) 위에 있는 혈이다.

15. 대횡

이 혈은 대횡혈에서 약 13cm 내려간 곳에 ⑬부사혈과 함께 특히 변비, 설사 등 장의 활동이 부진할 때 매우 효과가 있다.

적응: 복부비만, 변비, 설사, 팔다리경련, 월경곤란, 당뇨병, 복통 등

위치: 배꼽 옆으로 4촌(寸)이 되는 부위로 ⑭복결혈 위로는 한치 세푼(1.3寸)이 되는 곳이다.

16. 복애

적응: 위경련, 소화불량, 설사, 소아학질 등

위치: 배꼽 옆으로 4촌(寸)이 되는 부위에 위치하고 있는 ⑮대횡혈 위로 3촌(寸)이 되는 부위에 위치하고 있다.

17. 식두

적응: 늑막염, 가슴답답증, 늑간 신경통, 복수, 위염, 트림 등

위치: 몸의 정중선(임맥혈)에서 양옆으로 6촌(寸) 떨어진 제5늑골과 제6늑골 사이인

제5늑간에 위치하고 있으며 또한 젖꼭지(위경 ⑰유중혈) 밑 제5늑간에 위치하고 있는 위경 ⑱유근혈의 바깥쪽으로 2촌이 되는 부위이다.

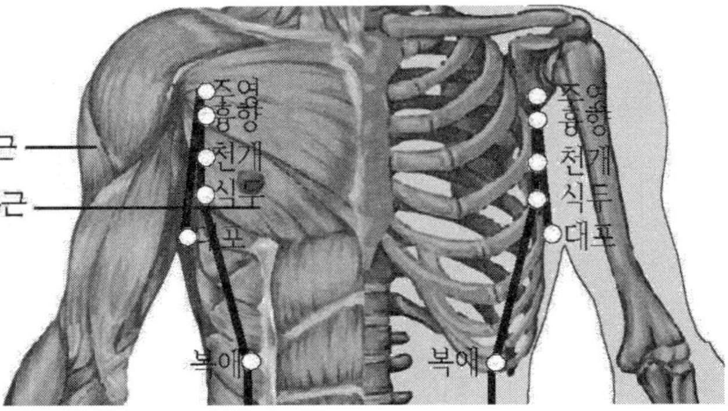

18. 천계

적용: 흉통, 젖의 분비가 적을 때, 기관지염, 가슴답답하고 아픈데, 유방염 등

위치: 몸의 정중선에 위치하고 있는 임맥 ⑰단(전)중혈로부터 양옆으로 6촌(寸)이 되는 제4늑간 부위로 젖꼭지(위경 ⑰유중혈)로부터 바깥으로 2촌(寸) 떨어진 부위이다.

19. 흉향

적응: 늑막염, 늑간신경통, 음식 넘기기 곤란한 증세, 흉부팽만 등

위치: 몸의 정중선으로부터 양옆으로 6촌(寸)이 되는 제3늑간에 위치하고 있다.

20. 주영

적응: 기관지염, 늑막염, 기침, 딸꾹질, 흉부팽반 등

위치: 몸의 정중선으로부터 양옆으로 6촌(寸)이 되는 제2늑간에 위치하며 임맥의 ⑲자궁혈로부터 양옆으로 6촌(寸) 떨어진 부위이다.

21. 대포

적응: 천식, 팔다리 무력증, 전신이 아프고 쑤시는데 등

위치: 겨드랑이의 중앙부에 위치하고 있는 심경의 ①극천혈과 제11늑골선단 밑부위에 위치하고 있는 간경의 ⑬장문혈과의 중간 부위인 제7늑간에 해당하는 곳으로 겨드랑이의 중앙부(심경 ①극천혈)로부터 아래로 6촌(寸)이 되는 곳이다.

제5경 수소음심경 (手少陰心經)

(9혈)

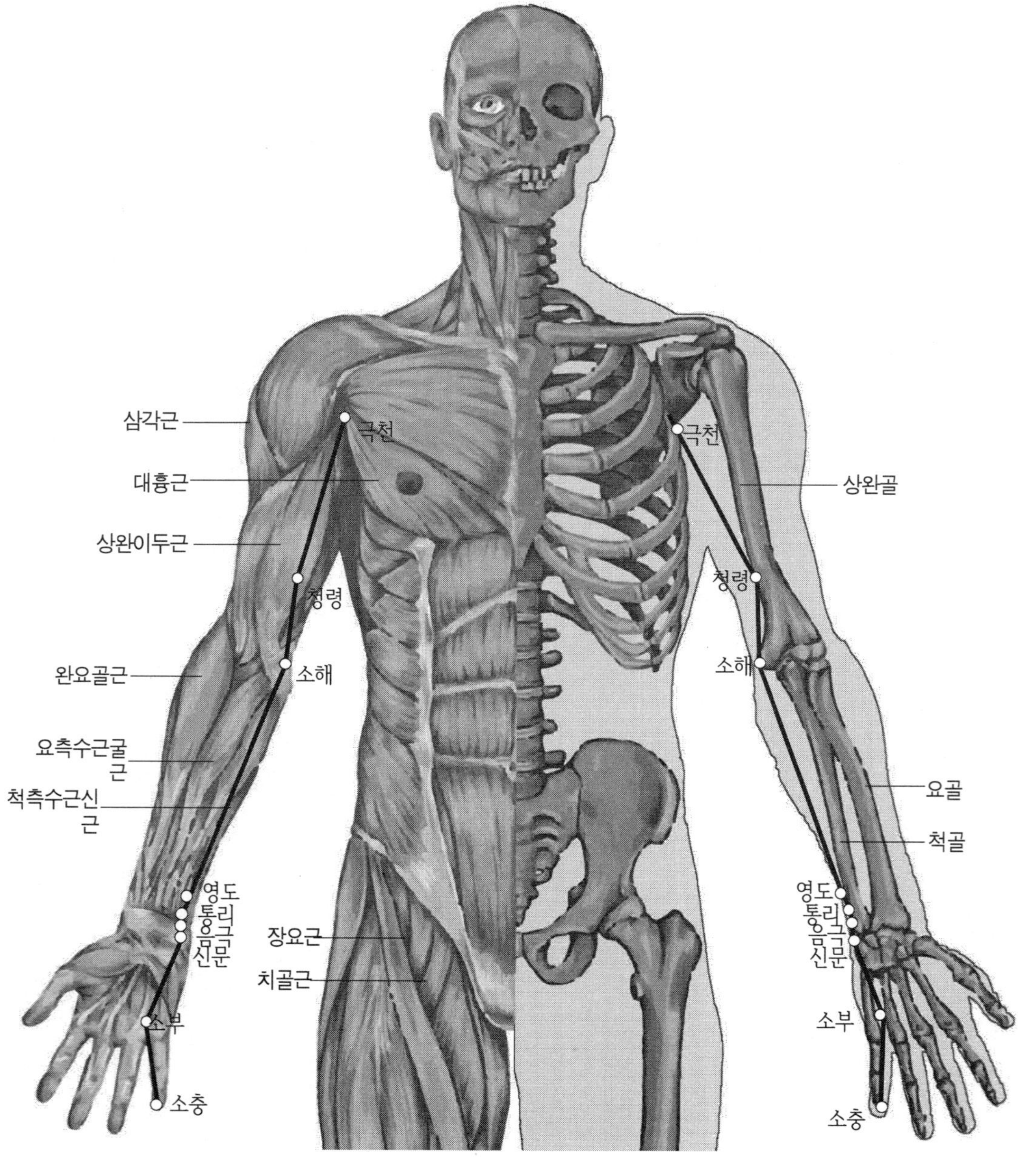
삼각근
대흉근
상완이두근
완요골근
요측수근굴근
척측수근신근
장요근
치골근
극천
청령
소해
영도
통리
음극
신문
소부
소충
상완골
요골
척골

「그림 1-10」 수소음심경

Ⅴ. 수소음심경(手少陰心經 9개 경혈)

심경은 심장에서 폐로 올라가 겨드랑이 밑의 ①극천(極泉)혈에서 ②청령(靑靈) → ③소해(少海) → ④영도(靈道) → ⑤통리(通里) → ⑥음극(陰郄) → ⑦신문(神門) → ⑧소부(少府) → 새끼손가락 안쪽의 손톱 밑 ⑨소충(少衝)에 이르는 9개의 경혈로 이루어져 있다(그림 1-10).

심경의 **정혈**은 ⑨소충이며 **형혈**(⑧소부), **유혈**(⑦신문), **경혈**(④영도), **합혈**(폐경의 ⑪소상), **원혈**(⑦신문), **모혈**(임맥의 ⑭거궐), **극혈**(신경의 ⑲음도), **락혈**(⑤통리)로써

심장에 장애가 오면 눈이 자주 충혈 되고 목이 마르며 명치 밑이 아프고 팔과 팔꿈치와 새끼손가락 쪽으로 시리고 저리고 아프다. 그리고 대체로 얼굴이 상기되어 있으며 대화는 비교적 명랑하게 하지만 감정적으로 흐르기 쉽고 책을 읽으면 곧 피로해진다.

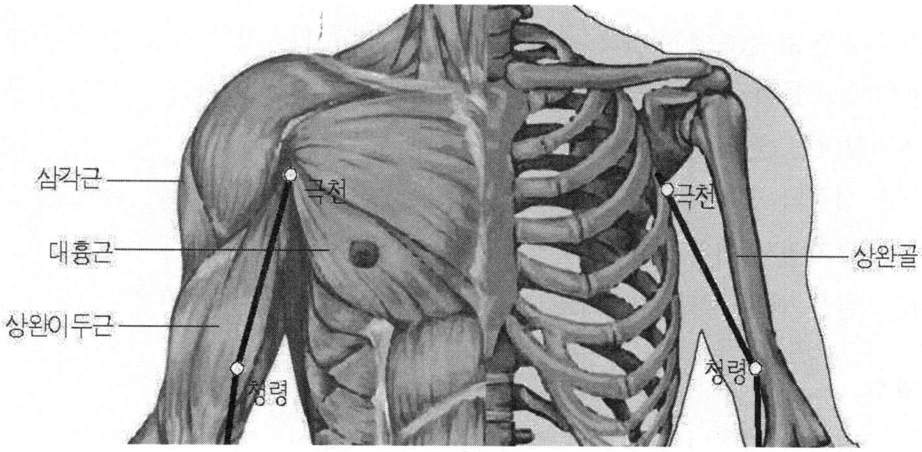

1. 극천

적응: 늑간신경통, 암내, 심통, 팔이 차갑고 아플 때, 목의 건조 등

위치: 겨드랑이의 중앙부위

2. 청령

적응: 두통, 팔꿈치 관절염, 견비통 등

위치: 팔을 구부리면 가로무늬가 생기는데 그 가로무늬의 끝부분이 ③소해혈이다. ③소해혈로부터 ①극천혈 쪽으로 3촌이 되는 부위에 위치한다.

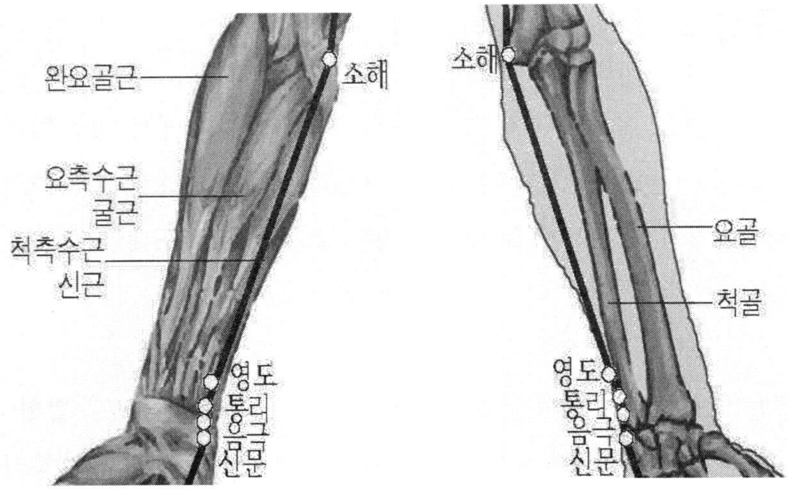

3. 소해

경락은 샘처럼 솟아나는 곳은 정혈(井穴), 골짜기의 흐름은 형혈(滎穴), 연못처럼 모여있는 곳을 유혈(兪穴)이라고 부르고 있다. 그리고 팔꿈치나 무릎 같은 곳에서 함께 모여 바다로 들어가는데 함께 모이는 곳을 합혈(合穴)이라고 한다. 소해는 소음의 바다로 들어간다는 뜻으로 붙여진 이름이다.

적응: 심경의 합혈이며 늑간신경통, 두통, 견비통, 수전증, 심통, 손과 팔이 저리며 당기면서 아픈 것 등

위치: 팔을 굽힌 상태에서 가로무늬의 안쪽줄기 끝 부위이다.

4. 영도

적응: 심경의 경혈이며 팔꿈치 관절염, 척골신경마비, 설골신경마비(중풍) 등

위치: 손목관절의 새끼손가락쪽 가로무늬 끝부분에 위치한 ⑦신문혈로부터 위로 1.5촌(寸)이 되는 부위

5. 통리

적응: 심경의 낙혈이며 히스테리, 편도선, 언어장애(중풍), 심통 등

위치: ⑦신문혈 위로 1촌(寸)이 되는 부위

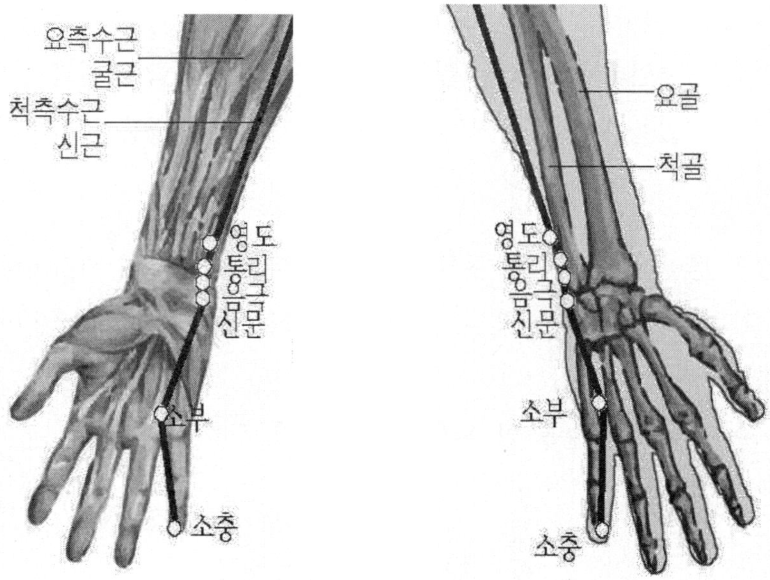

6. 음극

심장을 에워 싸고 있는 경락의 에너지가 고이기 쉽다는 곳으로 이곳을 누르고 문지르고 자극을 주면 고여있는 흐름이 뚫려 심장병이 낫는다고 하며 또한 심장 혈관의 경화로 일어나는 급성 심장마비의 원인이 되는 협심증의 발작은 왼쪽 겨드랑이에서 새끼손가락쪽으로 뻗은 심경전체에 통증을 느끼는 반응을 가져온다. 이럴 때에는 이혈(음극혈)과 바로 접히는 지점의 ⑦신문혈 등과 방광경의 ⑮심수혈 및 임맥의 ⑰전중혈을 눌러 주면 아픔이 가라앉는다고 하고 있다.

적응: 심경의 극혈이며 코피(과로), 협심증, 가슴 아픈데, 심계항진 등

위치: 손목 관절의 가로무늬 끝 부분에 위치한 ⑦신문혈의 위로 새끼손가락쪽 0.5촌(寸)이 되는 부위

7. 신문

적응: 심경의 수혈과 원혈로 심기가 울결된 것을 풀어준다. 심장마비, 히스테리, 협심증, 신경쇠약등 (심경의 진단혈)

위치: 손바닥을 얼굴쪽으로 향하게하여 손목관절을 구부린 후 손목관절의 가로무늬(새끼손가락쪽) 끝부분의 움푹 들어간 부위

8. 소부

적응: 심경의 형혈이며 심장질환, 간혈열, 손바닥열, 손가락 경련과 통증 등

위치: 주먹을 쥐었을 때 새끼손가락과 넷째 손가락 끝이 닿는 중간부위이다.

9. 소충

적응: 심경의 정혈이며 팔이 잘 구부러지지 않는다든가 손끝이 저리거나할 때 이 혈을 잘 문지르면 효과가 있다. 심장병, 인사불성, 가슴아픈데, 손바닥 열, 심통 열병 등

위치: 새끼손가락 안쪽 손톱 밑 모서리

제6경 수태양소장경(手太陽小腸經)

(19혈)

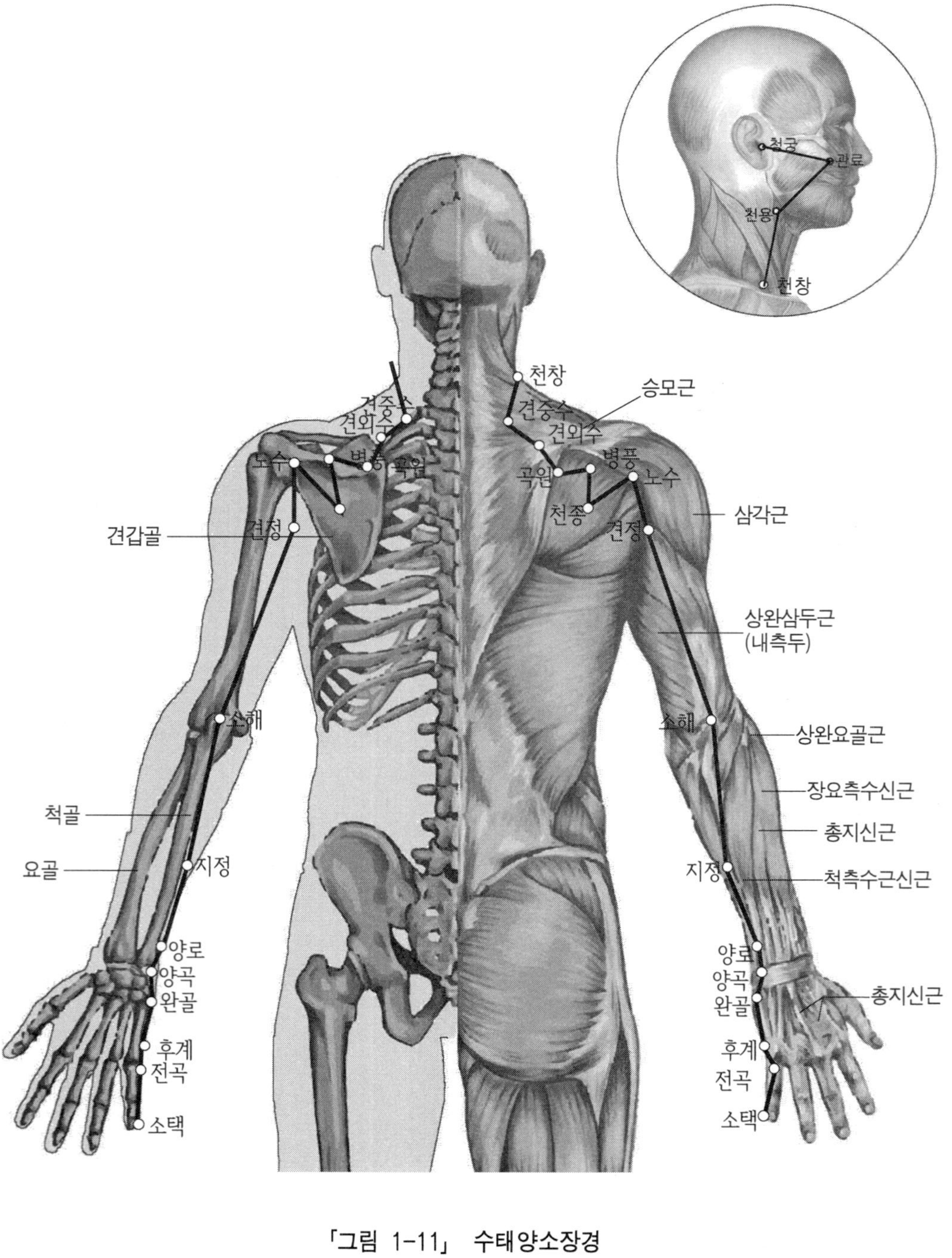

「그림 1-11」 수태양소장경

Ⅵ. 수태양소장경(手太陽小腸經 19개 경혈)

소장경은 새끼손가락 바깥쪽의 손톱 밑 ①소택(少澤)에서 시작되어 → ②전곡(前谷) → ③후계(後谿) → ④완골(腕骨) → ⑤양곡(陽谷) → ⑥양로(養老) → ⑦지정(支正) → ⑧소해(小海) → ⑨견정(肩貞) → ⑩노수(臑兪) → ⑪천종(天宗) → ⑫병풍(秉風) → ⑬곡원(曲垣) → ⑭견외수(肩外兪) → ⑮견중수(肩中兪) → ⑯천창(天窓) → ⑰천용(天容) → ⑱관료(顴髎) → 귀 앞쪽의 ⑲청궁(聽宮)에 이르는 19개의 경혈로 이루어져 있다(그림 1-11).

즉 소장경은 새끼손가락 손톱 모서리 옆 소택혈에서 시작되어 팔의 소해, 견정, 노수, 천종, 병풍에서 어깨 뒤쪽으로 견중수를 지나 대추혈에서 좌우로 엇갈려 결분으로 들어간다. 그리고 한가닥은 가슴을 거쳐 전중, 상완, 하완에 이르고 다른 한가닥은 목을 따라 천창 천용 관료를 지나 눈앞으로해서 귀로 가고 관료에서 갈라진 다른 한가닥은 정명으로 들어가 방광경과 연결이 된다.

소장경의 **정혈**은 ①소택이며 **형혈**(②전곡), **유혈**(③후계) **경혈**(⑤양곡), **합혈**(⑧소해), **원혈**(④완골), **모혈**(임맥의 ④관원), **극혈**(⑥양노), **락혈**(⑦지정)혈로 이루어져 있다.

소장은 위와 대장 사이에 있는 길이 4-5미터의 소화기관으로 12지장, 공장, 회장의 세 부분으로 나누어져 소화작용과 흡수작용을 한다.

위의 아랫부분과 접해있는 곳이 소장의 윗부분이며 위치는 배꼽에서 두치 위쪽에 있다. 그리고 우리가 섭취한 수곡(水穀)의 정미는 배꼽에서 한치 위에 있는 수분(水分)혈 부위에서(소장의 아래 끝부분) 수분은 방광으로 들어가고 찌꺼기는 대장으로 들어간다.

이러한 소장의 기능이 좋지 않으면 우선 눈의 흰자위가 누런기를 띄우고 귀가 잘 안 들린다. 뺨과 발이 붓고 목이 아프다 머리가 무겁고 팔이 아프거나 저리다. 이런 증세가 있는 사람은 방광경의 ㉗소장수혈과 임맥의 ④관원혈에서 반응이 보인다.

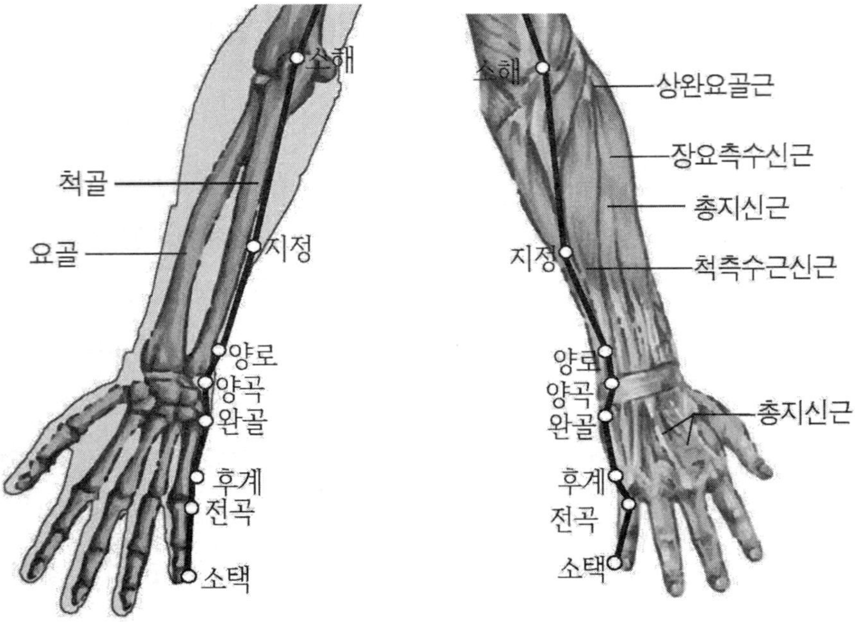

1. 소택

소장경의 정혈로 젖을 잘나오게 하는 효과가 있다.

이혈은 예부터 '목예(目翳 눈의 그림자)를 고친다'고 하여 백내장, 녹내장 같은 것이 생길 때는 소택에서 피를 약간 내면된다고 전해지고 있다. 그리고 "수족 다섯손가락 및 발가락 끝의 혈은 반신불수를 고친다"고 하여 손발 각 열 개씩의 혈에서 침으로 피를 조금씩 내는데 이것을 동양의학에서는 십정혈(十井穴), 사혈(瀉血)이라고 하며. 각각 마비되는 팔에서 사혈을 하지만 듣지 않을 때에는 반대쪽의 팔이나 다리쪽에서 사혈을 한다는 원칙이 있다.

적응: 두통, 심장마비, 인사불성(구급혈), 반신불수, 목이 붓거나 아플 때, 유선염, 젖이 잘 안나올 때, 가슴이 답답하고, 팔꿈치가 아플 때, 기침 및 눈이 맑게 보이지 않을 때 등

위치: 새끼손가락 손톱의 바깥쪽 모서리 옆 부위

2. 전곡

적응: 소장경의 형혈이며 두통, 이명, 손가락이 저리고 감각이 없을 때 등

위치: 새끼손가락 첫째마디(제5중수골과 제5중수기절골의 마디)의 손톱쪽 부위로 주먹을 쥐었을 때 생기는 첫째마디의 가로무늬 바깥쪽 끝 부위이다.

3. 후계

적응: 후두통, 이명, 팔이나 손가락이 아파 제대로 펴거나 구부리지 못할 때 등

위치: 주먹을 쥐었을 때 손가락 첫째마디와 제5중수골 사이에 생기는 가로무늬의 끝부분이다.

4. 완골

적응: 소장경의 원혈이며 손목관절염, 두통, 뒷목이 뻣뻣할 때, 이명, 팔의 통증, 손가락경련, 당뇨병, 황달 등

위치: 새끼손가락의 제5중수골과 두상골 사이의 움푹 들어간 손등과 손바닥의 경계부위

5. 양곡

적응: 소장경의 경혈로 어지럼증, 치은염(치통), 이명, 두통 등

위치: 손목의 손등 쪽에 생기는 가로무늬의 새끼손가락쪽 끝나는 부위로 척골경상돌기와 두상골 사이에 움푹 들어간 곳이다.

6. 양로

적응: 소장경의 극혈로 견비통(경련), 팔 마비 등

위치: 손등의 새끼손가락쪽 손목 관절 위쪽에 툭불거진 척골소두 윗부분의 간극

7. 지정

적응: 소장경의 낙혈이며 팔꿈치통증, 뇌신경쇠약(마비), 뒷덜미가 뻣뻣하거나 두통, 현기증 등

위치: 손목관절 부위에 있는 ⑤양곡혈로부터 ⑧소해혈쪽으로 5촌(寸)이 되는 척골의 뒤쪽 가장자리 부위에 위치하고 있다.

8. 소해

적응: 소장경의 합혈이며 어깻죽지 팔꿈치 경련, 오십견, 두통 등

위치: 팔을 구부렸을 때 팔꿈치 뒤 튀어나온 부위와 윗팔(상완골)의 튀어나온 상과 사이에 움푹 들어간 부위

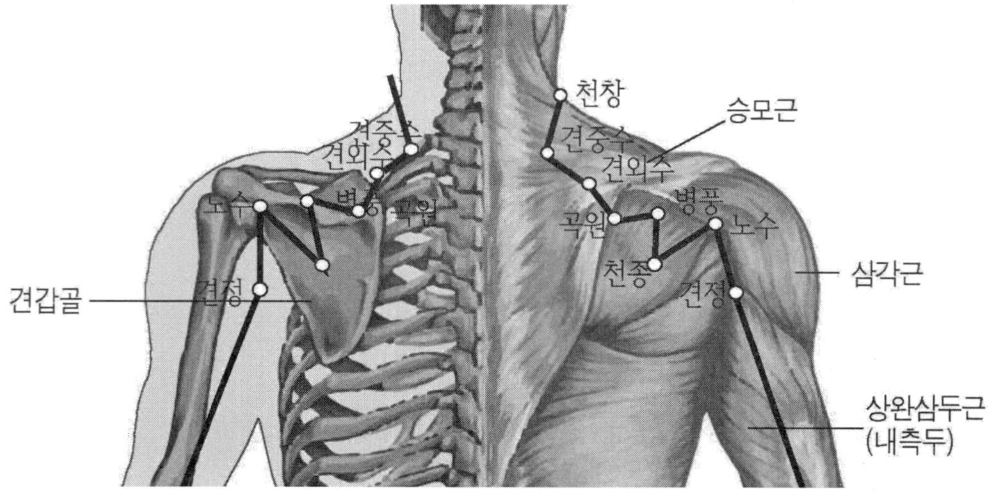

9. 견정

적응: 잡는힘 마비, 어깨통증, 손과 팔이 저리고 아파 물건을 들어올리지 못할 때 등. 그리고 오십견(五十肩)에 잘 듣는 혈로써 견정혈에서 약 5cm정도 어깨쪽에 위치하고 있는 ⑩노수혈을 함께 활용하면 더욱 효과가 있다. 아울러 소장경의 ⑪천종혈, ⑬곡원혈, 대장경의 ⑮견우혈, 폐경의 ②운문혈 삼초경의 ⑭견료혈등. 어깨부위에 위치하고 있는 혈들이 잘 듣는다.

위치: 차렷자세에서 겨드랑이 뒤쪽에 있는 세로무늬 끝으로부터 위쪽으로 1촌이 되는 부위

10. 노수

적응: 이혈은 압을 내려주는데 효과가 있기 때문에 뇌일혈 중풍 등에 많이 쓰이며 또한 어깨와 팔이 시리고 아프며 힘이 없는 증상, 어깻죽지 신경통, 편마비 등

위치: ⑨견정혈 위로 3횡지가 되는 부위로 견갑골의 견봉돌기 아래 견갑골의 툭불거진 견갑극 밑 부위이다.

11. 천종

적응: 어깻죽지신경통(어깨와 팔이 시리고 아플 때) 등

위치: 견갑골 중앙부위로 움푹들어간 곳.

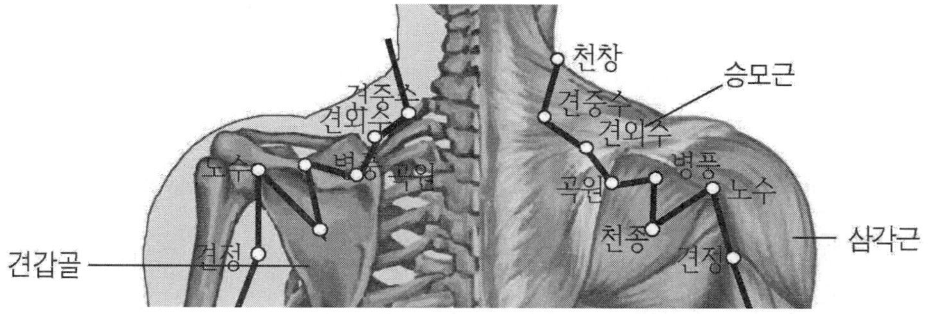

12. 병풍

적응: 어깨죽지, 팔죽지 신경통, 팔 어깨 마비 등

위치: 대장경의 ⑯거골혈과 ⑬곡원혈의 중간부위로 견갑극의 가장 오목한 곳이다.

13. 곡원

적응: 어깨마비, 어깨팔통증 등

위치: 견갑골극의 흉추쪽 오목하게 들어간 부위로 어깨 끝과 흉추와 이은 선상의 중간부위 이기도 하다.

14. 견외수

적응: 어깨와 팔이 시리고 아프거나 또는 경련과 마비, 목이 뻣뻣하고 아플 때 등

위치: 첫 번째 흉추의 불거진 부위(제1흉추극돌기)밑 독맥의 ⑬도도혈 양옆으로 3촌(寸)이 되는 곳이다.

15. 견중수

적응: 어깨부위에서 가장 많이 활용되는 혈로서 어깨와 이어진 각부분의 이상증세에 유효하게 쓰인다. 잠을 잘못잔 탓으로 목을 돌릴 수 없을 때 목 부위를 잘 문지르고 지압을 하면 곧 효과가 있다. 그밖에 기관지염, 천식, 어깻죽지 쑤시는데, 목 뻣뻣한데 등

위치: 제7경추극돌기 밑 들어간 부위가 독맥의 ⑭대추혈이다. 대추혈의 양옆 2촌(寸)이 되는 부위

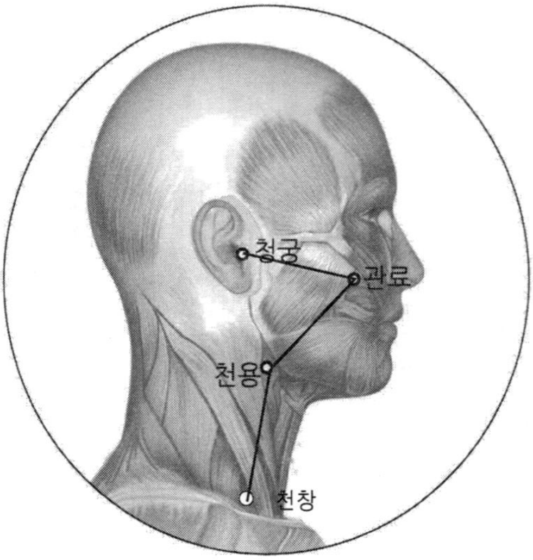

16. 천창

적응: 목이 부어오르고 아플 때, 이농, 갑상선종, 이명, 뒷덜미가 뻣뻣하고 아플 때 등

위치: 목젖(후두융기) 양옆으로 3.5촌(寸)이 되는 부위로 대장경의 ⑱부돌혈 바깥쪽으로 0.5촌(寸)이 되는 부위

17. 천용

적응: 청력감퇴, 이명, 뺨이 붓거나 등

위치: 아래 턱 모서리(하악각)의 뒷부위

18. 관료

적응: 소장경과 삼초경의 합혈로 삼차신경통, 윗 이가 아픈데, 얼굴신경마비, 눈꺼풀의 떨림, 주근깨, 기미 등

위치: 눈꼬리(외안각)의 수직선과 코 옆 대장경 ⑳영향혈의 수평선과 교차되는 부위로 광대뼈 아래 오목한 곳

19. 청궁

적응: 귓병이 나거나 혈관장애, 정신적 흥분이 계속되면 귀에서 윙소리가 나거나 매미우는 소리처럼 들리는 전음성(傳音性) 귀울림은 비교적 고치기가 쉬우나 금속성 소리가 나는 감음성(感音性)은 고치기가 힘들게 된다. 귀아픈데, 귀울림, 청력감퇴, 시력감퇴, 기억력감퇴, 치통, 중이염, 얼굴 신경마비, 두통, 신경통 등

위치: 입을 살짝 벌리면 귀젖(이주 耳珠) 앞에 나타나는 움푹 들어간 부위

제7경 족태양방광경 (足太陽膀胱經)

(67혈)

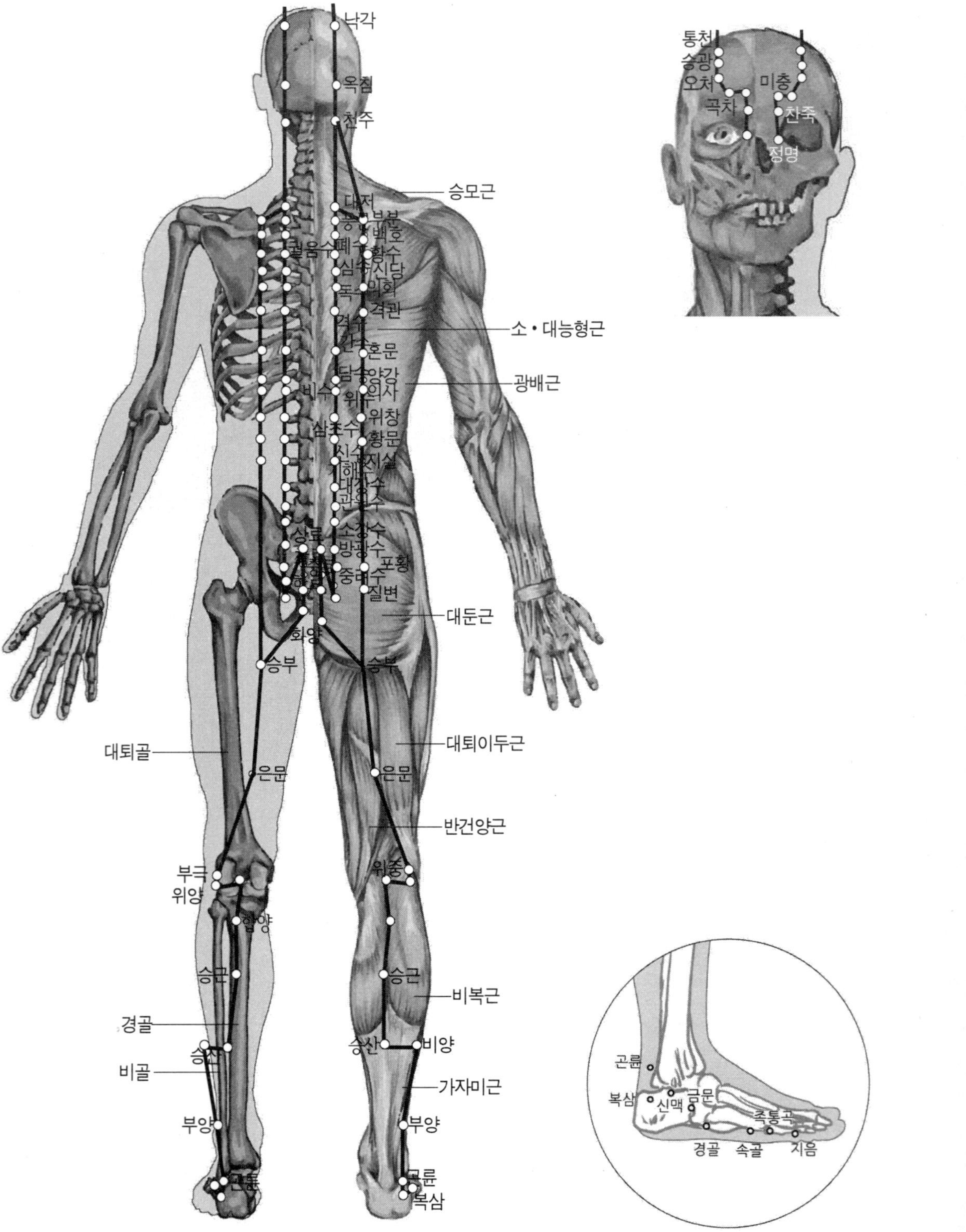

「그림 1-12」 족태양방광경

Ⅶ. 족태양방광경 (足太陽膀胱經 67개 경혈)

족태양방광경은 눈의 안쪽 ①정명(睛明)에서 시작하여 정수리 쪽으로 → ②찬죽(攢竹) → ③미충(眉衝) → ④곡차(曲差) → ⑤오처(五處) → ⑥승광(承光) → ⑦통천(通天)을 지나 → 머리 뒤쪽의 ⑧낙각(絡却) → ⑨옥침(玉枕) → ⑩천주(天柱)에서 갈라져 → 하나는 배부 2행 ⑪대저(大杼) → ⑫풍문(風門) → ⑬폐수(肺兪) → ⑭궐음수(厥陰兪) → ⑮심수(心兪) → ⑯독수(督兪) → ⑰격수(膈兪) → ⑱간수(肝兪) → ⑲담수(膽兪) → ⑳비수(脾兪) → ㉑위수(胃兪) → ㉒삼초수(三焦兪) → ㉓신수(腎水) → ㉔기해수(氣海兪) → ㉕대장수(大腸兪) → ㉖관원수(關元兪) → ㉗소장수(小腸兪) → ㉘방광수(膀胱兪) → ㉙중려수(中膂兪) → ㉚백환수(白環兪)에 이르고 배부2행의 끝에서 일부는 → ㉛상료(上髎) → ㉜차료(次髎) → ㉝중료(中髎) → ㉞하료(下髎) → ㉟회양(會陽) → ㊱승부(承扶) → ㊲은문(殷門) → 부극 → 위양에서 → 위중으로 들어가고 다른 한 줄기 배부3행은 천주에 이어 ㊳부분(附分) → ㊴백호(魄戶) → ㊵고황(膏肓) → ㊶신당(神堂) → ㊷의희(譩譆) → ㊸격관(膈關) → ㊹혼문(魂門) → ㊺양강(陽綱) → ㊻의사(意舍) → ㊼위창(胃倉) → ㊽황문(肓門) → ㊾지실(志室) → ㊿포황(胞肓) → 51질변(秩邊) → 52부극(浮郄) → 53위양(委陽)에 이른다. 그리고 54위중(委中)에서 → 55합양(合陽) → 56승근(承筋) → 57승산(承山) → 58비양(飛揚) → 59부양(跗陽) → 60곤륜(崑崙) → 61복삼(僕參) → 62신맥(申脈) → 63금문(金門) → 64경골(京骨) → 65속골(束骨) → 66족통곡(足通谷) → 새끼 발가락 바깥쪽 끝 부분의 67지음(至陰)에 이르는 67개 경혈을 이루고 있다(그림 1-12). 그리고 방광경의 정혈은 67지음혈이며 형혈(66통곡) 유혈(65속골) 경혈(60곤륜) 합혈(54위중) 원혈(64경골) 모혈(임맥의 ③중극) 극혈(63금문) 락혈(58비양)혈로 이루어져 있다.

방광은 소장에서 소화되고 흡수되어 소용이 없게 되어 버린 물 즉, 수액이 고여 있는 곳을 말한다. 과로에서 오는 두통, 혈행이 좋지 않아서 오는 피부의 거친 촉감, 코피가 나고 코가 막히는 증세, 목 뒤에서부터 등과 허리 및 대퇴부와 뒤꿈치 발가락에 이르는 통증을 방광경의 이상에서 오는 것으로 보고 있다. 아울러 아랫배 부위 임맥의 ③중극혈과 천골 부위 방광경의 ㉘방광수 혈을 가볍게 눌러보면 유난히 아프거나 쑤시게 되면 방광이나 방광경의 이상을 의심해 볼 필요가 있을 것이다.

1. 정명

적응: 눈병, 난시, 원시, 근시, 사시. 바람을 맞으면 눈물이 나거나 구안와사, 결막염 등

위치: 눈의 안쪽 모서리(내안각)에서 0.1촌(寸)이 되는 곳

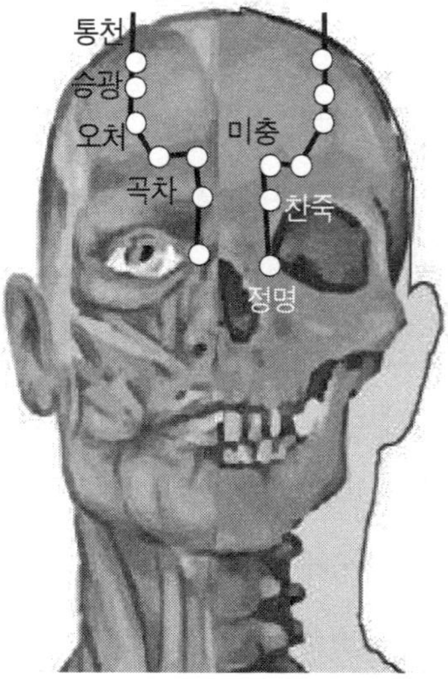

2. 찬죽

삼차신경은 얼굴의 지각신경인데 얼굴 전체의 근육을 움직이는 안면신경과는 달리 촉각을 담당하고 있다. 이 신경이 침해를 받으면 이마나 얼굴이 아프고 눈속 깊숙이 아프기도 한다.

적응: 눈꺼플 떨림, 눈의 피로, 삼차신경통, 두통, 눈병, 시력부족, 재치기, 바람을 쐬면 눈물이 나는 것 등

위치: 양쪽 눈썹이 시작되는 미간쪽 부위

3. 미충

적응: 정신을 맑게 하고 풍사를 제거 하며 눈을 맑게 하고 두통, 코막힘, 현기증 등

위치: 눈썹의 시작 부위에서 수직으로 올라가 머리털의 경계 부위에서 오푼(0.5촌)정도 들어간 곳

4. 곡차

적응: 현기증, 앞머리통, 코막힌데, 코피 등

위치: 머리털의 경계부위(전발제)에서 위로 오푼(0.5寸)이 되는 부위로 몸의 정중선에 위치하고 있는 독맥의 ㉔신정혈 양옆으로 1.5촌(寸)이 되는 곳

5. 오처

적응: 두통, 어지러움증 등

위치: 곡차에서 위로 오푼(0.5寸)이 되며 전발제(이마와 머리털이 나는 경계 부위)로부터 1촌(寸)이 되는 곳으로 또한 머리의 전중선에 있는 독맥 ㉓상성혈의 양옆 1.5촌(寸)이 되는 곳

6. 승광

적응: 두통, 어지럼증, 코막힌데, 울화 등

위치: 전발제에서 2.5촌(寸) 오처로부터는 1.5촌(寸)이 되는 부위

7. 통천

적응: 두통, 콧물 과다, 코막힘, 코피 등

위치: 전발제로부터 4촌(寸)이 되며 ⑥승광혈로부터 1.5촌(寸)이 되는 부위

8. 낙각

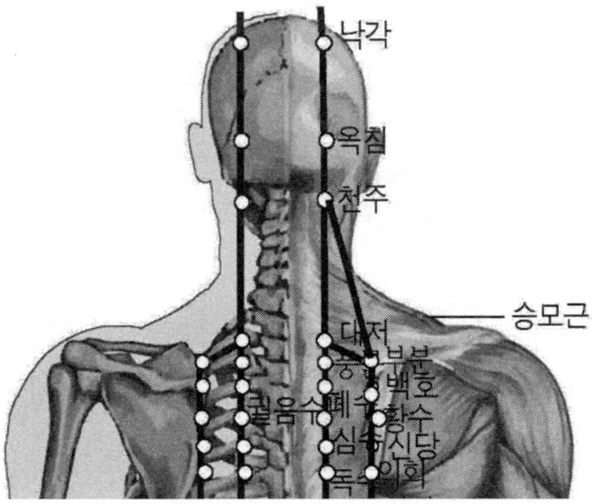

적응: 귀울림, 현기증, 시력 감퇴 등

위치: 전발제로부터 5.5촌(寸)의 부위이며 ⑦통천혈로부터는 1.5촌(寸)이 되는 곳

9. 옥침

적응: 두통, 어지럼증, 근시, 코막힘, 오한, 불면증 등

위치: 뒤통수(후두부)의 정중선에 있는 독맥의 ⑰뇌호혈 양옆으로 1.3촌(寸)이 되는 곳

10. 천주

적응: 이 혈을 누르면 우선 머릿속이 깨끗해지고 기분이 상쾌해진다. 두통, 불면증, 목이 뻣뻣한데, 신경쇠약, 혈압 높아질 때, 어깨와 등이 아플 때 등

위치: 뒷머리 털의 경계면(후발제상)으로 뒷머리의 정중선에 위치하고 있는 독맥 ⑮아문혈의 양옆으로 1.3촌(寸)이 되는 곳으로 움푹 들어간 부위

11. 대저

적응: 두통, 목이 뻣뻣하거나 등이 아프고 견갑골이 아플 때, 기관지염, 폐염, 어깨 신경통, 혈압 오를 때 등

위치: 제1흉추극돌기 밑 독맥의 ⑬도도혈에서 양 옆으로 1.5촌(寸)이 되는 부위

12. 풍문

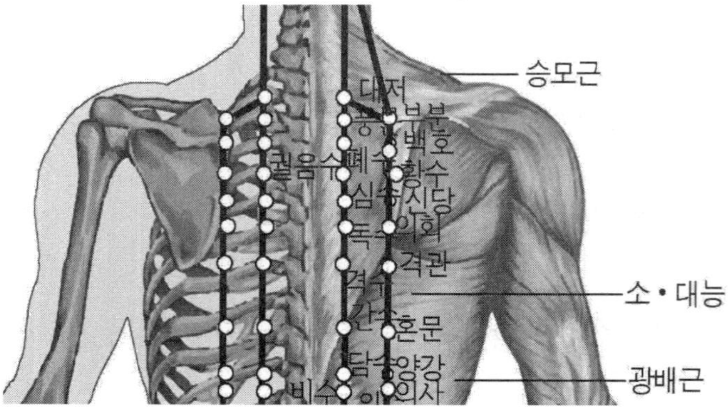

동양의학에서는 5장 6부에 이상이 생긴 것을 풍이라 하고 밖에서 들어오는 것을 풍사라 하고 있다. 풍사 초기에 풍문혈에서 다스리지 못하게 되면 천추혈 양쪽에 있는 담경의 ⑳풍지혈에 모여 뒷머리와 목 등에 사기가 번지고 심해지면 독맥의 ⑯풍부혈에 모였다가 뇌에 들어가 온몸의 마디에 번져 전신에 열이난다고 한다. 따라서 풍사가 들었을 때 머리가 아프고 목이 뻣뻣하면 ⑫풍문혈과 ⑳풍지혈 및 ⑯풍부혈을 먼저 다스스려 주는 것이 좋을 것이다.

적응: 풍사로 인한 감기로 발열, 두통과 목이 뻣뻣하고 허리와 등이 아플 때 등

위치: 제2흉추 극돌기 밑에서 양옆으로 1.5촌(寸)이 되는 곳

13. 폐수

자연계에 있는 모든 사기(邪氣)는 수혈을 통해서 몸에 들어가 5장 6부를 침식하여 병들게 한다고 동양의학에서는 설명하고 있다.

적응: 폐의 배수혈로, 기침, 천식, 코막힘, 폐렴, 가슴이 뭉치고 답답한데, 허리와 등이 아픈 데 등(폐기능진단혈)

위치: 제3흉추극돌기밑 독맥의 ⑫신주혈에서 양옆으로 1.5촌(寸)이 되는 부위.

14. 궐음수

궐음수는 특히 음증(陰証)이라고 해서 인체의 기능이 약화되어 병의 증세가 속으로 기어들 때에 쓰는 혈이다. 피가 잘 돌지 않고 냉한 사람에게 효험이 있다.

적응: 배수혈로 구토, 기침, 심통, 가슴답답증, 늑간신경통, 노이로제 등

위치: 제4흉추극돌기 밑에서 양옆으로 1.5촌(寸)이 되는 부위

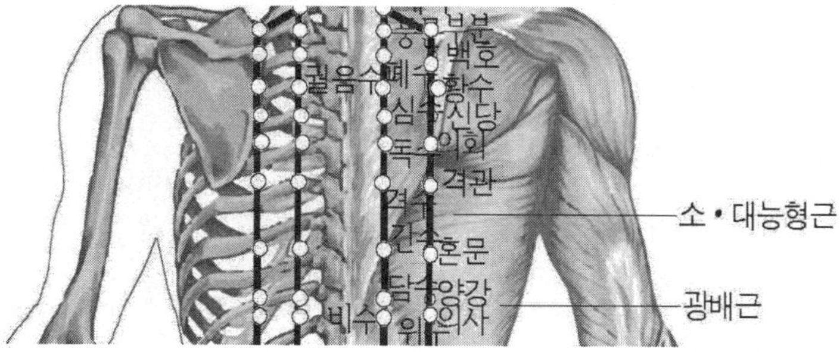

15. 심수

거궐의 모혈로 사기가 심장으로 들어가는 수혈로서 심장병 발작이 일어날 때는 심수는 물론 앞가슴 임맥의 ⑰전중혈과 ⑭거궐혈 및 새끼 손가락 끝을 지긋이 좀 세게 누르는 것이 좋다.

적응: 심장병, 협심증, 정신병, 각혈, 식은땀, 가슴 답답증 등

위치: 제5흉추극돌기 밑 독맥의 ⑪신도혈에서 양옆으로 1.5촌(寸)이 되는 부위

16. 독수

적응: 가슴을 편안하게 하고 치솟은 기를 내려뜨려 딸꾹질을 멎게 한다. 심통, 복통, 탈모 등

위치: 제6흉추극돌기 아래 독맥의 ⑩영대혈에서 양옆으로 1.5촌(寸)이 되는 부위

17. 격수

동양의학에서는 사람의 몸을 상초(上焦) 중초(中焦) 하초(下焦)로 3등분을 하고 있다. 상초는 목에서 명치 끝까지, 중초는 배꼽까지, 하초는 다리를 제외한 그 아래 부분을 말하며 상초는 호흡과 순환작용을 중초는 음식물의 소화 흡수 작용을 하초는 비뇨배설 작용을 한다. 격수는 상초와 중초의 경계선 위에 있다. 따라서 상초와 중초에 걸친 병 즉 호흡순환과 소화 흡수에 관련된 여러 증세에 잘 듣는다.

적응: 천식, 위산 과다, 만성출혈성질환, 빈혈, 신경성구토, 식은땀(잘 때), 딸꾹질 등

위치: 제7흉추극돌기 아래 독맥의 ⑨지양혈에서 양옆으로 1.5촌(寸)이 되는 부위

18. 간수

간수혈의 모혈은 간경의 ⑭기문혈이다. 간장의 이상은 간수혈과 기문혈을 눌러보면 알 수가 있다.

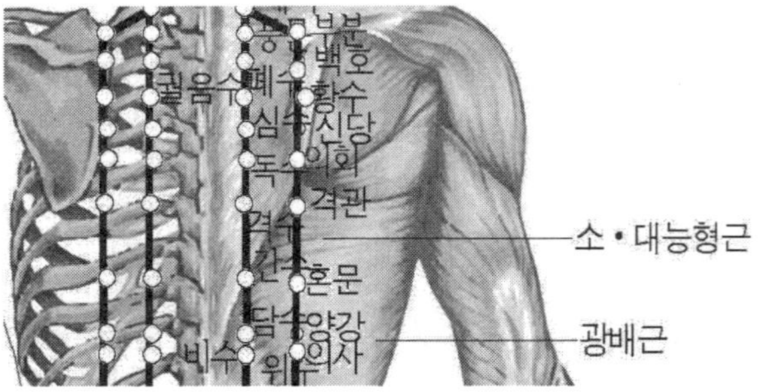

적응: 간경 ⑭기문혈의 모혈이며 간경의 배수혈로써 황달, 담석통, 눈병, 토혈, 척추와 등이 아플 때, 늑간신경통 등 (간 기능 진단혈)

위치: 제9흉추극돌기 아래 독맥의 ⑧근축혈에서 양옆으로 1.5촌(寸)이 되는 부위

19. 담수

입맛이 쓰고 입속이 마르고 명치 밑에서 옆구리까지 단단한 것이 잡힌다. 음식물을 삼키기가 힘들때 담수를 누르면 효과가 있다.

적응: 담경의 배수혈로 담낭질환, 황달, 위장병, 늑막염, 좌골신경통, 입이 쓰거나 옆구리통증 등

위치: 제10흉추극돌기아래 독맥의 ⑦중추혈에서 양옆으로 1.5촌(寸)이 되는 부위

20. 비수

췌장을 말하는 것으로 여기서는 인슐린이 분비되는데 그 기능이 약화되면 당뇨병이 된다.

몸이 항상 노곤하고 눈에 띄게 살이 빠지는 사람 황달병 증세가 보이고 항상 갈증을 느끼는 사람은 췌장이 약한 증거다. 만성위장염 식욕감퇴, 흥분 종기나 여드름이 많은 사람은 이 혈을 다스리면 효과를 본다. 모혈은 간경의 ⑬장문혈이다.

적응: 황달, 구토, 설사, 소화불량, 위하수, 췌장이상, 당뇨병, 월경불순, 팔다리 무력증 등

위치: 제11흉추 극돌기 아래 독맥의 ⑥척중혈에서 양옆으로 1.5촌(寸)이 되는 부위

21. 위수

위의 배수혈이며 위에 이상이 있다고 생각되면 이혈과 배꼽 위에 임맥의 ⑫

중완혈을 눌러보면 곧 알아볼 수 있다. 위수는 위에 사기(邪氣)가 흘러 들어가는 곳이므로 가슴이 쓰리거나 구역질이 날 때 배가 팽팽할 때 아기가 젖을 토할 때 많이 쓰는 혈이며 등줄기가 묵직하거나 어깨가 쑤시는 증세도 위가 약할 때에 일어나는 증세

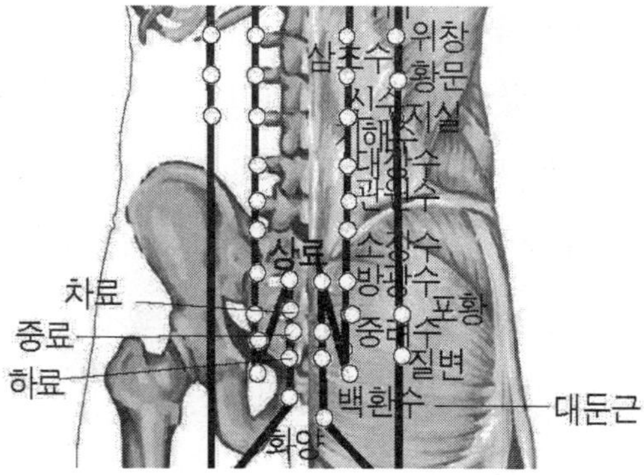

의 하나로 보고 있다.

적응: 위경련, 위궤양, 복부팽창, 구토 등

위치: 제12흉추 극돌기 아래로부터 양옆으로 1.5촌(寸)이 되는 부위

22. 삼초수

임맥 ⑤석문혈의 모혈로써 삼초에 기가 들어가는 곳으로 과로해서 열이 나거나 정력감퇴, 허리 삔 데, 치질 등에 많이 쓰이는 혈이다. 삼초수의 모혈은 배꼽 아래 임맥의 석문혈이며 삼초수혈과 임맥의 석문혈, ⑰전중혈, ⑫중완혈을 비비고 지압을 하면 머릿속에 정돈이 잘 안된다든가 일 할 기분이 나지 않을 때 기분이 훨씬 좋아질 것이다.

적응: 장염, 오줌싸개, 요통, 소화불량, 구토, 설사, 위염 등

위치: 제1요추극돌기아래 독맥의 ⑤현추혈에서 양옆으로 1.5촌(寸)이 되는 부위

23. 신수

동양의학에서 신을 말할 때 신천의 원기이며, 태어날 때부터 타고난 생명력과 정력이 깃들어 있는 곳이라고 말한다. 과로할 경우에는 이혈의 양쪽 근육이 굳어지고 조금만 눌러도 아픔을 느끼거나 돌같이 굳은 몽우리가 잡히는 경우가 있다. 이러한 증세가 있는 사람은 혈압이 오르고 정력감퇴, 불면증, 생리불순, 요통, 다리 냉증 등이 생기게 된다.

적응: 생식기 장해, 발기불능, 월경 불순, 요통, 청력감퇴, 이명, 유정(정액이 흘러나오는 것) 등

위치: 제2 요추. 요추 극돌기아래 독맥의 ④명문혈에서 양옆으로 1.5촌(寸)이 되는 부위

24. 기해수

적응: 요통, 치질, 생리통, 월경불순, 요추와 척추의 통증, 다리에 감각이 없거나 고관절이나 슬관절을 제대로 사용하지 못하는 경우 등

위치: 제3 요추돌기 아래에서 양옆으로 1.5촌(寸)이 되는 부위

25. 대장수

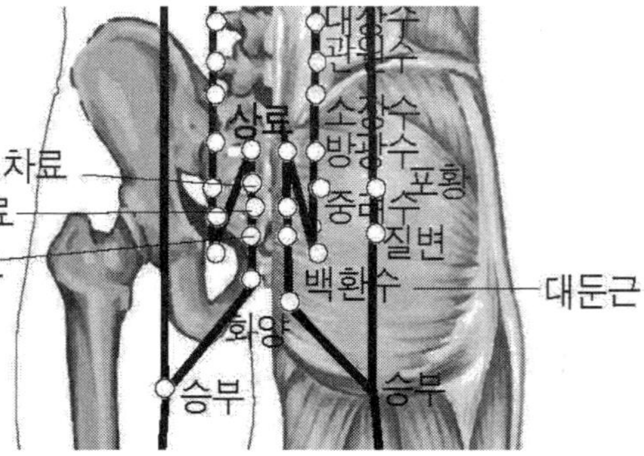

적응: 장질환, 설사, 변비, 요통, 다리신경통 디스크 등

위치: 제4 요추 극돌기 아래 독맥의 ③요양관 혈에서 양옆으로 1.5촌이 되는 부위이다.

26. 관원수

적응: 요통, 방광염, 당뇨병, 오줌을 흘리거나 자주 볼 때, 설사 등

위치: 선골과 제5요추의 접합부위로서 제5요추 극돌기 아래에서 양옆으로 1.5촌(寸)이 되는 부위

27. 소장수

사람의 등뼈는 목부위의 경추와 가슴부위의 흉추, 그리고 허리부위의 요추와 엉덩이부위의 선골과 미골로 구성되어 있다. 이중에서 선골은 2등변삼각형을 이루고 있으며 그 끝에 미골이 붙어있다. 선골은 다섯 개의 선추가 한데 붙어있는 것으로 그 흔적을 따라 제1선추, 제2선추 등으로 불리운다. 아랫배가 땡기고 아플 때 변에 곱이 섞여 나올 때 대하가 심할 때 등에 효과가 있다.

적응: 장염, 생식기 질환, 자궁내막염, 좌골신경통, 치질, 야뇨증, 유정(정액이 새나오는 것) 등

위치: 선골에 뚫려있는 제1선골공의 높이에서 등쪽 몸의 정중앙선으로부터, 즉 제1천골 천추극돌기 아래 양옆으로 1.5촌(寸)이 되는 부위

28. 방광수

방광에 사기가 들어가서 일어나는 병, 특히 야뇨증, 방광염에 효험이 있다. 이 혈을 중심으로 온구나 더운 찜질만 해도 방광의 냉증은 가신다. 대체로 허리 부위는 덥게 하는 치료 방법이 가장 효과적이다.

적응: 방광염, 요도염, 야뇨증, 요통, 좌골신경통, 복통설사 등

위치: 제2천골 척추극돌기 아래에서 양옆으로 1.5촌(寸)이 되는 부위이다.

29. 중려수

적응: 장염, 좌골신경통, 허리와 척추가 뻣뻣하고 아플 때 등

위치: 제3천골 척추극돌기 아래에서 양옆으로 1.5촌(寸)이 되는 부위

30. 백환수

적응: 항문질환, 좌골신경통, 변비, 야뇨증, 월경불순 등

위치: 제4천골 척추아래에서 양옆으로 1.5촌(寸)이 되는 부위

31. 상료

천골의 좌·우에 4개씩 8개의 꼬리뼈 뒤쪽 구멍을 순서대로 상료·차료·중료·하료로 명명하였다.

적응: 생식기 질환(고환염, 난소염), 노이로제, 치질, 생리통, 월경불순 등

위치: 제1후천골공 부위

32. 차료

적응: 생식기 질환, 치질, 대소변불량 등

위치: 제2후천골공 부위

33. 중료

적응: 생식기 질환, 대소변 불량 등

위치: 제3후천골공 부위

34. 하료

적응: 생식기 질환, 대소변 불량 등

위치: 제4후천골공 부위

35. 회양

적응: 독맥의 기가 발생하는 곳으로 설사, 치질, 발기불능 등

위치: 꼬리뼈(미골)의 끝에서 양옆으로 0.5촌(寸)이 되는 부위

36. 승부

혈이 있는 둔부의 주름이 있는 곳을 손으로 잘 만져보면 몽우를 만질 수 있게 된다.

다리에 생기는 신경통을 막아 내려고 둔부의 근육이 피로해져 생기는 것으로 이 혈은 좌골신경이 골반속에서 근육 있는 곳으로 나오는 곳이기 때문에 대퇴부 뒤쪽에서 다리 전체가 당기는 증세. 즉, 좌골 신경통에 효과가 있다.

적응: 좌골신경통, 치질통, 생리통, 요배통, 변비 등

위치: 둔부와 대퇴의 접합부위로 엉덩이 밑 가로무늬의 중앙부위이다.

37. 은문

적응: 좌골신경통, 대퇴부신경통, 하지마비 등

위치: ㊱승부혈에서 54위중혈 쪽으로 6촌(寸)이 되는 부위

38. 부분

적응: 목근육 경련, 견배증, 팔마비 등

위치: 제2흉추 극돌기 아래에서 양옆으로 3촌(寸)이 되는 부위

39. 백호

적응: 혼의 출입구로 기침, 천식, 기관지염, 견갑통, 목이 뻣뻣할 때 등

위치: 제3흉추극돌기 아래 독맥의 ⑫신주혈에서 양옆으로 3촌(寸)이 되는 부위

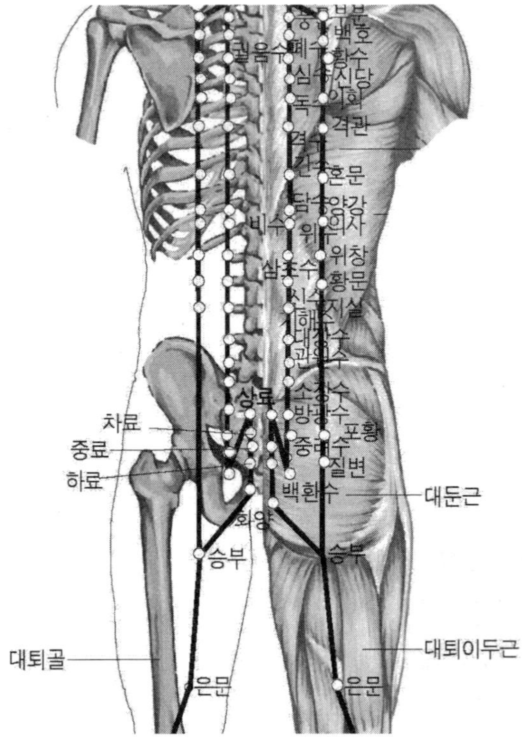

40. 고황

심장병증세가 있는 사람, 협심증, 동맥경화증으로 인한 여러 가지 병이 있는 사람은 언제나 손발이 차다. 이 혈과 함께 신당혈을 잘 다루어 심장병을 고치게 되면 만성 냉증도 차츰 없어지게 된다.

적응: 기침, 토혈, 폐결핵, 천식, 노이로제, 빈혈, 건망증 등

위치: 제4흉추극돌기 아래 3촌이 되며, ⑭궐음수혈로부터는 바깥쪽으로 1.5촌(寸)이 되는 부위이다.

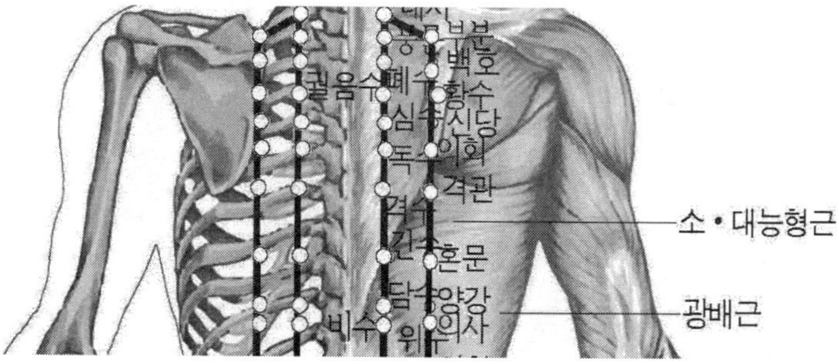

41. 신당

적응: 심장병, 견배통, 팔신경통, 천식, 늑간신경통 등

위치: 제5흉추극돌기 아래 독맥의 ⑪신도혈에서 양옆으로 3촌(寸)이 되는 부위이며 ⑮심수(유)혈에서 바깥쪽으로 1.5촌(寸)이 되는 부위

42. 의희

적응: 천식, 늑간신경통, 견배통, 기침, 딸꾹질 등

위치: 제6흉추극돌기 아래 독맥의 ⑩영대혈에서 양옆으로 3촌(寸)이 되며 ⑯독수(유)혈의 바깥쪽으로 1.5촌(寸)이 되는 부위이다.

43. 격관

적응: 늑간신경통, 구토, 딸꾹질, 목·팔 아픈데, 척추와 등이 뻣뻣하고 아플 때 등

위치: 제7흉추극돌기 아래 독맥의 ⑨지양혈에서 양옆으로 3촌(寸)이 되는 부위이며 또한 ⑰격수(유)혈의 바깥쪽 1.5촌(寸)이 되는 곳이다.

44. 혼문

적응: 간질환, 위경련, 소화불량(구토, 설사), 요통, 구토, 설사 흉부통 등

위치: 제9흉추극돌기 아래 독맥의 ⑧근축혈에서 양옆으로 3촌(寸)이 되는 부위를 ⑱간수(유)혈의 바깥쪽으로 1.5촌(寸)이 되는 곳이다.

45. 양강

적응: 담석증 반응점으로 간장염, 늑막염, 담석증, 위경련, 설사, 황달, 옆구리통증 등

위치: 제10흉추극돌기 아래 독맥의 ⑦중추혈에서 양옆으로 3촌(寸)이 되는 부위로 ⑲담수(유)혈의 바깥쪽으로 1.5촌(寸)이 되는 부위이다.

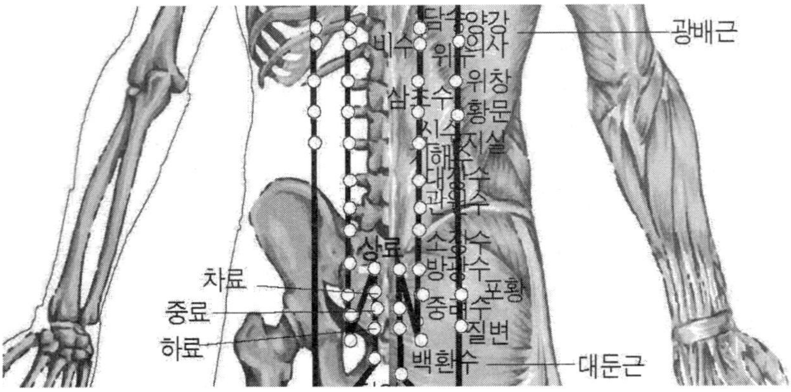

46. 의사

적응: 간장염, 위경련, 특효, 소화불량, 복부팽만, 구토, 설사 등

위치: 제11흉추극돌기 아래 독맥의 ⑥척중혈에서 양옆으로 3촌(寸)이 되며 또한 ⑳비수(유)혈의 바깥쪽 1.5촌(寸)이 되는 부위이다.

47. 위창

적응: 구토, 위경련, 담석증, 복통, 척추와 등이 아플 때 등

위치: 제12흉추극돌기 아래 양옆으로 3촌(寸)이 되는 곳으로 ㉑위수(유)혈 바깥쪽으로 1.5촌(寸)이 되는 부위

48. 황문

적응: 상습 변비, 유선염, 하지마비 등

위치: 제1요추극돌기 아래 독맥의 ⑤현추혈에서 양옆으로 3촌(寸)이 되는 부위이며 ㉒삼초수(유)혈 바깥쪽으로는 1.5촌(寸)이 되는 곳이다.

49. 지실

선천적으로 타고난 체력을 알아보는 혈이 바로 지실혈이다. 신장을 앓게 되면 모든 의욕이 감퇴되고 등과 허리가 아프며 배꼽을 중심으로 언저리에 몽우리가 잡힌다. 소변이 시원찮거나 성욕 결핍에도 ㉓신수혈과 함께 효과가 있는 혈이다.

적응: 남녀생식기 질환, 신장염, 요통, 하지마비, 기억력감퇴, 소변불리 등

위치: 제2요추극돌기 아래 독맥의 ④명문혈에서 양옆으로 3촌(寸)이 되는 부위이며 ㉓신수(유)혈 바깥쪽으로 1.5촌(寸)이 되는 부위이다.

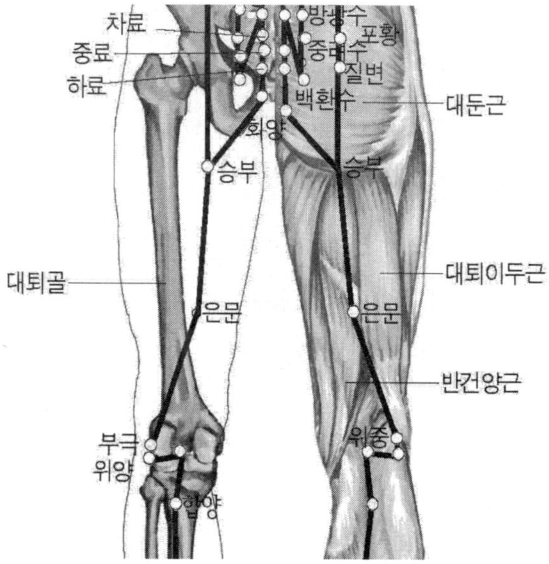

50. 포황

적응: 변비, 방광염, 요통, 좌골신경통, 복통 등

위치: 몸의 등쪽 정중선에서 양옆으로 제2선골공과 수평을 이루는 3촌(寸) 부위에 위치하고 있다.

51. 질변

적응: 좌골신경통, 요통, 다리마비, 직장염, 치질, 음부(생식기 질환)가 아프거나 부을 때 등

위치: 등쪽 정중선의 제4선골공 아래 독맥의 ②요수혈에서 양쪽으로 3촌(寸)이 되는 부위에 위치하고 있으며 ㉚백환수(유)혈의 바깥쪽 1.5촌(寸)이 되는 부위이기도 하다.

52. 부극

적응: 방광염, 변비, 다리 바깥쪽이 저리거나 오금부위의 경련 등

위치: 슬와 횡문(오금의 가로무늬) 중앙부위가 ㊹위중혈이며 또한 위중혈에서 바깥쪽으로 1촌(寸)이 되는 곳이 위양혈이고 ㊸위양혈에서 위로 1촌(寸)이 되는 부위가 부극혈이다.

53. 위양

적응: 직복근 경련, 요배신경통, 무릎통증, 방광염 등

위치: ㊹위중혈에서 바깥쪽으로 1촌(寸)이 되는 부위

54. 위중

일어섰다 앉았다하면 무릎관절이 아프다는 중년기 여성이 많다. 무릎관절의 뼈가 변형되어 근육을 압박하거나 혈액순환을 가로막기 때문으로 이를 변형성 슬관절증이라고 하는데 이러한 증세에 위중혈과 ㊸위양혈이 많이 쓰이고 있다.

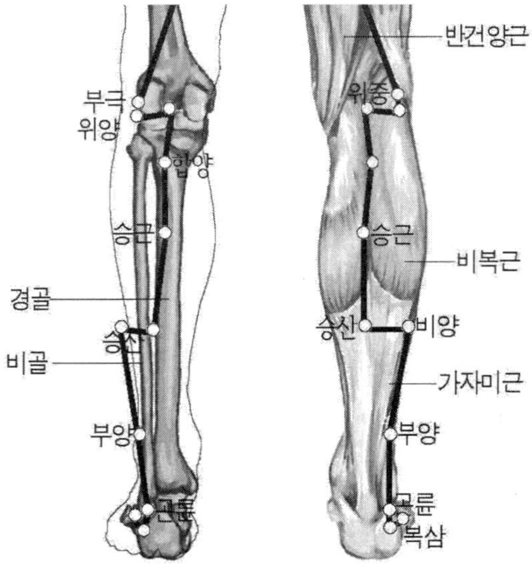

적응: 방광경의 합혈이며, 다리신경통, 좌골신경통, 류마티스 요통, 반신불수, 슬관절염

위치: 위중의 委는 [맡긴다, 구부린다]는 뜻으로 무릎을 구부릴 때 생기는 오금의 주름을 뜻하며 그 한가운데가 위중혈이다.

55. 합양

적응: 요통, 다리마비, 배뇨곤란, 좌골신경통, 고환염, 대하증 등

위치: 오금의 가로무늬 정중앙에 위치하고 ㊹위중혈 아래 2촌(寸)이 되는 부위이다.

56. 승근

적응: 요배신경통, 뒷다리신경통, 쥐나는데, 두통 등

위치: ㊹위중혈 아래 2촌(寸)이 되는 부위에 ㊺합양혈이 있으며 합양혈로부터 3촌(寸) 아래에 장딴지(비복근)의 중앙이 되는 부위이다.

57. 승산

적응: 변비, 쥐나는데, 하반신마비, 좌골신경통, 치질 등

위치: 뒤꿈치 뼈 상부와 ㊹위중혈의 중간부위로 위중혈로부터 8촌(寸) ㊻승근혈로부터는 3촌(寸)이 되는 부위이며 비복근의 끝부위로 힘을 주었을 때 사람인(人)자 모양의 중간 오목한 곳이다.

58. 비양

적응: 방광경의 낙혈이며 좌골신경통, 방광염, 류마티스 관절염, 코막힌데, 두통, 현기증 등

위치: ㊼승산혈의 바깥쪽 3촌(寸) 아래 부위로 바깥쪽 복숭아뼈와 아킬레스건의 중간 오목한 곳에 위치하고 있는 ㊿곤륜혈의 7촌(寸) 위에 위치하고 있다.

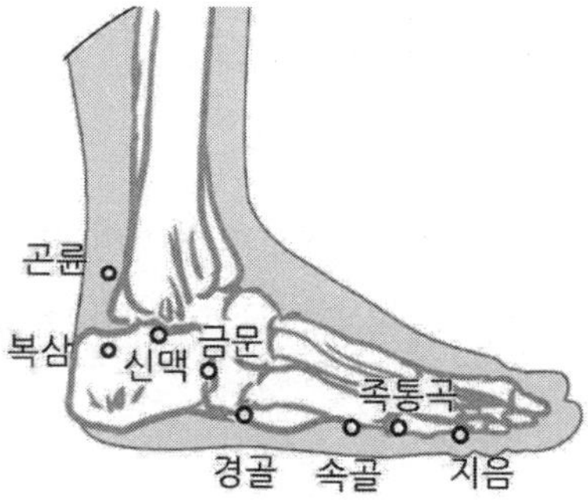

59. 부양

적응: 양교맥의 극혈로 허리신경통, 다리신경통 등

위치: ⑥곤륜혈의 위로 3촌(寸)이 되는 부위

60. 골륜

적응: 방광경의 경혈이며 두통, 어지러움증, 좌골신경통, 다리관절통, 발목관절질환 등

위치: 바깥쪽 복숭아뼈의 뒤(뒤꿈치쪽)와 아킬레스건의 중간에 오목하게 들어간 부위

61. 복삼

적응: 각기병, 다리근육통, 아킬레스건 통증, 뒤꿈치 통증 등

위치: ⑥곤륜혈 아래 1.5촌(寸)이 되는 뒤꿈치뼈(종골)의 오목한 부위

62. 신맥

적응: 양교맥의 시작부위이며 후두통, 중풍, 요통, 족관절염 등

위치: 바깥쪽 복숭아뼈 아래 오목한 부위

63. 금문

적응: 방광경의 극혈이며, 지랄병(발작할 때), 다리가 저리거나 허리 및 복숭아뼈 통증 등

위치: 바깥쪽 복숭아뼈 아래 ㊷신맥혈에서 새끼발가락 쪽으로(제5중족골) 뒤꿈치 뼈(종골)와 발등쪽 뼈(입방골)의 접합부위

64. 경골

적응: 방광경의 원혈이며 진단혈로 뇌막염, 목이 뻣뻣하고 허리와 다리의 통증 등

위치: 새끼발가락의(제5중족골)의 바깥쪽에 발등과 발바닥의 경계 부위에 오목하게 들어간 곳

65. 속골

적응: 방광경의 수혈로 두통, 후두통, 목운동 불능, 허리·다리의 통증, 현기증

위치: 제5중족골 소두의 뒤쪽으로 바깥쪽 면에 오목하게 들어간 부분이다.

66. 통곡

적응: 방광경의 형혈이며 어지럼증, 코피, 두통, 뒷덜미가 뻣뻣할 때 등

위치: 새끼발가락 마디의 가로무늬가 끝나는 오목하게 들어간 부위이다.

67. 지음

적응: 방광경의 정혈이며 반신불수, 두통, 중풍 등

위치: 새끼발가락 발톱의 바깥쪽 모서리 뒤 1촌(寸)이 되는 부위

제8경 족소음신경(足少陰腎經)

(27혈)

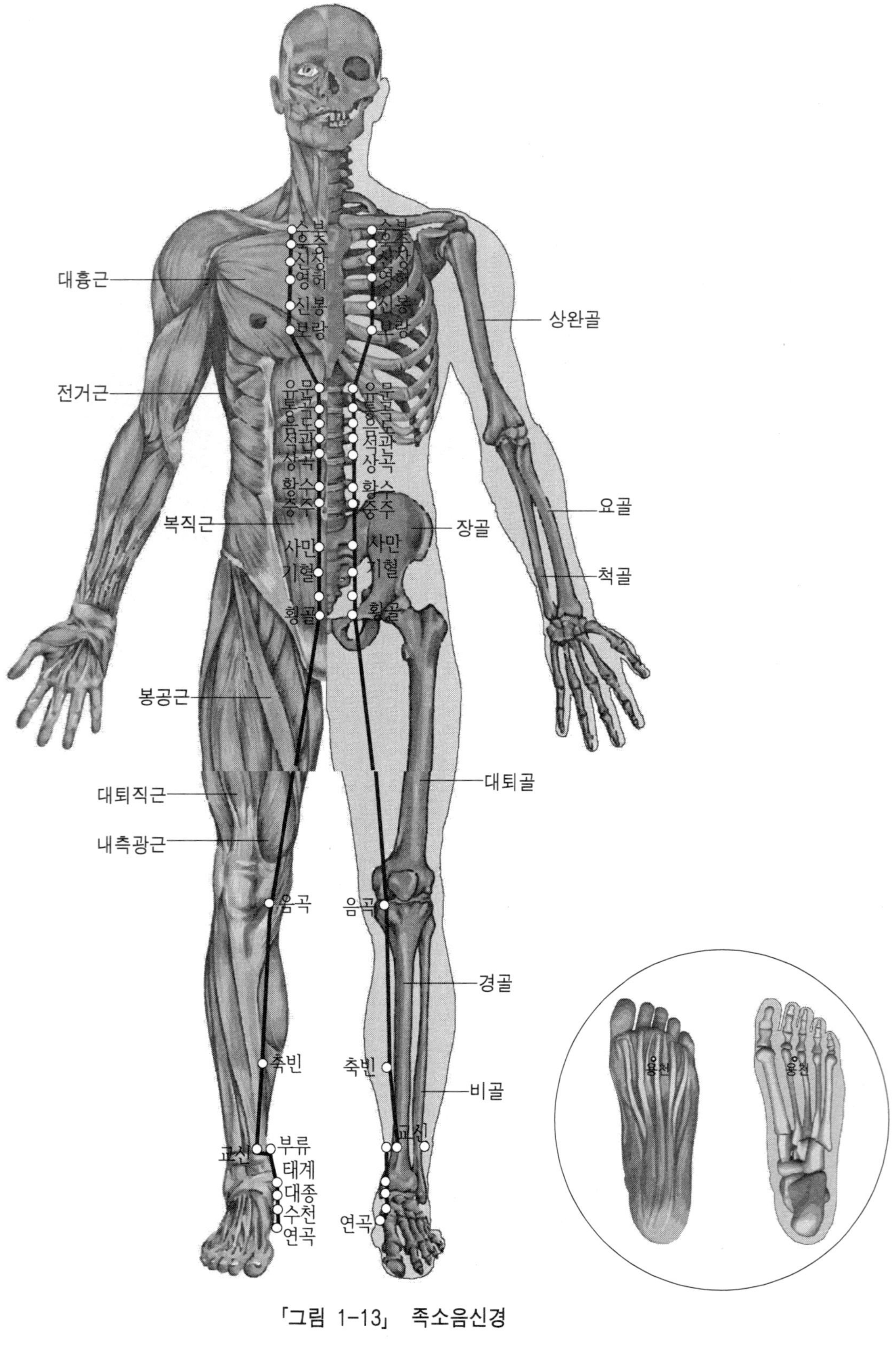
대흉근
전거근
복직근
봉공근
대퇴직근
내측광근
상완골
요골
장골
척골
대퇴골
경골
비골
영허
신봉
보랑
상곡
황수
중주
사만
기혈
횡골
음곡
축빈
교신
부류
태계
대종
수천
연곡

「그림 1-13」 족소음신경

Ⅷ. 족소음신경 (足少陰腎經 27개 경혈)

신경은 새끼 발가락에서 시작하여 발바닥 가운데에 있는, ①용천(湧泉) → ②연곡(然谷) → ③태계(太谿) → ④대종(大鐘) → ⑤조해(照海) → ⑥수천(水泉) → ⑦부류(復溜) → ⑧교신(交信) → ⑨축빈(築賓) → ⑩음곡(陰谷) → ⑪횡골(橫骨) → ⑫대혁(大赫) → ⑬기혈(氣穴) → ⑭사만(四滿) → ⑮중주(中注) → ⑯황수(肓兪) → ⑰상곡(商曲) → ⑱석관(石關) → ⑲음도(陰都) → ⑳통곡(通谷) → ㉑유문(幽門) → ㉒보랑(步廊) → ㉓신봉(神封) → ㉔영허(靈墟) → ㉕신장(神藏) → ㉖욱중(彧中) → 가슴의 쇄골 뼈 밑의 ㉗수부(兪府)에 이르기까지 27개의 경혈로 이루어져 있다. 신경의 **정혈**은 ①용천이며 **형혈**(②연곡), **유혈**(③태계), **경혈**(⑦부류), **합혈**(⑩음곡), **원혈**(③태계), **모혈**(담경의 ㉕경문), **극혈**(⑤수천), **락혈**(④대종)으로 이루어져 있다(그림 1-13).

신(腎)은 사람이 태어날 때 부모로부터 이어받은 즉 선천적으로 가지고 태어나는 선천의 기(원기)를 간직하고 있는 곳으로 현대의학에서 말하는 부신(副腎)도 해당된다. 부신은 황백색의 작은 삼각형을 이루고 있는 내분비 기관으로서 인체의 전체 기능을 조정하는 구실을 한다. 따라서 신(腎)의 기능이 저하하게 되면은 얼굴빛이 어둡고 윤기가 없으며 입안이 달치고 침이 마르며 목이 붓고 숨이 차며 배는 고픈데 식욕이 없고 몸이 허약하고 설사를 자주하며 허리를 쓰지 못하는 것이 특색이다.

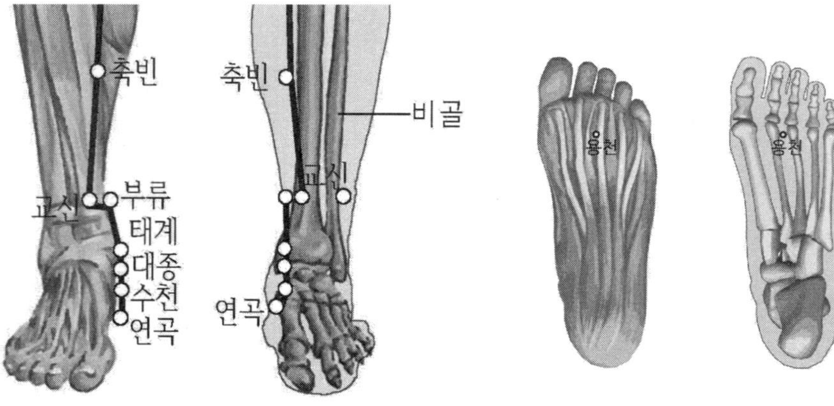

1. 용천

사람이 선천적으로 타고난 생명력이 샘이 솟듯이 솟아나는 혈이라고 해서 용천이라는 이름이 붙여진 것이다. 특히 부인과 질환과 허리와 아랫배, 다리 아래의 냉증이나 통증 그리고 전신이 피로하고 쇠약해진 때에 누르면 큰 효과가 있다. 삼음교혈을 비롯해서 경락을 따라 무릎 까지의 혈을 차례로 눌러주면 더욱 효과가 있다.

적응: 신경의 정혈이며 불면증, 어지럼증, 혼수상태(쇼크), 중풍, 하지마비 등

위치: 발바닥의 중심 선상에서 발가락쪽으로부터 3분의 1이 되는 제2중족골과 제3중족골 사이로 사람인(人)자 모양의 중심부 오목한 곳이다.

2. 연곡

적응: 신경의 형혈로 당뇨병, 월경불순, 인후염 발바닥 아픈데, 해열 등

위치: 안쪽 복숭아뼈 아래 발등과 발바닥의 경계부위에 주상골과 제1설상날의 들어간 부위이다.

3. 태계

태계라는 말은 큰 계곡을 뜻하는 것으로 신허증이 보일 때는 이 혈이 아프고 저리며 몸이 허약해서 피로하기 쉽고 손 발이 냉하고 허리가 무겁게 된다.

적응: 신경의 수혈과 원혈이다. 신장염, 정력증진, 인후염, 요추와 척추의 통증, 두통, 치통, 다리 마비, 이명, 불면증, 탈모증, 월경불순 등

위치: 안쪽 복숭아 뼈 뒤 아킬레스건 쪽으로 오목한 부위

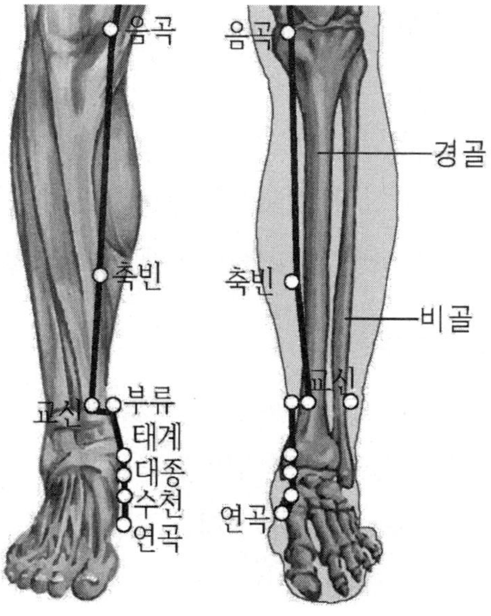

4. 대종

적응: 신경의 낙혈로 허리와 척추가 뻣뻣하고 아픈 증상, 발 뒤꿈치 통증, 소변 장애, 치매 등

위치: 안쪽 복숭아 뼈 뒤에 위치하고 있는 ③태계혈 아래 0.5촌(寸)이 되는 부위에서 약간 뒤쪽에 위치하고 있다.

5. 수천

수천혈은 「신의 샘」이라고 할 수 있는 혈로서 선천적인 체질의 강약이 잘 드러나는 곳이기도 하며 신의 급한 증세에 잘 듣는 혈이다. 눈이 피로해서 앞이 보이지 않거나 먼 곳이 잘 안보일 때, 생리불순 아랫배가 땡기는 증세 등에 효과가 있다.

적응: 신경의 극혈이며 월경불순, 근시, 생리통, 현기증, 소변장애 등

위치: 안쪽 복숭아 뼈 뒤의 ③태계혈로부터 1촌(寸) 아래 부위이며 뒤꿈치 뼈(종골) 위에 위치하고 있다.

6. 조해

적응: 음교맥이 시작되는 부위이며 팔맥교회혈의 하나이다. 불면증, 노이로제, 월경불순, 편도선염, 눈병, 변비, 소변장애 등

위치: 안쪽 복숭아 뼈 아래 오목한 부위

7. 부류

적응: 신경의 경혈로 요통, 다리마비, 식은땀, 설사 등

위치: 안쪽 복숭아 뼈 뒤에 있는 ③태계혈에서 위로 2촌(寸)이 되는 부위이다.

8. 교신

적응: 음교맥의 극혈로서 변비, 설사, 월경불순, 생리통 등

위치: 안쪽 복숭아 뼈 뒤에 위치하고 있는 ③태계혈에서 수직으로 2촌(寸) 위가 부류혈이며 ⑦부류혈의 앞쪽 0.5촌(寸)이 되는 곳이다.

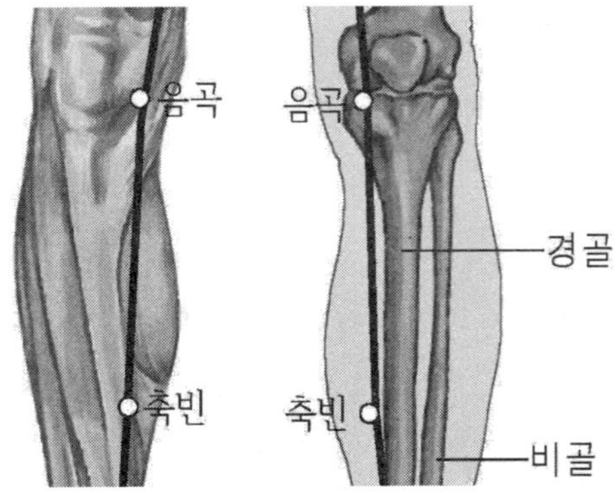

9. 축빈

적응: 음유맥의 극혈로 쥐나는 데, 비복근 경련, 신염, 방광염, 고환염 등

위치: ③태계혈에서 위로 5촌(寸)이 되는 부위로 다리의 비복근 아래 안쪽 부위

10. 음곡

음곡은 신경의 합혈로 경락이 한데 합쳐 흐르는 곳이다. 간경의 ⑧곡천혈과 신경의 ⑩음곡혈은 몸의 피로 정력 감퇴 등으로 인한 무릎의 통증과 떨리는 증세를 다스리는데 즉효가 있는 혈이다.

적응: 무릎관절염, 성기는 위축, 배뇨장애, 월경불순 등

위치: 무릎을 구부렸을 때 무릎의 안쪽 오금 즉 슬와 횡문의 안쪽 끝 부위이며 반건양근건의 하단과 반막 양근건의 하단 사이이다.

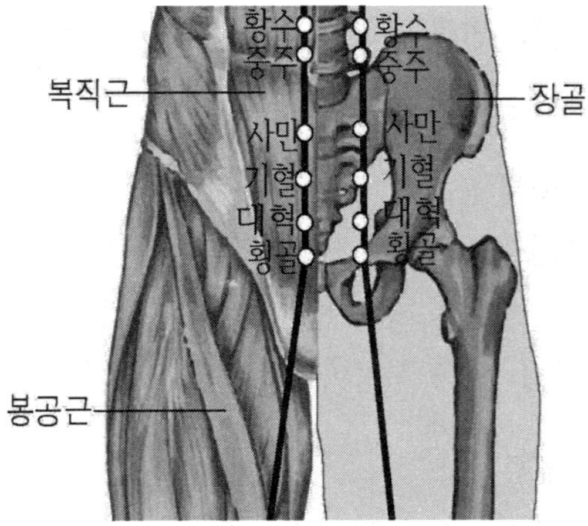

11. 횡골

적응: 요도염(생식기 관계) 배뇨장애, 음부의 가려움, 발기 불능 등

위치: 몸의 정중선 아래 치골 결합의 위 부위에 위치하고 있는 임맥의 ②곡골혈에서 양옆으로 0.5촌(寸)이 되는 오목하게 들어간 곳이다.

12. 대혁

적응: 조루증, 생식기 질환 유정 등

위치: 배꼽아래 4촌(寸)이 되는 부위에 있는 임맥의 ③중극혈에서 양옆으로 0.5촌(寸)이 되는 부위

13. 기혈

적응: 신을 모으고 기를 들이는 곳으로 허리 등의 경련, 생식기 질환, 설사, 발기불능 등

위치: 배꼽 아래 3촌(寸) 부위에 있는 임맥의 ④관원혈에서 양옆으로 0.5촌(寸)이 되는 부위이다.

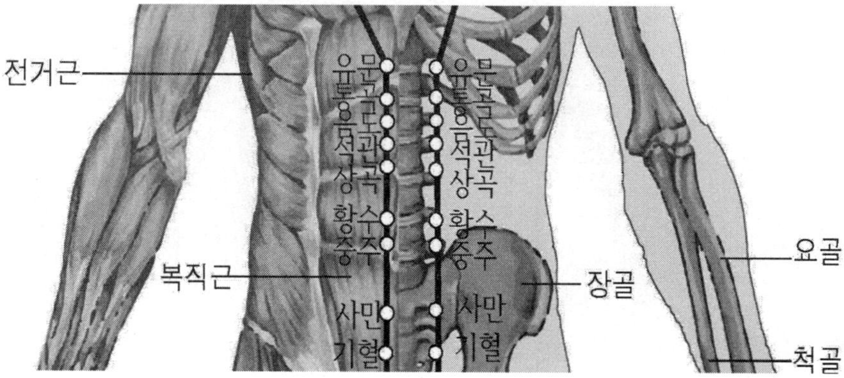

14. 사만

적응: 장염, 불임증, 월경통, 설사, 복통, 월경 불순 등

위치: 배꼽아래 2촌(寸) 부위에 있는 임맥의 ⑤석문혈에서 양옆으로 0.5촌(寸)이 되는 부위

15. 중주

적응: 변비, 요통, 복통, 설사, 월경 불순 등

위치: 배꼽아래 1촌(寸)이 되는 부위에 있는 임맥의 ⑦음교혈에서 양옆으로 0.5촌(寸)이 되는 부위

16. 황수

예부터 남자에 이상이 있어서 임신을 하지 못하는 경우에 많이 활용되어온 혈로서 신경에 기가 들어가는 곳이라 할 수가 있다.

가슴이 뛰고 명치 밑이 아프며 위장이 약해서 설사를 잘하는 증세와 정력감퇴, 발의 냉증에 효과가 있다.

적응: 상습변비, 만성설사, 위경련, 부인병(신장 생식기병 반응점) 복통, 장염, 요통 등

위치: 배꼽 중앙에 있는 임맥의 ⑧신궐혈에서 양옆으로 0.5촌(寸)이 되는 부위

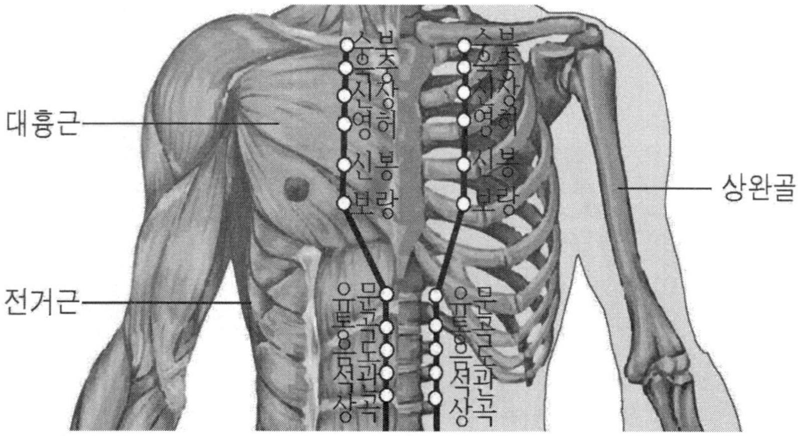

17. 상곡

적응: 위경련, 위하수, 설사, 변비 등

위치: 배꼽의 2촌(寸)이 되는 부위에 있는 임맥의 ⑩하완혈에서 양옆으로 0.5촌(寸)이 되는 부위

18. 석관

적응: 변비, 복통, 구토 등

위치: 배꼽위 3촌(寸) 부위에 있는 임맥의 ⑪건리혈에서 양옆으로 0.5촌(寸)이 되는 부위이다.

19. 음도

명치 밑이 아프거나 옆구리가 결리고 답답할 때, 음식물의 소화가 잘 안될 때, 위가 무직하고 잠자리가 거북할 때 많이 쓰이는 혈로 위하수에 온구 치료를 하게 되면 매우 효과가 있다.

적응: 구토, 위장병, 변비, 복통 등

위치: 배꼽에서 위로 4촌(寸)이 되는 부위에 있는 임맥의 ⑫중완혈에서 양옆으로 0.5촌(寸)이 되는 곳

20. 통곡

적응: 늑간 신경통, 구토, 소화불량 등

위치: 배꼽 위 5촌(寸) 부위에 있는 임맥의 ⑬상완혈에서 양옆으로 0.5촌(寸)이 되는 부위

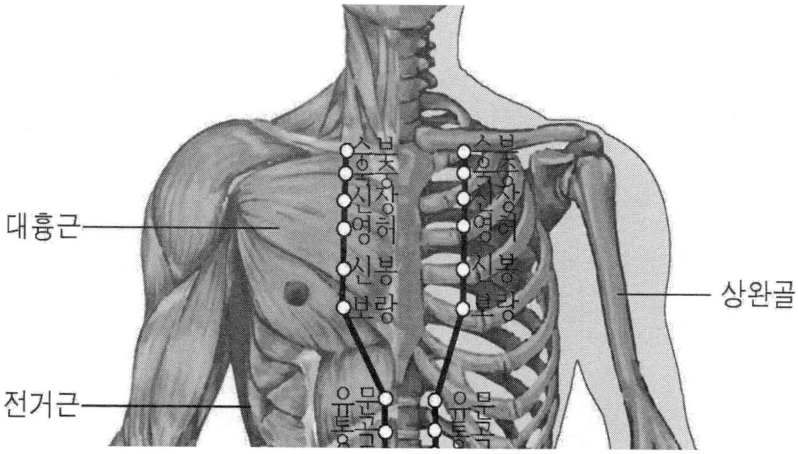

21. 유문

적응: 구토, 늑간신경통, 복통설사, 위경련, 위염 등

위치: 배꼽위 6촌(寸)이 되는 부위에 있는 임맥의 ⑭거궐혈에서 양옆으로 0.5촌(寸)이 되는 부위

22. 보랑

적응: 늑간신경통, 늑막염, 천식, 구토, 기침, 위염 등

위치: 몸의 정중선에 위치하고 있는 임맥의 ⑰단(전)중혈이며 그 아래 1.6촌(寸)이 되는 부위에 ⑯중정혈이 있으며 중정혈에서 양옆으로 2촌(寸)이 되는 제5늑간 부위

23. 신봉

적응: 늑간신경통, 늑막염, 천식, 기침, 유선염 등

위치: 몸의 정중선에 위치하고 있는 임맥의 ⑰단중혈에서 양옆으로 2촌(寸)이 되는 단중혈과 유두의 중간 제4늑간극 부위

24. 영허

적응: 기침, 기관지염, 유선염, 늑간 신경통, 천식 등

위치: 양 젖꼭지의 중앙부위에 위치하고 있는 임맥의 ⑰단중혈에서 1.6촌(寸) 위에 있는 ⑱옥당혈의 양옆으로 2촌(寸)이 되는 제3 늑간골 부위의 오목한 곳

25. 신장

적응: 기관지염, 호흡곤란, 천식, 기침, 늑간신경통 등

위치: 임맥의 ⑱옥당혈로부터 1.6촌(寸) 위에 위치하고있는 ⑲자궁혈의 양옆으로 2촌(寸)이 되는 제2늑간극의 오목한 곳

26. 욱중

적응: 천식, 기관지염, 기침, 흉부팽만 등

위치: 임맥의 ⑲자궁혈로부터 1.6촌(寸) 위에 위치하고 있는 ⑳화개혈의 양옆으로 2촌(寸)이 되는 제1늑간극 부위

27. 수부

적응: 천식, 기관지염, 기침, 흉통, 호흡곤란, 구토 등

위치: 임맥의 ㉒천돌혈 1촌(寸) 아래에 위치하고 있는 ㉑선기혈의 양옆으로 2촌(寸)이 되는 부위로 쇄골의 안쪽 끝선에서 오목하게 들어간 곳이다.

제9경 수궐음심포경(手厥陰心包經)

(9혈)

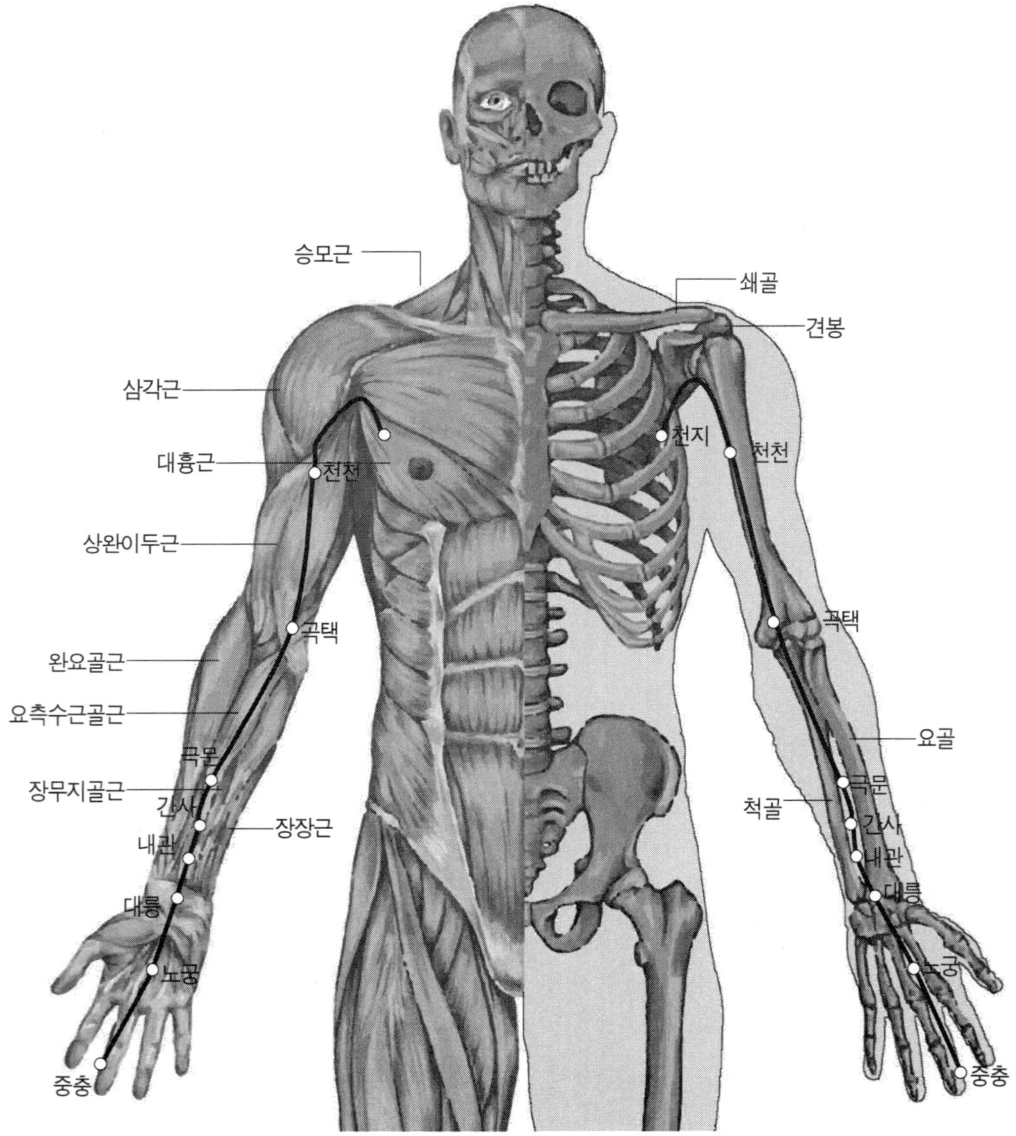

「그림 1-14」 수궐음심포경

Ⅸ. 수궐음심포경 (手厥陰心包經 9개혈)

심장을 감싸고있는 심포막을 관장하는 심포경은 젖꼭지의 옆가슴쪽에 있는, ①천지(天池)에서 시작하여 겨드랑이 속을 지나 → 팔의 ②천천(天泉) → ③곡택(曲澤) → ④극문(郄門) → ⑤간사(間使) → ⑥내관(內關) → ⑦대릉(大陵) → ⑧노궁(勞宮) → 가운데 손가락의 엄지손가락 쪽 손톱 밑 ⑨중충(中衝)에 이르는 9개의 경혈로 이루어져 있다(그림 1-14).

심포경의 **정혈**은 ⑨중충이며 **형혈**(⑧노궁), **유혈**(⑦대능), **경혈**(⑤간사), **합혈**(③곡택), **원혈**(⑦대능), **모혈**(임맥의 ⑰전중) **극혈**(④극문), **락혈**(⑥내관)이다.

심포는 고유한 형태나 기능을 가지고 있지 않으며 다만 심장을 싸고 보호하는 기관으로서 또는 심장의 명령을 실행하는 기관으로서 존재하고 있다. 심장과 깊은 관계가 있는 이 경락에 이상이 생기면 얼굴이 상기되고 가슴이 뛰고 눈에 노란색이 돌고 가슴과 옆구리가 땡기며 팔 안쪽에 신경통이 생기고 저리며 손바닥이 확확 달치는 증상들은 심장기능의 이상이 있다는 신호라고 풀이 하고 있다.

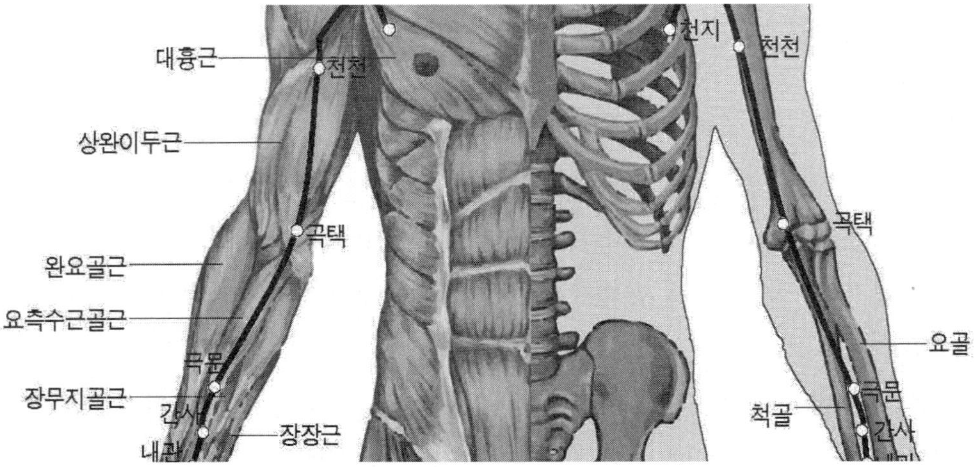

1. 천지

적응: 유방염, 늑간신경통, 가슴이 답답하고 옆구리가 아플 때 등

위치: 젖꼭지(유두)에서 겨드랑이 쪽으로 제4늑간의 1촌(寸)이 되는 부위

2. 천천

적응: 늑간신경통, 팔쭉지 신경통, 기침 등

위치: 손바닥이 앞을 향하게 한 후 겨드랑이의 세로 무늬가 끝나는 부위에서 ③곡택 혈을 향하여 2촌(寸)이 되는 아래 부위

3. 곡택

적응: 심포경의 합혈로 기관지염, 팔죽지 신경통, 수전증 등

위치: 팔을 구부렸을 때 나타나는 가로 무늬 위에 이두박근(알통) 건(힘줄)의 안쪽에 오목한 부위

4. 극문

적응: 심포경의 극혈로 심장 발작시 구급혈이며 심장판막증, 각혈, 코피 등

위치: 손목의 안쪽에 나타나는 가로무늬의 중앙부위에서 팔굽 쪽으로 5촌(寸)이 되는 부위

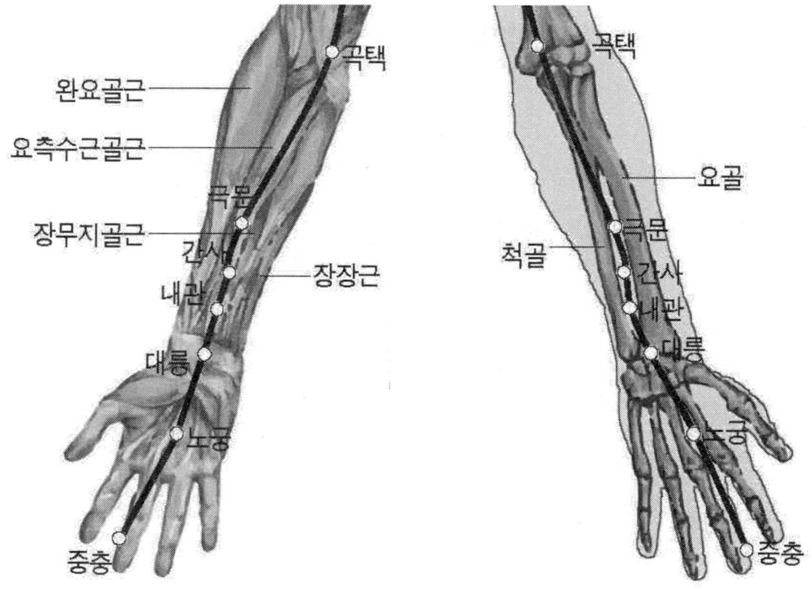

5. 간사

적응: 심포경의 경혈이며, 공포증, 중풍, 히스테리 등

위치: 손목의 안쪽에 나타나는 가로무늬의 중앙에서 어깨 쪽으로 3촌(寸)이 되는 부위이며 ④극문혈로부터는 손바닥 쪽으로 2촌(寸)이 되는 아래 부위

6. 내관

팔꿈치에서 어깨쭉지에 걸쳐오는 근육의 마비, 협심증으로 인한 심장마비, 명치 밑이 아플 때, 눈의 충혈, 두통, 팔이 아프고 저릴 때 등에 효과 있는 혈이다.

적응: 심포경의 낙혈이며 메스꺼울 때, 팔죽지 신경통, 중풍, 불면증, 흉통 등

위치: 손목의 가로무늬중앙에서 어깨 쪽으로 2촌(寸)이 되는 부위

7. 대릉

적응: 심포경의 수혈이며 또한 원혈이다. 중풍, 불면증, 위염, 흉통, 심통, 입냄새 등

위치: 손목 관절의 안쪽에 나타나는 가로무늬의 정중앙부위에 위치하고 있다.

8. 노궁

적응: 심포경의 형혈이며 구강염, 손목관절염, 손바닥이 화끈거릴 때, 과로, 중풍 등

위치: 손가락을 구부려 주먹을 쥐었을 때 가운데 손가락이 닿는 제2중수골과 제3중수골 사이 손바닥의 중앙 부위

9. 중충

적응: 심포경의 정혈이며 손가락 아픈데 정중(正中) 신경마비, 발열, 실어증, 협심증 등

위치: 가운데 손가락의 엄지손가락 쪽 손톱 모서리 부위

제10경 수소양삼초경(手少陽三焦經)

(23혈)

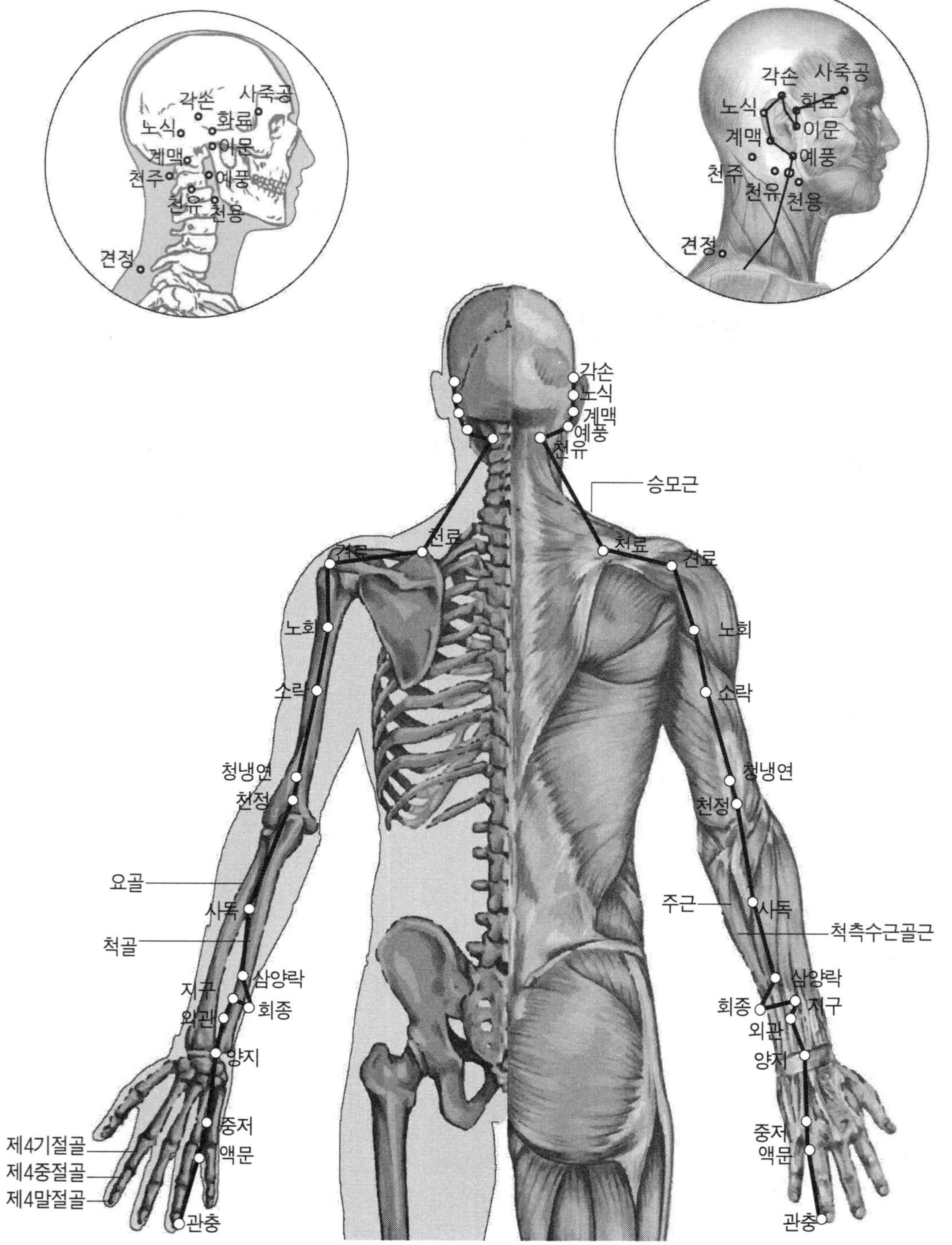

「그림 1-15」 수소양삼초경

X. 수소양삼초경 (手少陽三焦經)

삼초경은 넷째 손가락의 새끼 손가락 쪽 손톱 밑에 있는 ①관충(關衝)에서 시작하여 어깨 쪽으로 → ②액문(液門) → ③중저(中渚) → ④양지(陽池) → ⑤외관(外關) → ⑥지구(支溝) → ⑦회종(會宗) → ⑧삼양락(三陽絡) → ⑨사독(四瀆) → ⑩천정(天井) → ⑪청냉연(淸冷淵) → ⑫소락(消濼) → ⑬노회(臑會) → 어깨의 ⑭견료(肩髎)와 → ⑮천료(天髎) 그리고 → 귀 뒤의 ⑯천유(天牖) → ⑰어깨의 예풍(翳風) → ⑱계맥(瘈脈) → ⑲노식(顱息) → ⑳각손(角孫) → ㉑이문(耳門) → ㉒화료(和髎) → 눈썹 바깥쪽 부분의 ㉓사죽공(絲竹空) 에 이르는 23개의 경혈로 이루어져 있다(그림 1-15).

삼초경의 **경혈**은 ①관충혈이며 **형혈**(②액문), **유혈**(③중저), **경혈**(⑥지구), 합혈(⑩천정), **원혈**(④양지), **모혈**(임맥의 ⑤석문), **극혈**(⑦회종), **락혈**(⑤외관)으로 이루어져있다. 그리고 삼초는 독립된 내장기관이 아니며 형태 또한 없다. 다만 목 아래에서 명치까지의 부분을 상초(上焦)라 하고 명치 밑에서부터 배꼽까지의 부분을 중초(中焦)라 하며 배꼽 아래부터 동체(胴体)까지 부분을 하초(下焦)라 하여 삼초(三焦)라 하고 있다.

그리고 삼초는 후천의기 즉 사람이 하늘의 기(大氣)와 땅의기(곡물류)를 섭취하여 5장 6부에 퍼지게 하여 부모로부터 이어받은 선천의 기를 보하고 키워주는 기관이라고 보고 있다. 그리고 상초 부분에서는 호흡기와 순환기가 주요 구실을 하며 중초 부분에서는 소화와 흡수계통의 주요 기능을 관장하고 있다고 본다.

일반적으로 삼초경에서 명치 밑에서 배꼽까지 이어진 근육이 단단하면, 위·췌장 간장의 기능이 약해진 때문이며 배꼽 아래 근육이 단단하면 부인병이나 허약 체질로 보고 있다.

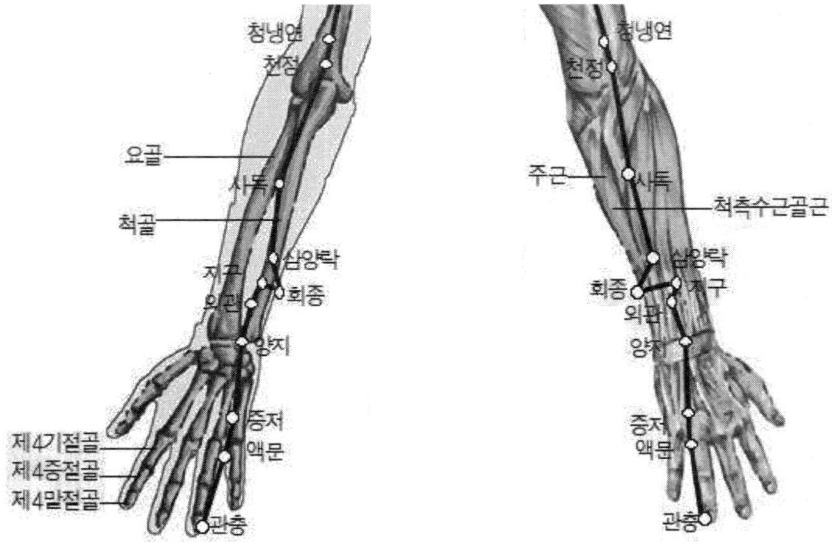

1. 관충

적응: 삼초경의 정혈로 두통, 각막염, 팔죽지 신경통, 눈의 충혈, 가슴이 답답할 때 등

위치: 넷째손가락의 바깥쪽(새끼손가락 쪽) 손톱 모서리 옆 부위

2. 액문

적응: 삼초경의 형혈로서 척골 신경통, 두통(뇌빈혈성), 이명, 인후염, 잇몸의 부기와 통증 등

위치: 손등 쪽에서 넷째손가락(제4중수골)과 다섯째 손가락(제5중수골)사이 무늬 끝 부위

3. 중저

적응: 삼초경의 수혈이며 견배통, 두통, 귀울림, 시력 및 청력 감퇴, 눈의 충혈, 손가락을 펴거나 굽히지 못할 때 등

위치: 주먹을 가볍게 쥔 상태에서 손등 부위의 넷째손가락 마디(제4중수골두)와 새끼손가락마디(제5중수골두) 사이에서 손목 쪽으로 1촌(寸)이 되는 부위

4. 양지

삼초경의 원혈과 진단혈로써 팔이 아프거나 정력 감퇴에 잘 듣는 것으로 알려져 있다.

적응: 당뇨병, 견비통, 손목 이상 등

위치: 손등쪽에서 셋째손가락(제3중수골)과 넷째손가락(제4중수골)의 사이를 따라 올라가면 손목의 가로무늬 부위에 오목하게 들어간 부위

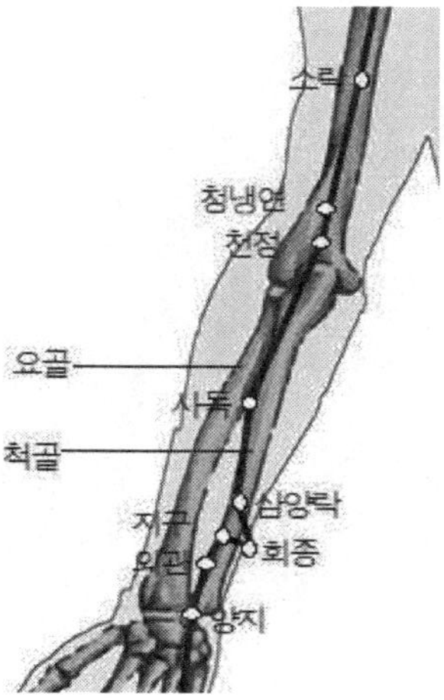

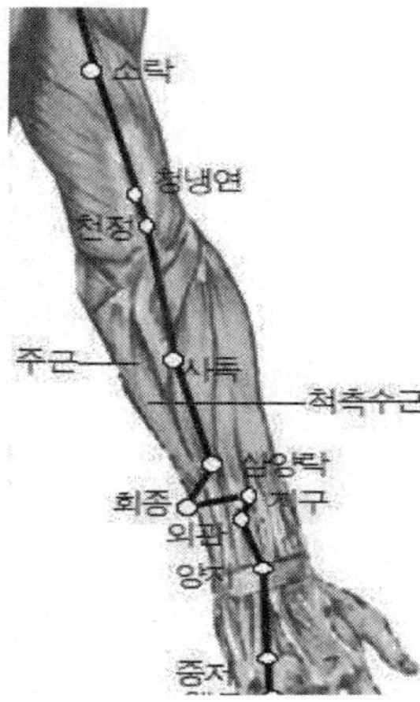

5. 외관

적응: 삼초경의 낙혈이며 반신불수, 팔운동 불능, 난청, 옆구리 어깨등의 통증 등

위치: 손등 쪽 손목 관절 부위에 나타나는 가로무늬의 중앙에서 위로 2촌(寸)이 되는 부위

6. 지구

적응: 삼초경의 경혈이며 이명, 변비, 견비통, 늑간신경통 등

위치: 손등쪽 손목관절 부위의 가로 무늬 중앙에서 위로 3촌(寸)이 되는 부위로 ⑤외관혈로부터 위로 1촌(寸)이 되는 부위

7. 회종

적응: 팔죽지 신경통, 난청 등

위치: ⑥지구혈에서 바깥쪽(척골)으로 1촌(寸)이 되는 부위

8. 삼양락

적응: 팔죽지 신경통, 중풍, 치통, 실어증 등

위치: 손등쪽 손목 관절의 가로무늬 중앙에서 위로 4촌(寸)이 되는 요골과 척골사이의 부위이며 지구혈에서 위로 1촌(寸)이 되는 부위

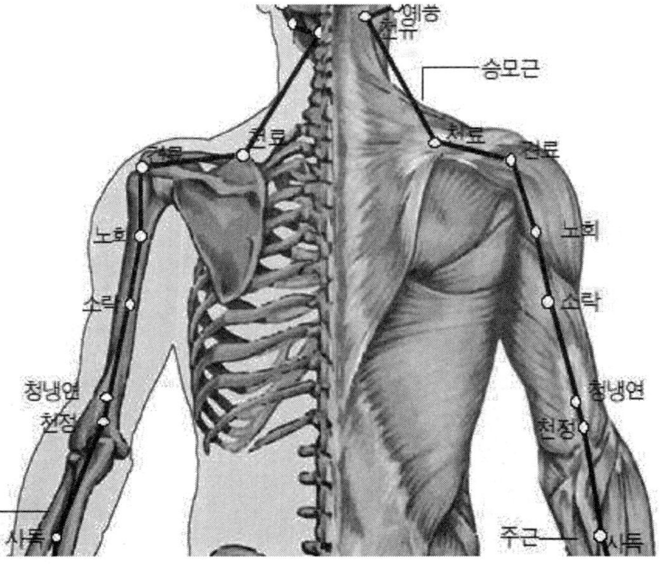

9. 사독

적응: 팔죽지 신경통, 팔마비, 편두통, 견배통, 치통, 실어증 등

위치: 손등쪽 손목 관절의 가로무늬 중앙(양지혈)에서 위로 7촌(寸)이 되는 요골과 척골 사이 부위

10. 천정

적응: 편두통, 편도선, 팔 어깨 목 아픈데 등

위치: 팔을 구부렸을 때 팔꿈치 끝 부위로부터 위로 1촌(寸)이 되는 오목한 부위

11. 청냉연

적응: 두통, 견비통, 팔 운동 불능 등

위치: 팔꿈치로부터 위로 2촌(寸)이 되며 천정혈로부터 1촌(寸)이 되는 부위

12. 소락

적응: 두통, 뒷덜미가 뻣뻣하고 아프며 팔이 아파 팔운동을 못할 때, 치통 등

위치: 팔을 구부렸을 때 팔꿈치 끝과 견봉돌기의 등쪽 바로 밑에 위치하고 있는 ⑭ 견료혈과 이은 직선의 중간 부위

13. 노회

적응: 팔죽지신경통, 두통 등

위치: ⑭견료혈에서 팔꿈치 쪽으로 3촌(寸) 아래 부위

14. 견료

적응: 견비통, 팔 운동 장애, 반신불수 등

위치: 견봉돌기의 뒤쪽 아래에 오목하게 들어간 부위

15. 천료

적응: 중풍, 오한, 어깨와 팔의 통증, 목 부위가 뻣뻣하고 아플 때 등

위치: 담경의 ㉑견정혈과 소장경의 ⑬곡원혈을 이은 선상의 중간 부위이며 젖꼭지의 직선 위에 어깨의 제일 높은 곳에 위치한 담경의 견정혈에서 등쪽으로 1촌(寸) 아래 부위

16. 천유

적응: 목 부자유, 천식, 귀울림, 인후염 등

위치: 귀 뒤에 튀어나온 뼈(유양돌기) 밑에 있는 흉쇄유돌근의 뒤쪽 가장 자리에 머리털이 난 가까운 부위로 하악골(아래턱) 모서리(하악각) 뒤쪽에 위치하고있는 소장경의 ⑰천용혈과 등쪽 몸의 정중선상의 후발제 부위의 독맥의 ⑮아문혈로부터 양옆으로 1.3촌(寸)이 되는 곳에 위치하고 있는 방광경의 ⑩천주혈을 잇는 선(천용혈↔천주혈)의 중간부위가 천유혈이다.

17. 예풍

적응: 치통, 이명, 얼굴 신경마비, 언어장애, 삼차신경통, 멀미, 어지럼증, 구안와사 등

위치: 귓불 바로 뒤 유양돌기와 아래턱사이 오목한 부위

18. 계맥

적응: 두통, 소아경기, 이명, 난청 등

위치: 귀뒤 뒷바퀴를 따라 ⑰예풍혈과 귀 위쪽의 ⑳각손혈을 이은 선상에서 ⑰예풍혈로부터 3분의 1이 되는 부위

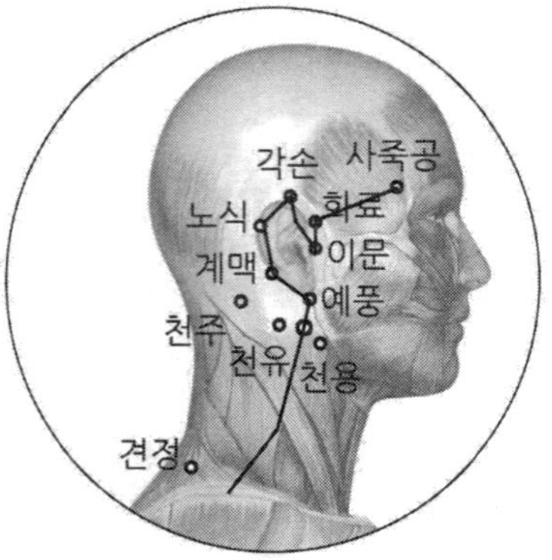

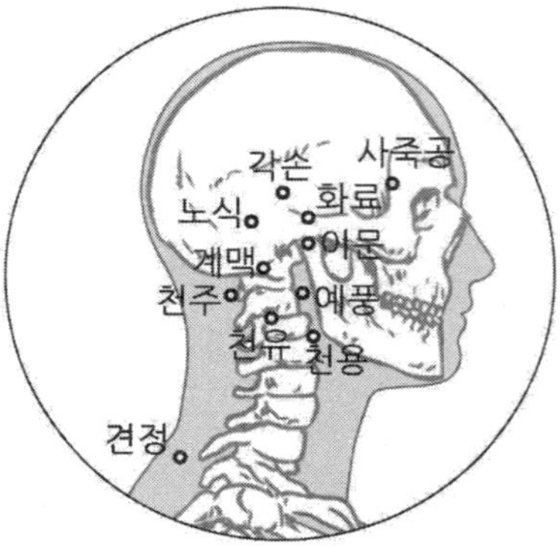

19. 노식

적응: 귀울림, 두통, 이통 등

위치: 귓바퀴의 맨윗쪽 부위가 닿는(머리털이 나오는) 각손혈에서 예풍혈 사이의 3분의 1 지점으로 ⑱계맥혈로 부터는 위로(⑳각손혈쪽) 1촌(寸)이 되는 부위

20. 각손

적응: 구강염, 치통, 두통, 눈의 충혈과 붓고 아픈 증상 등

위치: 귓바퀴의 맨 위쪽 끝 부위가 닿는 머리털이 나오는(발제부) 부위로 입을 벌리면 측두부가 움직이며 오목한 곳이 생기는 부위

21. 이문

적응: 귓병, 치통, 귀울림, 안면신경 마비 등

위치: 입을 벌리면 이주(귓구멍 앞 돌출한 부위) 앞에 오목하게 들어가는 부위

22. 화료

적응: 두통, 안면신경마비, 콧병, 이명 등

위치: 귀의 앞(이주)부위에 위치하고 있는 ㉑이문혈의 위로 귀밑 머리의 뒤쪽에 맥박이 뛰는 곳이다.

23. 사죽공

적응: 눈병, 두통, 치통, 현기증, 사시, 안면신경마비, 눈가의 주름제거 등

위치: 눈썹의 바깥쪽 끝 부위에 있는 오목한 곳이다.

제11경 족소양담경(足少陽膽經)

(44혈)

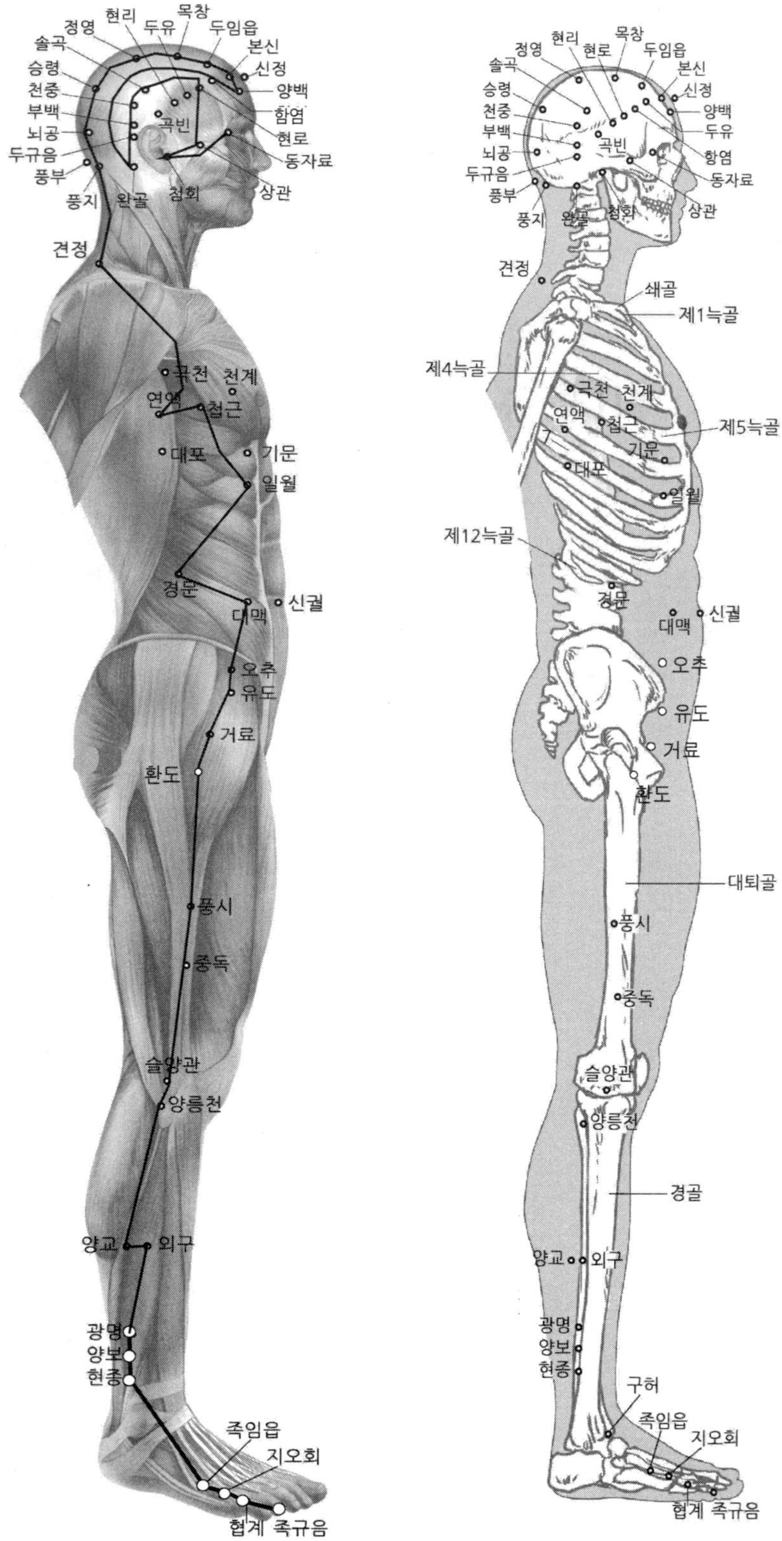
현리
목창
정영
두유
두임읍
본신
솔곡
신정
승령
양백
천중
함염
부백
곡빈
현로
뇌공
동자료
두규음
풍부
상관
풍지
완골
청회
견정
극천
천계
연액
첩근
대포
기문
일월
경문
신궐
대맥
오추
유도
거료
환도
풍시
중독
슬양관
양릉천
양교
외구
광명
양보
현종
족임읍
지오회
협계
족규음
쇄골
제1늑골
제4늑골
제5늑골
제12늑골
대퇴골
경골
구허

「그림 1-16」 족소양담경

XI. 족소양담경(足少陽膽經 44개 경혈)

담을 감싸고 있는 담경은 눈꼬리 바깥쪽의 ①동자료(瞳子髎)에서 시작하여 귓불 앞의 ②청회(聽會) → ③객주인(客主人 또는 상관上關) → ④함염(頷厭) → ⑤현로(懸顱) → ⑥현리(懸釐) → ⑦곡빈(曲鬢) → ⑧솔곡(率谷) → 귀 뒤의 ⑨천충(天衝) → ⑩부백(浮白) → ⑪두규음(頭竅陰) → ⑫완골(完骨)에서 이마쪽으로 빠져 ⑬본신(本神) → ⑭양백(陽白)에서 다시 → ⑮두임읍(頭臨泣) → ⑯목창(目窓) → ⑰정영(正營) → ⑱승령(承靈)을 지나 귀 뒤쪽의 ⑲뇌공(腦空) → ⑳풍지(風池) → ㉑견정(肩井) → 겨드랑이 밑의 ㉒연액(淵腋) → ㉓첩근(輒筋) → 제9늑골 끝의 ㉔일월(日月) → 제10늑곡 끝의 ㉕경문(京門) → ㉖대맥(帶脈) → ㉗오추(五樞) → ㉘유도(維道) → ㉙거료(居髎) → ㉚환도(環跳) → ㉛풍시(風市)를 거쳐 대퇴부의 바깥쪽으로해서 다리로 내려가 ㉜중독(中瀆) → ㉝양관(陽關) → ㉞양릉천(陽陵泉) → ㉟양교(陽交) → ㊱외구(外丘) → ㊲광명(光明) → ㊳양보(陽輔) → ㊴현종(懸鍾) → ㊵구허(丘墟) → ㊶족임읍(足臨泣) → ㊷지오회(地五會) → ㊸협계(俠谿) → 넷째 발가락의 발톱 모서리 옆의 ㊹족규음(足竅陰)에 이르는 44개혈로 이루어져있다(그림 1-16).

그리고 담경의 **정혈**은 ㊹규음이며 **형혈**은 ㊸협계이고 **유혈**(㊶임읍), **경혈**(㊳양보), **합혈**(㉞양능천), **원혈**(㊵구허), **모혈**(㉔일월), **극혈**(㊱외구), **낙혈**(㊲광명)혈로 이루어져 있다.

삼초경에 이어 담을 에워싸고 있는 것은 담경이며 담은 한방 문헌을 보면 등의 제10흉추에 붙어 호리병 같은 형태에 3홉의 담집이 들어있으며 간장 밑에 숨겨져 있다 하고 그 맛은 매우 쓰며 5행의 목(木)에 속한다고 되어 있다. 그리고 간이나 담에 이상이 생기게 되면은 기름진 음식이나 시큼한 것을 좋아하게 되고 눈의 흰자위가 푸르스름하게 보이게 되며 목소리는 높고 가냘프게 된다. 이러한 증상들이 보였을 때에는 제9늑골 끝에 있는 ㉔일월혈과 등의 제1흉추 양옆에 있는 방광경의 ⑲담수(유)혈을 가볍게 눌러 통증을 느끼거나 땡기는 기운이 있으면 간 담에 이상이 있다고 보아야 할 것이다.

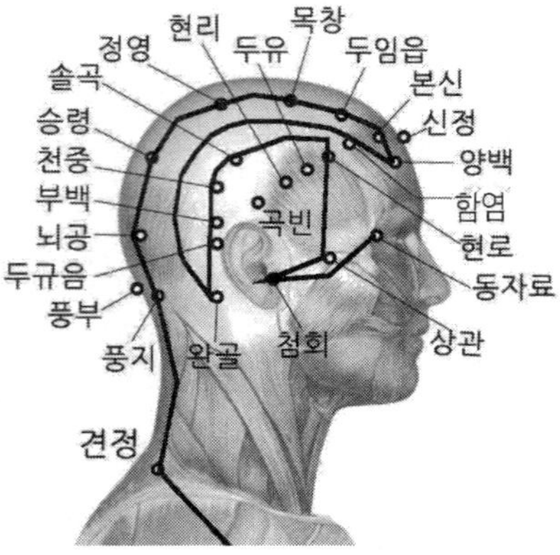

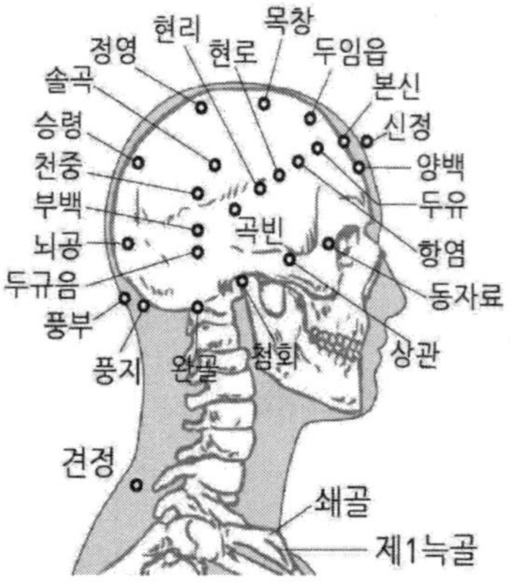

1. 동자료

적응:야맹증, 얼굴신경통, 각막염, 두통, 시력 감퇴, 눈가의 주름 등

위치: 눈의 바깥쪽 모서리에서 귀쪽으로 0.5촌(寸)이 되는 부위.

2. 청회

적응: 귓병, 얼굴신경마비, 치통, 두통, 구안와사, 이명 등

위치: 귓구멍의 앞 돌출한 부위(이주)의 앞쪽에는 입을 벌리면 오목한 부위가 생기는데 위쪽으로부터 삼초경의 ㉑이문혈과 소장경의 ⑲청궁혈 그리고 아래쪽(귓볼위)에는 담경의 ②청회혈이 위치하고 있다.

3. 객주인 (상관 上關)

적응: 눈 병, 편두통, 어지럼증, 귀울림(이명), 구안와사, 치통, 중이염 등

위치: 이주에서 광대뼈 쪽으로 한치(1寸) 되는 오목한 곳이 위경의 ⑦하관혈이며 하관혈 위에 있는 협골의 상부에 오목한 부위가 객주인(상관) 혈이다.

4. 함염

적응: 눈 병, 두통, 어지럼증, 귀울림(이명), 치통 등

위치: 이마 모서리의 머리털이 나는 부위에서 0.5촌(寸) 위에 있는 위경의 ⑧두유혈과 담경의 ⑦곡빈혈을 이은 선상에서 곡빈혈로부터 4분의 3이 되는 부위로 위경의 ⑧두유혈로부터는 1촌(寸) 아래 되는 부위

5. 현로

적응: 뇌 신경쇠약, 편두통, 얼굴의 부기, 치통, 삼차신경통 등

위치: 위경의 ⑧두유혈과 담경의 ⑦곡빈혈을 이은 선상의 중간부위(관자놀이의 중앙 부위)

6. 현리

적응: 삼차신경통, 편두통, 얼굴의 부기, 치통, 이명 등

위치: 두유혈과 곡빈혈을 이은 선상에서 ⑦곡빈혈로부터 4분의 1이 되는 부위이다.

7. 곡빈

적응: 반신불수, 삼차신경통, 이명, 이농, 편두통 등

위치: 귓바퀴 위쪽 끝 부위가 닿는 머리털이 나는 곳에 위치하고 있는 삼초경의 ⑳각손혈과 수평으로 그은 선과 귀의 아주 앞 부위에 있는 삼초경의 ㉑이문혈과 담경의 ②청회혈을 수직으로 그은 선이 교차하는 부위

8. 솔곡

적응: 안질환, 편두통, 구토, 현기증 등

위치: 귀의 맨 위쪽 부위가 닿는 위치에 있는 삼초경의 ⑳각손혈로부터 위로 1.5촌(寸)이 되는 곳이다.

9. 천충

적응: 어지럼증, 잇몸염증, 두통 등

위치: ⑧솔곡혈에서 뒤쪽으로 0.5촌(寸)이 되는 부위

10. 부백

적응: 귀울림, 두통, 편도선염 등

위치: ⑨천충혈에서 아래로 1촌(寸)이 되는 부위

11. 규음

귓병에 잘 듣는 혈로 특히 노인들이 피로하거나 귀가 잘 안들릴 때 이 혈을 지압하고 은단알을 반창고로 붙여두면 상당한 효과가 있다.

적응: 눈병, 난청, 코막힘, 기침 등

위치: ⑩부백혈에서 아래로 1촌(寸)이 되는 부위로 유양돌기의 기저부이다.

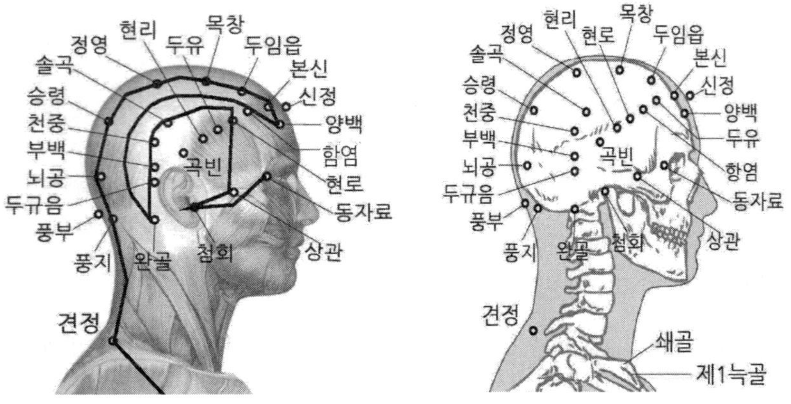

12. 완골

적응: 안면부종, 편두통, 목통증, 치통, 구안와사 등

위치: ⑪규음혈 아래 0.7촌(寸)이 되는 부위로 독맥의 ⑯풍부혈과 수평을 이루고 있다.

13. 본신

적응: 어지럼증, 목 부위 경련, 두통, 불면증 등

위치: 몸의 정중앙선에서 이마 위에 머리털이 나는 경계면의 위쪽으로 0.5촌(寸)이 되는 곳에 있는 독맥의 ㉔신정혈로부터 양옆으로 3촌(寸)이 되는 부위

14. 양백

적응: 삼차신경통, 야맹증, 원시, 약시, 안면신경마비 등

위치: 동공의 수직선상위로 눈썹으로부터 1촌(寸)이 되는 부위

15. 임읍

적응: 두통, 중풍, 현기증, 코막힘, 콧물과다 등

위치: ⑭양백혈의 수직 위로 몸의 정중선 상에 위치하고 있는 독맥의 ㉔신정혈과 이마 모서리 위에 위치하고 있는 위경의 ⑧두유혈과 이은 선상의 중간이 되는 곳이다.

16. 목창

적응: 눈충혈, 축농증, 두통, 현기증, 코막힘 등

위치: ⑮임읍혈에서 머리 위쪽(정수리)으로 1.5촌(寸)이 되는 부위

17. 정영

적응: 편두통, 현기증, 뒷목이 뻣뻣하고 아픈 증상 등

위치: ⑯목창혈에서 머리 뒤쪽으로 1.5촌(寸)이 되는 부위

18. 승령

적응: 코피, 두통, 현기증, 뒷덜미가 뻣뻣하고 아픈 증상 등

위치: ⑰정영혈에서 목덜미 쪽으로 1.5촌(寸)이 되는 부위

19. 뇌공

적응: 후두통, 현기증, 이명, 뒷덜미가 뻣뻣하고 아픈 증상 등

위치: 몸의 뒤 정중선상에 위치하고 있는 독맥의 ⑰뇌호혈(두개골과 제1경추극돌기간의 오목한 부위에 위치하고 있는 독맥의 ⑯풍부혈로부터 위로 1.5촌(寸)이 되는 혈에서 양옆으로 2.25촌(寸)이 되는 부위

20. 풍지

적응: 두통, 시력감퇴, 콧병, 반신불수, 현기증, 중풍, 이명, 뒷덜미가 뻣뻣하고 아픈 증상(견배통) 등

위치: 승모근과 흉쇄유돌근의 상단 오목하게 들어간 곳으로 독맥의 ⑯풍부혈과 수평을 이루는 부위(풍부혈에서 귀쪽으로 두개골을 따라가면 함몰된 부위)

21. 견정

머리가 묵직하고 어깨가 결릴 때, 눈이 피로하고 귀가 울릴 때, 어깨와 팔이 아플 때, 몸의 마디마다 쑤시고 아플 때 등에는 많은 효과를 볼 수가 있는 혈로써 지압을 할 때에는 환자를 편안하게 눕힌 상태에서 누르면 안전하다.

적응: 견배통, 반신불수, 중풍, 유선염, 오십견 등

위치: 몸의 뒤 정중선상에 위치하고 있는 독맥의 ⑭대추혈(제7경추극돌기와 제1흉추극돌기간의 오목한 부위)과 견봉을 연결한 선상의 중간 부위로 젖꼭지(유두)의 위쪽으로 어깨 위 제일 높은 곳이다.

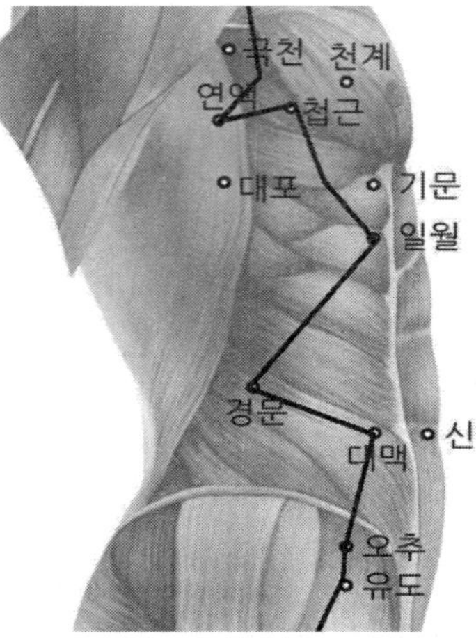

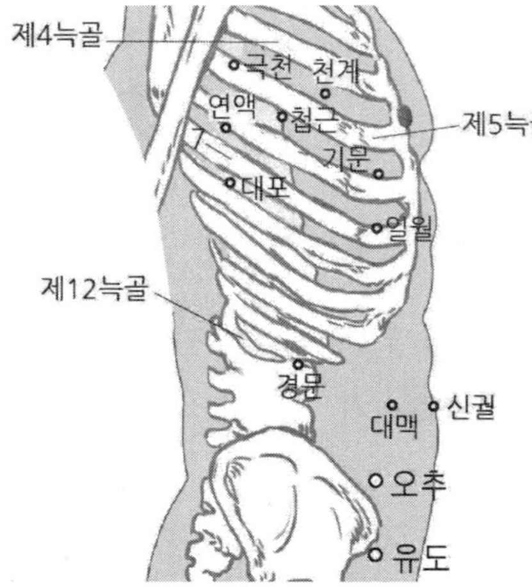

22. 연액

적응: 견비통, 늑간신경통, 옆구리가 결리거나 담이 들었을 때, 팔을 들어올리지 못할 때(팔의 통증과 운동장애) 등

위치: 겨드랑이의 정중앙에서 아래로 3촌(寸) 밑 제5늑간에 위치하고 있다.

23. 첩근

적응: 구토, 아랫배 팽창, 견비통, 흉부팽만감 등

위치: ㉒연액혈에서 젖꼭지 쪽으로 1촌(寸)이 되는 제5늑간에 위치하고 있다.

24. 일월

담경의 기가 배로 모이는 곳으로 가슴과 배가 몹시 아프거나 숨을 쉴 수 없이 결릴 때 많이 활용되며 방광경의 ⑲담수(유)와 함께 담의 진단혈로 누운 자세에서 입을 조금 벌려 힘을 빼고 두 손가락을 일월에 댄 체 숨을 크게 쉬게 하여 오른쪽 옆구리에 통증을 느끼게 되면 담낭에 이상이 생긴 것으로 알아야 할 것이다.

적응: 담경의 모혈이며 간질환, 담석통, 황달, 구토, 늑간신경통 등

위치: 유두 아래 제7늑간극의 부위이다.

25. 경문

신경의 모혈로서 선천의 기를 간직하고 있는 신장기능의 진단혈이다. 경문혈이란 선천의 기가 드나드는 문이라는 뜻이다.

적응: 가슴과 옆구리가 결릴 때, 배가 울리면서 설사기가 있을 때, 소화불량, 트림, 어깨죽지가 결릴 때와 요통, 늑간신경통, 설사 등

위치: 제12늑골 끝 부위

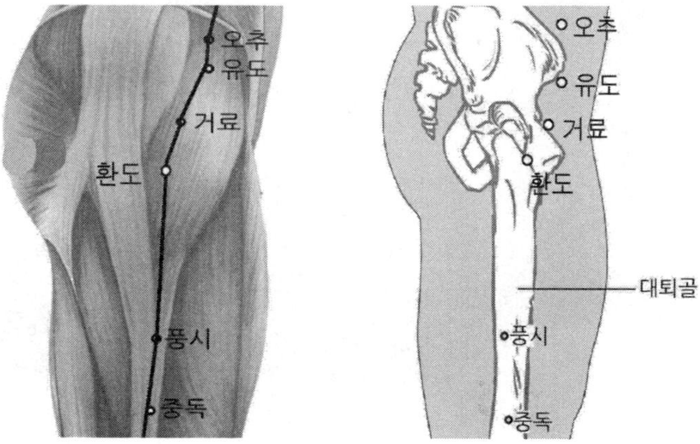

26. 대맥

적응: 허리와 옆구리의 통증, 방광염, 부인병, 월경불순, 복통 등

위치: 제11늑골 부위에 있는 간경의 ⑬장문혈 아래 배꼽과 수평이 되는 부위

27. 오추

적응: 요통, 남녀 비뇨기 질환(맹장염 반응점) 월경불순 등

위치: 배꼽아래 3촌(寸)이 되는 부위에 있는 임맥의 ④관원혈과 수평이 되는 가전상극의 앞부위

28. 유도

적응: 맹장염(만성), 신장염, 고환염, 상습 변비, 월경불순 등

위치: ㉗오추혈에서 앞으로 약 0.5촌(寸) 밑 부위

29 거료

적응: 고관절 질환, 요통, 다리 부자유, 고환염, 방광염 등

위치: 대퇴골대전자의 제일 높은 곳과 가전상극을 이은 선의 중간부위

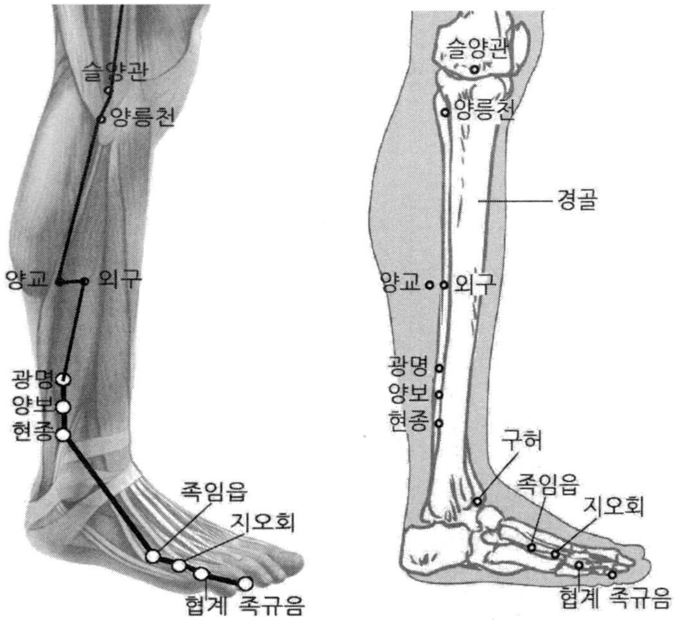

30. 환도

적응: 좌골신경통, 반신불수, 다리염증, 다리가 저리고 아픈 증상 등

위치: 대퇴골대전자의 제일 높은 곳과 천골관열공을 이은 선에서 대전자에서 3분의 1이 되는 부위로 엄지손가락으로 누르면 움푹 들어간 곳으로 다리 끝까지 찌릿한 느낌이 온다.

31. 풍시

적응: 반신불수, 다리가 저리고 아픈 증상, 두드러기, 전신 가려움증 등

위치: 대퇴골의 바깥쪽 중앙부위로 차렷 자세에서 가운데 손가락 끝이 닿는 부위이며 무릎의 슬개골로부터 7촌(寸)이 되는 부위

32. 중독

적응: 반신불수, 각기병, 좌골신경통, 다리가 저리고 아픈 증상 등

위치: ㉛풍시혈 아래 2촌(寸)이 되는 부위

33. 양관

적응: 무릎 관절염, 반신불수, 대퇴부외측마비 등

위치: ㉞양능천혈로부터 위로 3촌(寸)이 되는 부위이며 대퇴골의 바깥쪽 상과의 위 부분에 오목하게 들어간 곳이다.

34. 양능천

동양의학고전에 배꼽 위의 부위가 냉한 음의 증세가 있으면 음능천을 다스리고 열기와 부종, 통증 등 외부에 증세가 나타나면 양능천을 다스리라는 말이 있다.

적응: 담경의 합혈이며 반신불수, 다리근육마비, 변비, 구토, 황달, 슬관절통, 하지정맥류, 늑간신경통 등

위치: 비골두소두(무릎을 구부리면 슬관절 바깥쪽 아래 툭 불거진 뼈) 밑 오목하게 들어간 부위

35. 양교

적응: 양교맥의 극혈로 두통, 근육마비, 무릎과 허벅지가 아플 때 등

위치: 발목관절의 바깥쪽 복숭아 뼈 윗부위에서 위로 7촌(寸)이 되는 비골의 장딴지쪽 부위이다. 또한 ㊱외구혈의 약 1촌(寸) 뒤에 위치한다.

36. 외구

적응: 담경의 극혈로 목운동 불능, 옆구리 통증, 늑막염, 반신불수, 하지마비, 좌골신경통, 편마비등

위치: 바깥쪽 복숭아뼈 위 7촌(寸) 부위

37. 광명

적응: 담경의 낙혈로 다리신경통, 편두통, 눈 신경 위축, 무릎통증, 야맹증, 유방통 등

위치: 발목 관절의 바깥쪽 복숭아뼈 위쪽에서 위로 5촌(寸)이 되는 비골의 앞부위

38. 양보

적응: 하지마비, 편마비, 슬관절염, 가슴·옆구리 통증, 편두통, 요통 등

위치: 발목 관절의 바깥쪽 복숭아 뼈 위쪽에서 위로 4촌(寸)이 되는 비골의 앞부위

39. 현종

적응: 좌골신경통, 반신불수, 소아마비, 편두통, 편마비, 발목 삔데 등

위치: 발목 관절의 바깥쪽 복숭아 뼈 위쪽에서 위로 3촌(寸)이 되는 비골의 뒤와 장비골근건의 사이에 위치하고 있다.

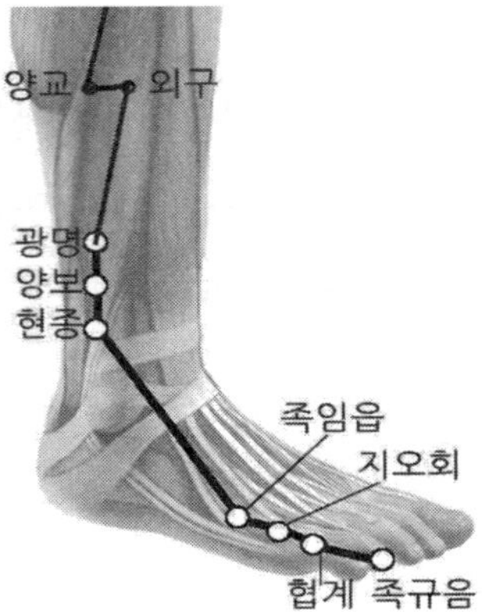

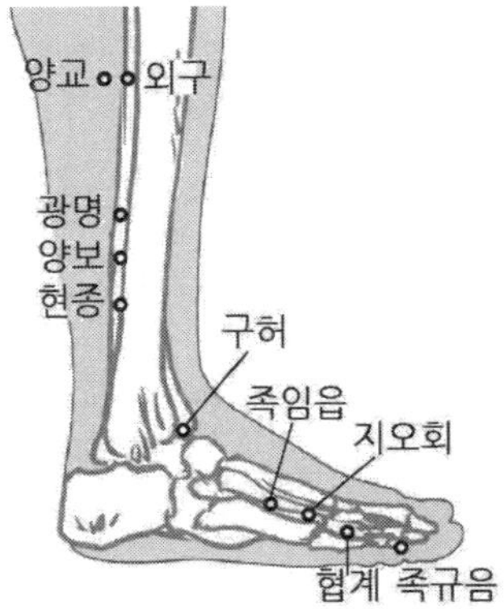

40. 구허

적응: 담경의 원혈로 좌골신경통, 발목삔데, 눈병, 반신불수, 중풍 등

위치: 발목관절의 바깥쪽 복숭아뼈의 앞쪽(발등부위) 아래에 오목한 부위

41. 족임읍

적응: 담경의 수혈로 좌골신경통, 전신마비, 월경불순, 발가락 삔데(담석통 반응점), 두통, 현기증, 유선염, 족통 등

위치: 발등의 제4중족골과 제5중족골의 접합부 앞에 오목한 부위

42. 지오회

적응: 발등의 부기와 통증, 귀울림, 유선염, 요통 등

위치: 제4중족골두와 제5중족골두 사이로 제4기절골과 제5기절의 봉단에서 위로 1.5촌(寸)이 되는 부위

43. 협계

적응: 담경의 형혈로 발등의 부기와 통증, 다리마비, 이명, 좌골신경통, 어지럼증, 두통 등

위치: 넷째 발가락과 다섯째 발가락 사이(접합부)에서 발등쪽으로 0.5촌(寸)이 되는 부위

44. 족규음

적응: 담경의 정혈로 늑막염, 두통, 현기증, 이명 등

위치: 넷째 발가락 발톱의 바깥쪽 모서리 옆 부위

제12경 족궐음간경(足厥陰肝經)

(14혈)

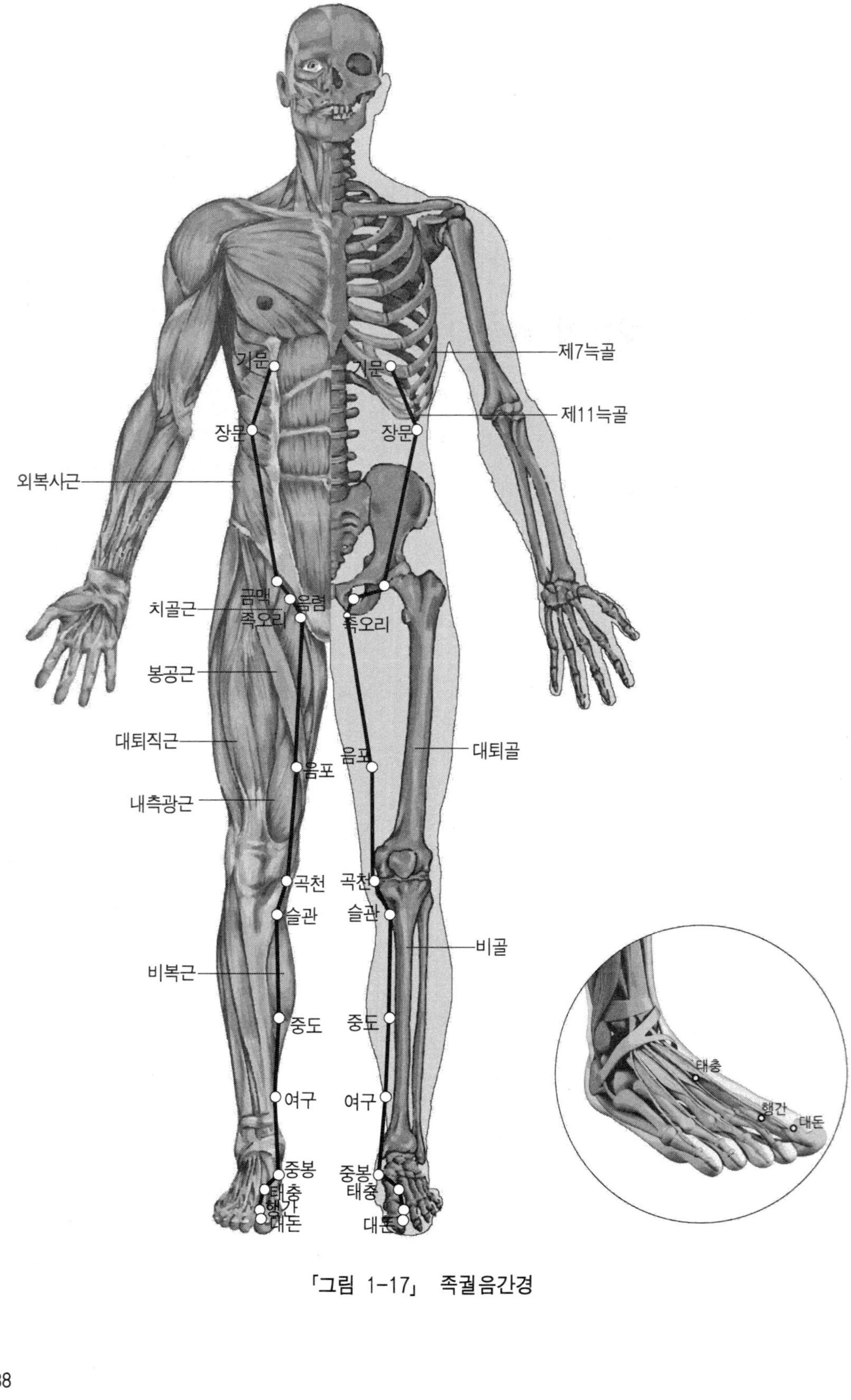
기문
기문
제7늑골
제11늑골
장문
장문
외복사근
치골근
급맥
음렴
족오리
족오리
봉공근
대퇴직근
대퇴골
음포
음포
내측광근
곡천
곡천
슬관
슬관
비골
비복근
중도
중도
여구
여구
중봉
중봉
태충
태충
행간
대돈
대돈
태충
행간
대돈

「그림 1-17」 족궐음간경

XII. 족궐음간경(足厥陰肝經 14개 경혈)

간경은 엄지발가락의 새끼발가락쪽 발톱 모서리옆에 있는 ①대돈(大敦)에서 시작되어 ②행간(行間) → ③태충(太衝) → ④중봉(中封)등 안쪽 복숭아 뼈 앞을 지나 무릎안쪽과 허벅지 쪽의 ⑤여구(蠡溝) → ⑥중도(中都) → ⑦슬관(膝關) → ⑧곡천(曲泉) → ⑨음포(陰包) → ⑩족오리(足五里) → ⑪음렴(陰廉) → ⑫급맥(急脈)을 지나 제11늑골 끝의 ⑬장문(章門) → 제9번째 늑골 시작부위의 ⑭기문(期門)에 이르는 14개의 경혈로 이루어져 있다(그림 1-17).

12경락은 폐경에서부터 간경에 이르기까지 계속 이어져 사람의 체내를 쉬지 않고 돌고있다는 것이 한방의 이론이다. 그리고 간장은 제9흉추에 달려 있으며 색깔은 푸르다. 모습은 나뭇잎처럼 생겼으며 왼쪽 옆으로 세잎이 오른쪽 옆으로 네잎이 달려 있다. 그리고 간의 부(腑)는 담이고 5행의 목(木)에 해당되며 간경의 **정혈**은 ①대돈혈이며 **형혈**은(②행간), **유혈**(③태충), **경혈**(④중봉), **합혈**(⑧곡천), **원혈**(③태충), **모혈**(⑭기문), **극혈**(⑥중도), **낙혈**(⑤여구)혈로 이루어져 있다.

간경에 이상이 생기게 되면 얼굴에 윤기가 없고 목이 마르며 가슴이 답답하고 속이 메스껍다 또한 설사가 잦으며 새끼 발가락 전체가 아프고, 으슬으슬 춥고 열이 난다. 특히 여성은 허리가 아프고 사추리와 음부가 땡기며 결단력이 부족하고 초조해하는 등 여러 증상들이 나타나게 된다.

1. 대돈

적응: 간경의 정혈이며 비뇨기질환, 야뇨증, 옆구리 결린데, 중풍으로 인한 혼절, 음경통 등

위치: 새끼발가락 쪽 엄지 발톱 모서리옆 부위

2. 행간

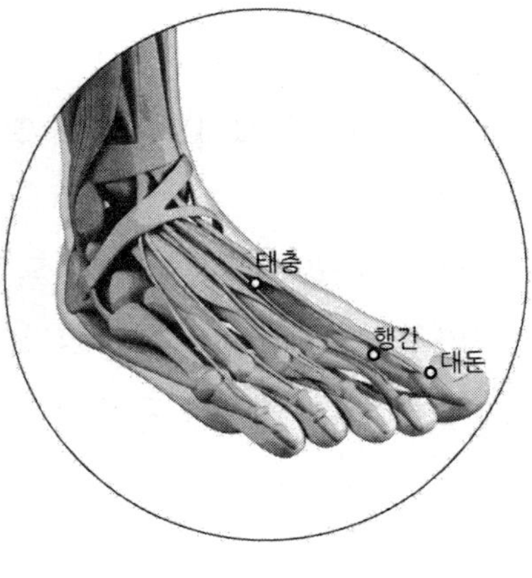

적응: 간경의 형혈로 뇌빈혈, 불면증, 중풍, 월경불순 등

위치: 엄지발가락(제1기절골)과 둘째 발가락이(제2기절골) 만나는 접합부위(발가락 사이)로 움푹 들어간 곳이다.

3. 태충

적응: 간경의 수혈이며 원혈로서 위장병, 두통, 불면증, 족저통, 고혈압, 현기증, 유선염, 중풍 등

위치: 발등아래 제1종족골과 제2종족골의 결합 부위 앞 오목한 부위

4. 중봉

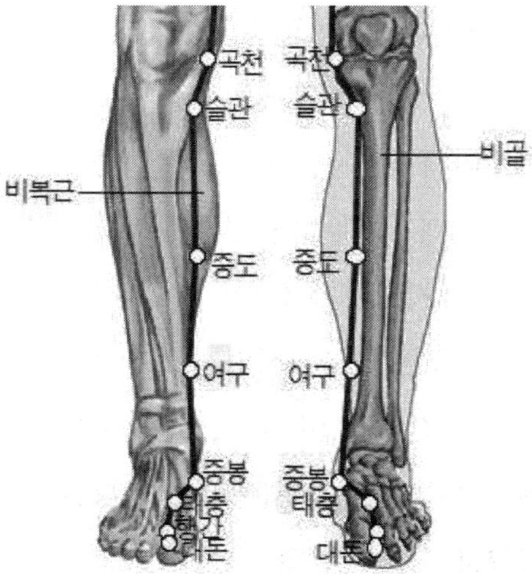

적응: 간경의 경혈로 방광염, 황달, 중추신경 진정(팔, 다리 떨리는 증세) 음경 및 음부통증 등

위치: 발목 안쪽 복숭아 뼈에서 앞쪽(복숭아 뼈가 끝나는 가장자리) 1촌(寸)이 되는 부위

5. 여구

적응: 간경의 낙혈로 다리마비, 생리불순, 음부의 가려움과 통증 등

위치: 안쪽 복숭아뼈의 맨 위쪽으로부터 위로 5촌(寸)이 되는 곳으로 다리에 힘을 주면 경골 뒤쪽으로 오목하게 들어가는 부위이다. (경골과 가자미근 사이)

6. 중도

적응: 아랫배경련, 다리관절통, 하지마비 등

위치: 안쪽 복숭아뼈 위로 5촌 위가 ⑤여구혈이며 여구혈로부터 2촌(寸) 위가 ⑥중도혈이다.

7. 슬관

무릎이나 목젖이 붓고 아플 때에 많이 이용하지만 성욕 부진, 생리 불순에도 잘 듣는다.

적응: 다리신경통(마비), 무릎관절염, 중풍 등

위치: 비경의 ⑨음릉천혈과 신경의 ⑩음곡혈 중간(다리 접히는 안쪽) 부위로 경골의 내과하연에 음릉천이 있으며 음릉천혈에서 오금 쪽으로 1촌(寸) 뒤에 위치하고 있다.

8. 곡천

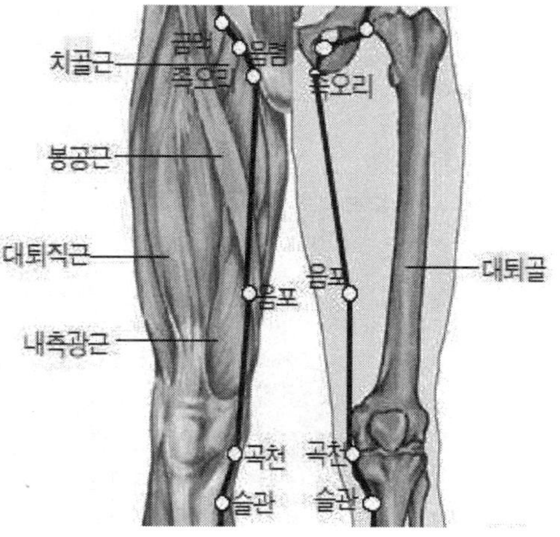

무릎으로 사기(邪氣)가 들어갔을 때 이혈을 다루어 사기를 몰아내고 깨끗한 경수를 샘솟게 해준다.

적응: 간경의 합혈이며 생리통, 발기불능, 무릎 관절염, 외음부의 가려움과 통증, 무릎의 부기와 통증 등

위치: 쪼그려 앉았을 때 나타나는 오금의 가로무늬 안쪽 끝부위

9. 음포

적응: 허리(둔부, 다리) 경련, 무릎관절통, 월경불순, 요실금, 요통 등

위치: ⑧곡천혈에서 배꼽아래 5촌(寸) 부위 임맥의 ②곡골혈 양옆으로 2촌(寸) 되는 곳에(사타구니 중앙부위 위쪽) 위치하고 있는 위경의 ㉚기충혈을 이은 선상에서 ⑧곡천혈로부터 위로 4촌(寸)이 되는 부위

10. 족오리

적응: 아랫배가 더부룩하거나 배뇨이상 증상, 대퇴내측통 등

위치: 위경의 ㉚기충혈 아래 3촌(寸)이 되는 허벅지 안쪽에 있는 부위

11. 음렴

적응: 허벅지 안쪽 통증, 고(股)관절염, 생리불순 등

위치: 위경의 ㉚기충혈에서 아래로 2촌(寸)이 되는 부위

12. 급맥

적응: 아랫배, 음경(고환), 허벅지 안쪽이 아플 때 등

위치: 배꼽밑 5촌(寸)이 되는 치골결합(임맥의 ②곡골혈) 아래에서 양옆으로 2.5촌(寸)이 되는 부위

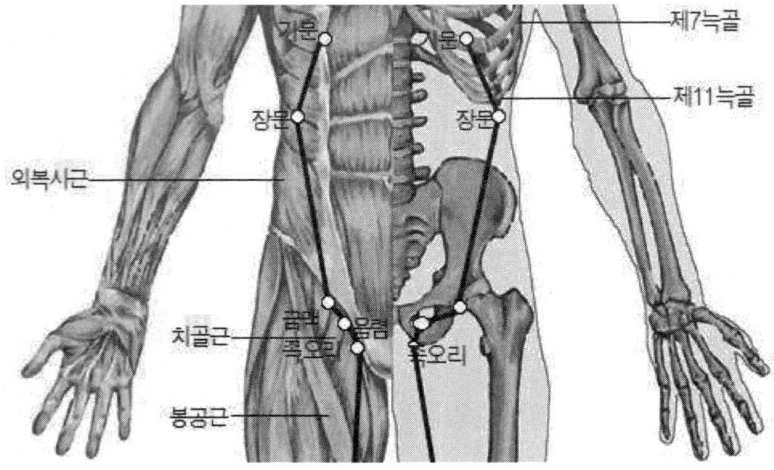

13. 장문

적응: 비경의 모혈로 설사, 구토, 가슴과 옆구리 통증, 손발이 무겁고 뻣뻣할 때 등

위치: 제11번째 늑골 끝 부위로 팔을 구부리고 옆구리에 붙였을 때 팔꿈치 끝부분이 닿는 부위이다.

14. 기문

간경의 모혈로 과로를 하였을 때. 이 혈을 위로 치켜 누르면서 숨을 크게 쉬면 통증이 온다. 간울혈증의 증상으로 부드럽게 지압을 해주는 것이 좋다. 또한 이혈은 비경(태음), 간경(궐음), 기경(음유) 이 교차되는 곳이며 음기가 모여드는 곳이기때문에 급성, 열성, 전염병에 반드시 다루어야 하는 혈이다.

적응: 딸꾹질, 늑간신경통, 담낭염 등

위치: 배꼽위 6촌(寸)이 되는 임맥의 ⑭거궐혈에서 양옆으로 3.5촌(寸)이 되는 곳으로 제6늑골과 제7늑골의 사이이다.

제13경 독맥(督脈)

(28혈)

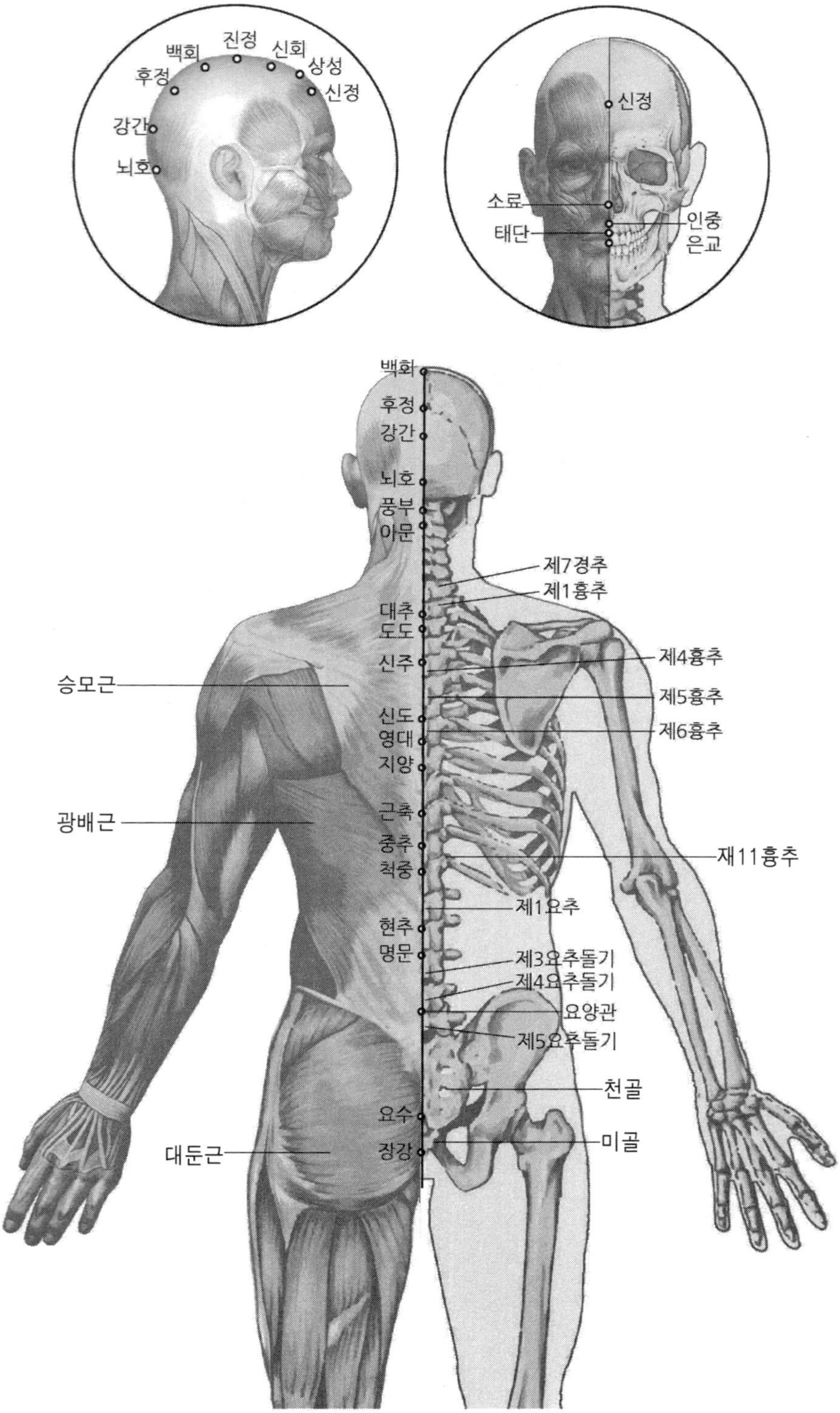

백회
진정
신회
후정
상성
신정
강간
뇌호
신정
소료
태단
인중
은교
백회
후정
강간
뇌호
풍부
아문
제7경추
제1흉추
대추
도도
신주
제4흉추
승모근
제5흉추
신도
영대
제6흉추
지양
근축
광배근
중추
재11흉추
척중
제1요추
현추
명문
제3요추돌기
제4요추돌기
요양관
제5요추돌기
천골
요수
미골
대둔근
장강

「그림 1-18」 독맥

Ⅷ. 독맥(督脈 28개 경혈)

독맥은 인체의 모든 양경맥이 모이는 곳으로 주로 양기와 진기를 통솔한다. 사람의 허리와 등과 목과 머리의 정중앙을 흐르는 경맥으로 꼬리뼈라 일컫는 ①장강(長强)에서 시작되어 머리쪽으로 → ②요수(腰兪) → ③요양관(腰陽關) → ④명문(命門) → ⑤현추(懸樞) → ⑥척중(脊中) → ⑦중추(中樞) → ⑧근축(筋縮) → ⑨지양(至陽) → ⑩영대(靈臺) → ⑪신도(神道) → ⑫신주(身柱) → ⑬도도(陶道) → ⑭대추(大椎) → 뒷목의 ⑮아문(瘂門) → ⑯풍부(風府) → ⑰뇌호(腦戶) → ⑱강간(强間) → ⑲후정(後頂) → 머리 정수리의 ⑳백회(百會)에서 머리 앞쪽으로 → ㉑전정(前頂) → ㉒신회(顖會) → ㉓상성(上星) → ㉔신정(神庭) → ㉕소료(素髎) → ㉖인중(人中) → ㉗태단(兌端) → 위 잇몸 중앙의 ㉘은교(齦交)에 이르는 28개혈로 이루어져 있다(그림 1-18).

독맥에 이상이 있으면 생식기에 장해가 생긴다. 기경팔맥(奇經八脈)이라고해서 12경락 속으로 흐르는 경수(에너지)가 5장 6부를 원활하게 흐르도록 조절하는 경맥이 있다고 보고 있다.

독맥도 그 중 하나로 임맥(任脈), 양교맥(陽蹻脈), 음교맥(陰蹻脈), 양유맥(陽維脈), 음유맥(陰維脈), 대맥(帶脈), 충맥(衝脈)이 그것이다.

독맥은 가슴과 배 안의 내장과 골반 안의 내장 기능에 영향을 주는 에너지 순환계를 조절하는 중요한 경맥이다.

하복부에서 명치 밑으로 치밀어 오는 증세라든가 찌르는 것 같은 통증, 목이 타는 듯한 아픔 등에 독맥의 혈이 활용된다.

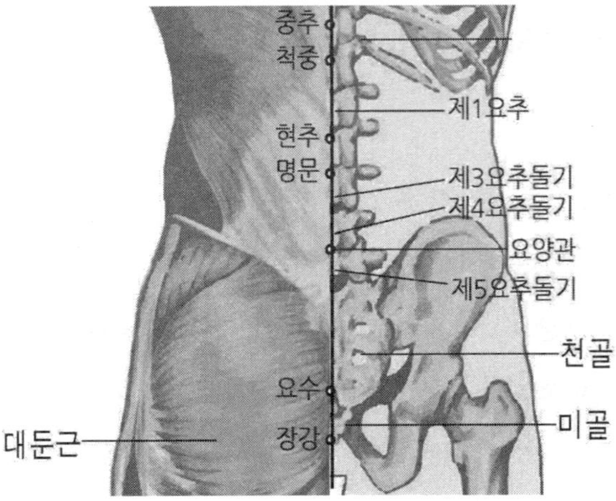

1. 장강

적응: 독맥의 낙혈이며 만성임질, 치질, 소아 탈항증, 설사, 간질병 등

위치: 미골단(꼬리뼈)과 항문의 중간부위

2. 요수

적응: 요통, 하지마비, 월경불순 등

위치: 몸의 등 뒤 정중선상에 미골(꼬리뼈)에서 등쪽으로 3촌(寸) 부위에 튀어나온 작은 뼈(천골능 제4극돌)밑 부위

3. 양관

적응: 허리신경통, 다리마비, 양기(발기)부족, 월경불순, 만성장염 등

위치: 제4요추극돌기와 제5요추극돌기 사이 오목한 부위

4. 명문

적응: 요통, 설사, 좌골신경통, 발기불능, 월경불순, 생리통, 복통 등

위치: 제2요추극돌기와 제3요추극돌기 사이 오목한 부위

5. 현추

적응: 요배신경통(경련), 복통, 설사 등

위치: 제1요추극돌기와 제2요추극돌기 사이 오목한 부위

6. 척중

적응: 황달, 복통, 설사, 요통, 다리마비 등

위치: 제11흉추극돌기와 제12흉추극돌기 사이 오목한 부위

7. 중추

적응: 식용부진, 위통, 허리와 등의 아픈 증상 등

위치: 제10흉추극돌기와 제11흉추극돌기 사이 오목한 부위

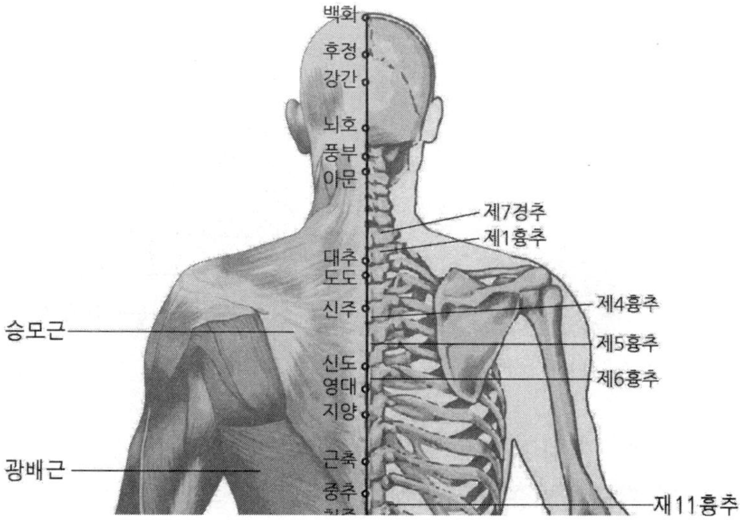

8. 근축

적응: 강직성 경련, 광증, 위통, 요배신경통, 늑간신경통, 근육마비(임맥의 ⑭거궐과 담경의 ㉞양능천 겸용) 등

위치: 제9흉추극돌기와 제10흉추극돌기 사이 오목한 부위

9. 지양

적응: 황달, 늑막염, 늑간신경통, 기침, 천식, 위통, 허리와 등의 통증 등

위치: 제7흉추극돌기와 제8흉추극돌기 사이 오목한 부위

10. 영대

적응: 기관지염, 기침, 목이 뻣뻣하고 등과 척추가 아플 때 등

위치: 제6흉추극돌기와 제7흉추극돌기 사이 오목한 부위

11. 신도

적응: 늑간신경통, 기침, 척추와 등이 뻣뻣하고 아플 때 등

위치: 제5흉추극돌기와 제6흉추극돌기 사이 오목한 부위

12. 신주

적응: 등과 허리와 척추가 뻣벗하고 아플 때(요통), 호흡기 질환, 치질, 두통, 기침 등

위치: 제3흉추극돌기와 제4흉추극돌기 사이 오목한 부위

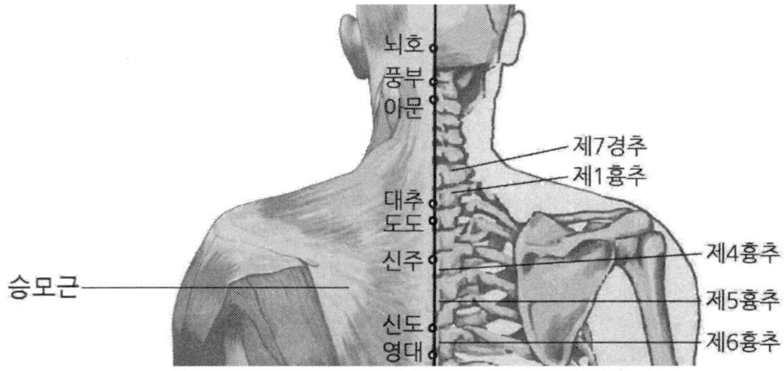

13. 도도

적응: 신경쇠약, 등이 뻣뻣하거나 목 경련, 두통, 열병 등

위치: 제1흉추극돌기와 제2흉추극돌기 사이 오목한 부위

14. 대추(椎)

목과 어깨가 몹시 결리는 사람에게 특효가 있으며 편두통, 두드러기, 치질, 코감기, 위장병이 있는 사람은 이혈에 뜸을 뜨면 신통하게 잘 낫는다.

적응: 만성감기, 척추와 등과 목이 뻣뻣하고 아플 때, 견배통, 기관지염, 목 신경통 등

위치: 목 뒤 큰 뼈 바로 밑으로 제7경추극돌기와 제1흉추극돌기 사이 오목한 부위

15. 아문

적응: 두통, 코피, 혀가 굳어 말을 못하거나 말 소리가 안나올 때, 중풍, 뒷덜미가 뻣뻣할 때 등

위치: 제1경추극돌기와 제2경추극돌기 사이 오목한 부위로 ⑭대추혈로부터 위로 3.5촌(寸)이 되는 곳이며 또한 뒷머리가 나는 몸의 정중선에서 위로 0.5촌(寸)이 되는 곳이다.

16. 풍부

적응: 코피, 두통, 뒷덜미가 뻣뻣할 때, 현기증, 중풍으로 인한 언어장애 등

위치: 뒷머리가 나는 몸의 정중선에서 정수리 쪽으로 1촌(寸) 부위로 경추극돌기 간의 오목한 부위

17. 뇌호

적응: 목이 뻣뻣하고 아픈 증상, 삼차신경통, 얼굴신경통, 두통, 불면증, 현기증 등

위치: ⑯풍부혈에서 위로 1.5촌(寸)이 되는 부위

18. 강간

적응: 두통, 어지럼증, 소아경기, 뒷 목이 뻣뻣하고 아플 때, 불면증 등

위치: ⑰뇌호혈에서 위로 1.5촌(寸)이 되는 부위

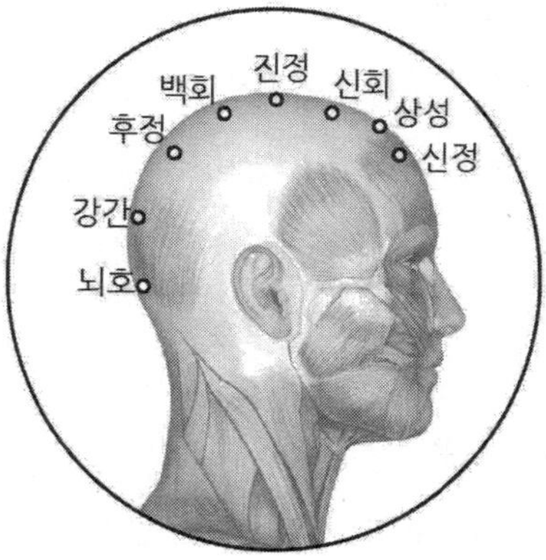

19. 후정

적응: 편두통, 뇌빈혈, 불면증 등

위치: ⑱강간혈에서 위로 1.5촌(寸)이 되는 부위

20. 백회

몸에 흐르는 모든 경맥이 합류해서 흐르는 곳으로 특히 치질에 잘 듣는다. 백회 앞쪽으로 3cm에 있는 ㉑전정과 뒤쪽 3cm에 있는 ⑲후정과 함께 병용하면 두통에 잘듣는다. 머리가 아프로 무거운 증세에는 눈이나 코에 여러 증상이 있을 때와 뒤통수, 목, 어깨 등이 무겁고 땡기는 증세가 있을 때 등이다. 전자인 경우에는 백회와 전정혈을 그리고 후자인 경우에는 ⑳백회와 ⑲후정혈을 다루도록 한다.

적응: 두통, 현기증, 실어증, 이명, 중풍, 고혈압, 치질 (구급, 소생혈) 등

위치: 머리 정수리 부위로 몸의 정중선과 양쪽 귀의 끝과 연결한 선이 교차하는 점이다.

21. 전정

적응: 머리의 통증, 어지럼증, 콧병 등

위치: 몸의 정중선으로 ⑳백회혈에서 안면 쪽으로 1.5촌(寸)이 되는 부위

22. 신회

적응: 뇌빈혈, 두통, 축농증, 비염 등

위치: 몸의 정중선으로 ⑳백회혈에서 안면 쪽으로 3촌(寸)이 되며 ㉑전정혈에서는 1.5촌(寸)이 되는 부위

23. 상성

적응: 코막힌 데, 눈 충혈, 두통, 축농증, 비염 등

위치: 몸의 정중선 ㉒신회혈에서 안면쪽으로 1촌(寸)이 되는 부위이며 또한 이마의 앞머리 털이 나오는(전발제) 부위로부터 정수리쪽으로 1촌(寸)이 되는 곳이다.

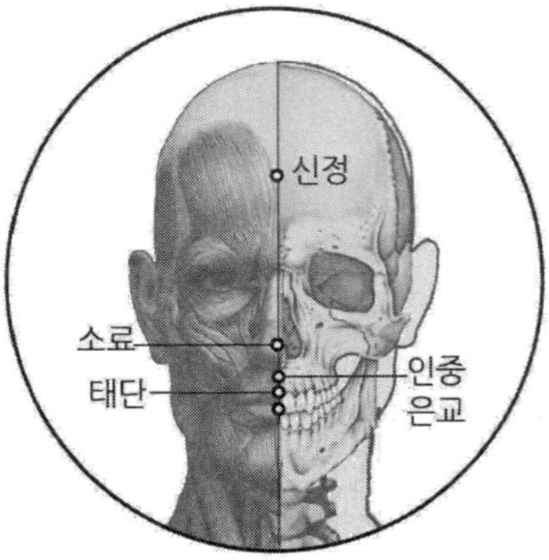

24. 신정

적응: 두통, 어지럼증, 급성 콧병(비염) 등

위치: 이마 위 앞머리 털이 나오는(전발제) 부위에서 몸의 정중선 위로 0.5촌(寸)이 되는 부위

25. 소료

적응: 콧병, 코피, 쇼크 등

위치: 코 끝(콧등) 정중앙 부위

26. 인중(수구)

적응: 요통, 충혈, 차 멀미, 구안와사, 현기증, 얼굴풍증, 얼굴경련(인사불성 회생혈) 등

위치: 코 밑 오목하게 들어간 부위

27. 태단

적응: 치은염, 구내염 등

위치: 윗 입술의 가운데 끝 부위

28. 은교

적응: 잇병, 구내염, 치통 등

위치: 윗입술의 안쪽 잇몸과 연결된 몸의 정중선 부위의 엷은 막

제14경 임맥(任脈)

(24혈)

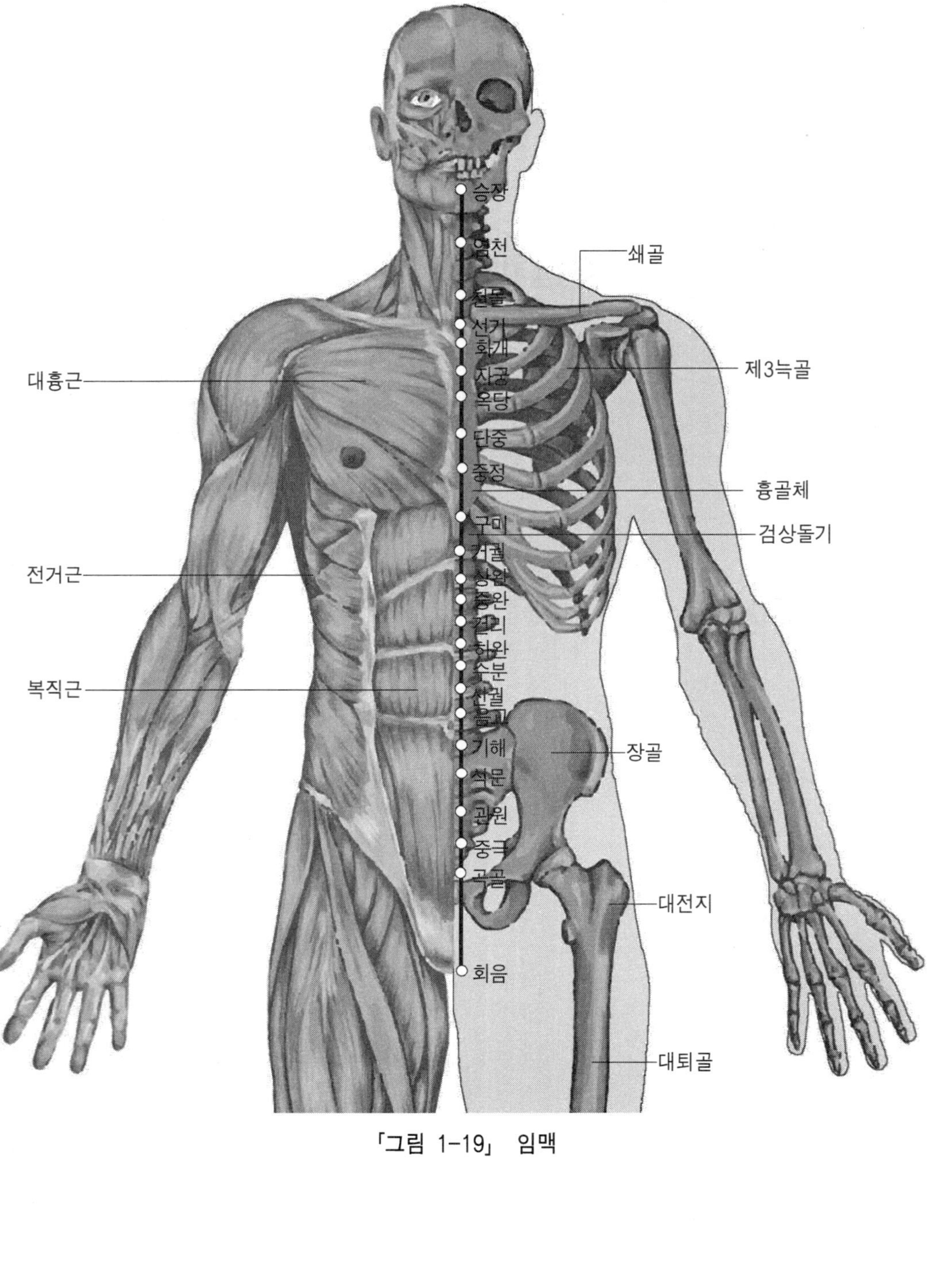
승장
염천
천돌
선기
화개
자궁
옥당
단중
중정
구미
거궐
상완
중완
건리
하완
수분
신궐
음교
기해
석문
관원
중극
곡골
회음
쇄골
제3늑골
흉골체
검상돌기
장골
대전지
대퇴골
대흉근
전거근
복직근

「그림 1-19」 임맥

Ⅸ. 임맥 (任脈 24개 경혈)

임맥은 수태와 태아의 양육 및 모든 음경맥의 기능을 조절하는 맥으로 회음부에 있는, ①회음(會陰)에서 시작되어 몸의 앞쪽 중앙으로 올라가는 경맥으로 → ②곡골(曲骨) → ③중극(中極) → ④관원(關元) → ⑤석문(石門) → ⑥단전 또는 기해(氣海) → ⑦음교(陰交) → ⑧신궐(배꼽 神闕) → ⑨수분(水分) → ⑩하완(下脘) → ⑪건리(建里) → ⑫중완(中脘) → ⑬상완(上脘) → ⑭거궐(巨闕) → ⑮구미(鳩尾) → ⑯중정(中庭) → ⑰전중(膻中) → ⑱옥당(玉堂) → ⑲자궁(紫宮) → ⑳화개(華蓋) → ㉑선기(璇璣) → ㉒천돌(天突) → ㉓염천(廉泉) → ㉔입술 밑의 승장(承漿)에 이르는 24개의 경혈로 이루어져 있다(그림 1-19).

임맥은 원래 여성의 임신과 밀접한 관련이 있으며 부인병에 특히 잘 듣고 회음부에서 배꼽에 이르는 회음혈, 곡골혈, 중극혈 등은 비뇨기 병에는 반드시 쓰이는 중요한 혈이다. 그리고 남성에 많이 나타나는 아랫배 부위가 단단하게 굳는 증세나, 여성의 불임증과 생리 이상 및 전신의 기능 조절이 제대로 이루어지지 않을 때 등 임맥의 혈을 잘 다루어야 한다.

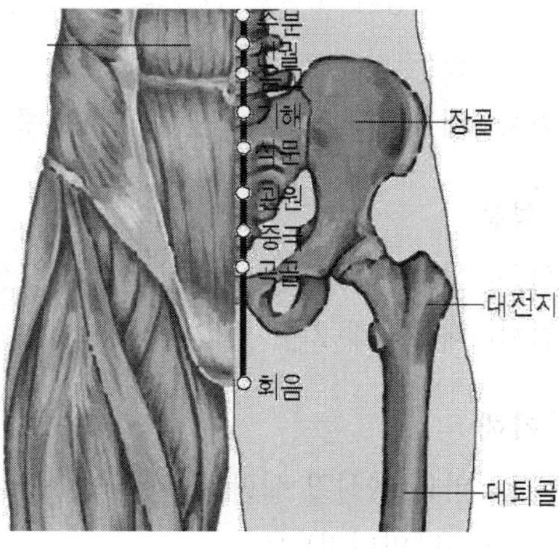

1. 회음

적응: 임맥의 낙혈로 임질, 치질, 음부통증전립선염, 변비 등(익사자소생혈)

위치: 몸의 정중안선이 이어지는 부위로 남자는 음낭과 항문의 중간이고 여자는 대음순 뒤쪽과 항문의 중간부위이다.

2. 곡골

적응: 방광염, 발기불능, 월경불순, 생리통 등

위치: 배꼽아래 5촌(寸)이 되는 치골결합의 윗부분

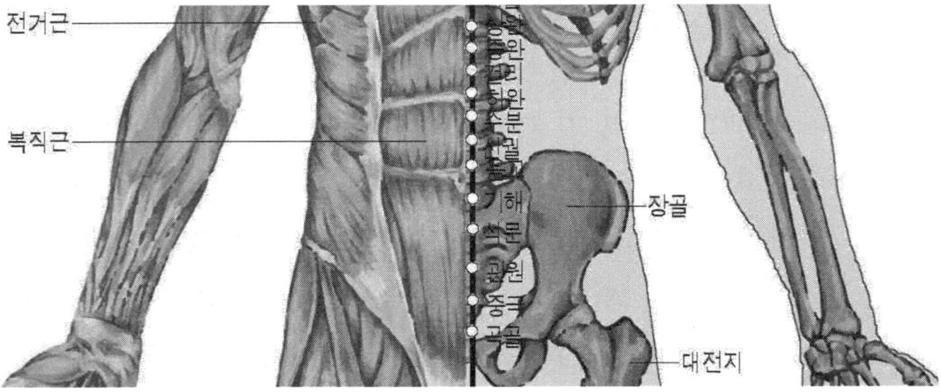

3. 중극

적응: 방광경의 모혈이며 월경불순, 불임증, 자궁경련, 음부위축, 좌골신경통, 발기불능, 조루, 야뇨증 등

위치: 배꼽아래 네치(4寸) 부위이며 ②곡골혈로부터 1촌(寸) 위 부위이다.

4. 관원(단전)

사람이 태어나면서 타고난 선천의 기를 관장하는 혈로서 정력증강에 잘 듣는다. 남녀 생식기와 밀접한 관계가 있는 혈이다.

적응: 소장경의 모혈로 신장염, 비뇨, 생식기질환(월경통, 불임증), 정력증강, 발기불능 등

위치: 배꼽아래 3촌(寸) 부위이며 ③중극혈 위 1촌(寸)이 되는 부위

5. 석문

적응: 삼초경의 모혈이며 비뇨생식기 질환, 소화불량 등

위치: 배꼽아래 2촌(寸) 부위이며 ④관원혈 위로 1촌(寸)이 되는 부위

6. 기해

적응: 비뇨 생식기 질환, 신경쇠약, 발육부진, 하초의 냉허, 요통(원기의 바다로 남자 스테미너혈) 등

위치: 배꼽아래 1.5촌(寸) 부위이며 ②곡골혈의 위로 3.5촌(寸)이 되는 부위

7. 음교

적응: 부인생식기질환, 불임증 등

위치: 배꼽아래 1촌이 되는 부위

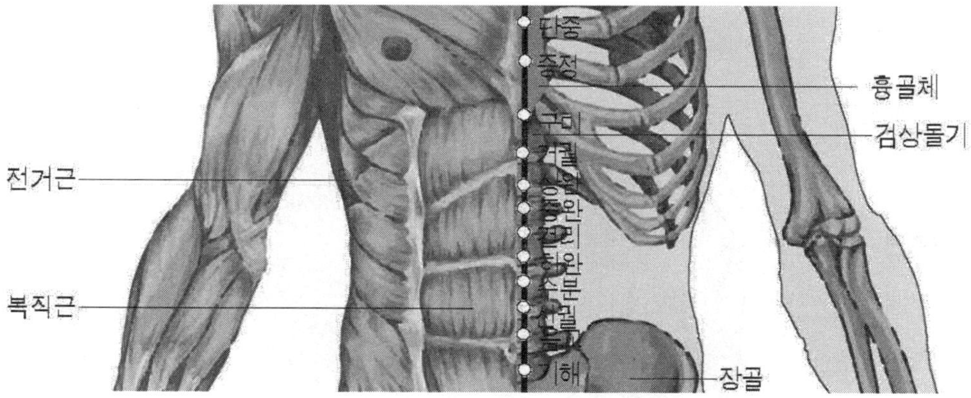

8. 신궐

적응: 뇌일혈, 복부팽창, 상습유산, 불임증 등

위치: 배꼽의 정중앙부위

9. 수분

적응: 복부팽창, 두통, 설사, 복막염, 소변 못 볼 때 등

위치: 배꼽위 1촌(寸)이 되는 부위

10. 하완

적응: 위경련, 만성위장병, 남녀생식기질환, 구토, 설사 등

위치: 배꼽으로부터 위로 2촌(寸)이 되는 부위

11. 건리

적응: 복막염, 구토, 소화불량, 위궤양, 위하수 등

위치: 배꼽으로부터 위로 3촌(寸)이 되는 부위

12. 중완

중완은 소화기·호흡기를 관장하는 중초의 모혈로서 식사후 위가 묵직하거나 뱃속이 좋지 않을 때 이혈을 누른 다음 가볍게 문지르면 배가 개운해지고 가뿐해진다.

적응: 위경의 모혈로 위병, 고혈압, 노이로제, 어지럼증, 귀울림, 정력증강 구토, 설사, 변비 등

위치: 배꼽과 명치 밑 중간부위로 배꼽으로부터 위로 4촌이 되는 부위이다.

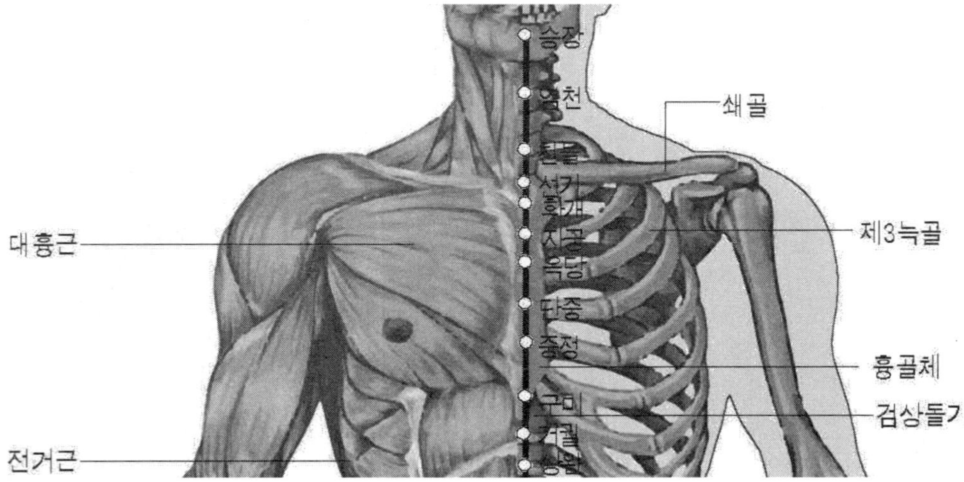

13. 상완

적응: 딸꾹질, 위통, 위산과다, 위궤양, 구토 등

위치: 배꼽으로부터 위로 5촌(寸)이 되는 부위

14. 거궐

적응: 심장의 모혈로 횡경막경련, 위경련, 고혈압, 심장질환, 구토, 반위, 심·흉통 등

위치: 배꼽으로부터 위로 6촌(寸)이 되는 부위

15. 구미

적응: 임맥의 낙혈이며 천식, 심·흉통, 급성위염(토하게 만드는혈) 등

위치: 배꼽 위로 7촌(寸)이 되는 부위

16. 중정

적응: 천식, 구토, 위산과다, 심장병, 소화불량 등

위치: 양 젖꼭지의 중간점이 임맥의 ⑰단(전)중혈이며, 단(전)중혈의 아래 1.6촌(寸)이 되는 부위

17. 전(단)중

적응: 심포경의 모혈이며 삼초의 원혈이다. 가슴울혈, 딸꾹질, 심장병, 늑간신경통, 유방통, 젖부족, 흉통, 기침, 기관지천식 등

위치: 양젖꼭지 간의 중간부위로 몸의 정중선에 위치하고 있다.

18. 옥당

적응: 늑막염, 기관지염, 천식, 기침, 흉통 등

위치: ⑰전(단)중혈 위로 1.6촌(寸)이 되는 부위

19. 자궁

적응: 늑막염, 폐렴, 기침, 호흡곤란, 흉통 등

위치: ⑱옥당혈로부터 1.6촌(寸)이 되는 부위로 흉골 정중선에서 제2늑간극과 수평을 이루는 부위

20. 화개

적응: 늑막염, 편도선염, 기관지염, 천식 등

위치: ⑲자궁혈로부터 위로 1.6촌(寸)이 되는 부위로 제1늑간 중앙의 상평선상의 흉골중앙점이다.

21. 선기

적응: 늑간신경통, 가슴부위 신경통, 기관지 천식, 기침 등

위치: ㉒천돌혈 아래 1촌(寸)이 되는 부위이다.

22. 천돌

적응: 얼굴 충혈, 천식, 인후염, 갑상선염, 기침, 기관지염, 딸꾹질 등

위치: 흉골병 위에 깊이 들어간 오목한 곳의 중앙 부위

23. 염천

적응: 갑상선염, 천식, 갑자기 말을 못할 때, 인후염, 기관지염 등

위치: 목의 중앙에 튀어나온 뼈 후두융기(목젖)위 설골 하연의 오목한 중앙부위

24. 승장

적응: 중풍, 얼굴신경마비, 목이 뻣뻣할 때, 치통, 구안와사 등

위치: 얼굴의 정중앙선 상에서 아랫입술 밑과 턱 사이에 오목한 곳이다.

제4장
기경팔맥

※ 기경팔맥은 독맥(督脈) 임맥(任脈) 충맥(衝脈) 대맥(帶脈) 음유맥(陰維脈) 양유맥(陽維脈) 음교맥(陰蹻脈) 양교맥(陽蹻脈)을 말하는 것이나 본서에서는 이 중 독맥과 임맥을 앞장의 12정경맥과 함께 다루고 있어 본장에서는 이를 제외한 6개의 경맥을 다루게 되었다.

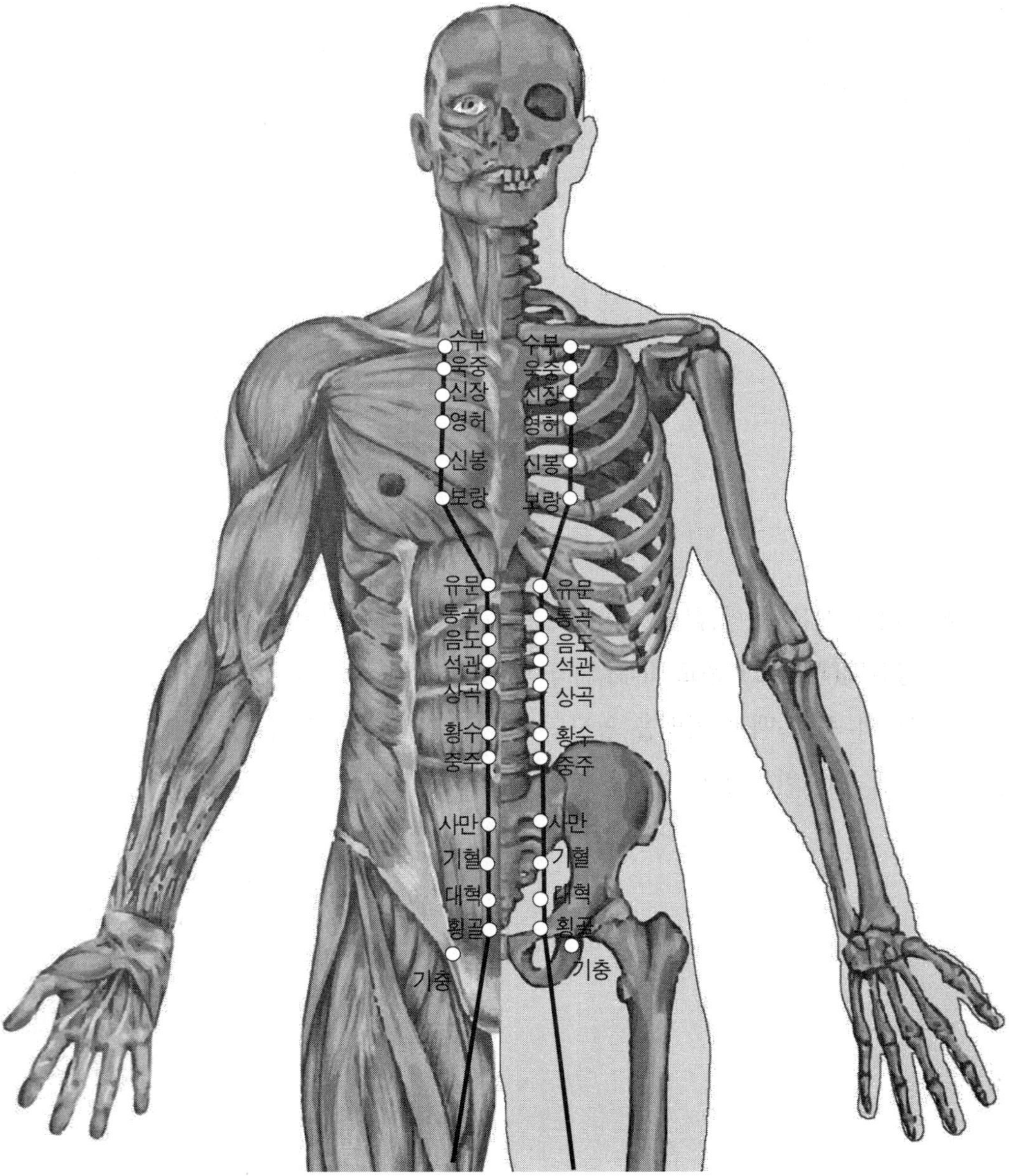

「그림 1-20」 충맥

Ⅰ. 충맥 (衝脈 12개혈)

충맥은 임맥 및 독맥과 더불어 포중(자궁)에서 시작하여 회음부로 하행하였다가 1. 기충(위경⑳ 氣衝) → 2. 횡골(신경⑪ 橫骨) → 3. 대혁(신경⑫ 大赫) → 4. 기혈(신경⑬ 氣穴) → 5. 사만(신경⑭ 四滿) → 6. 중주(신경⑮ 中注) → 7. 황유(신경⑯ 肓兪) → 8. 상곡(신경⑰ 商谷) → 9. 석관(신경⑱ 石關) → 10. 음도(신경⑲ 陰都) → 11. 통곡(신경⑳ 通谷) → 12. 유문(신경㉑ 幽門) 등의 혈과 교회를 하며 상행을 하여 흉부로 들어가 흩어진 다음 그 기는 계속 상행을 하여 인후에 이르고 임맥을 달려서 입술을 돈다음 무산(霧散)한다(그림 1-20).

충맥은 12경락이 모이고 오장육부의 기가 모두 모이는 맥으로 오장육부와 12경맥에 맥기를 공급하며 장부의 기가 거꾸로 오르는 증상을 비롯하여 흉복통이나 설사 및 혈변 등의 증상에 치료를 하는데 쓰이고 있다.

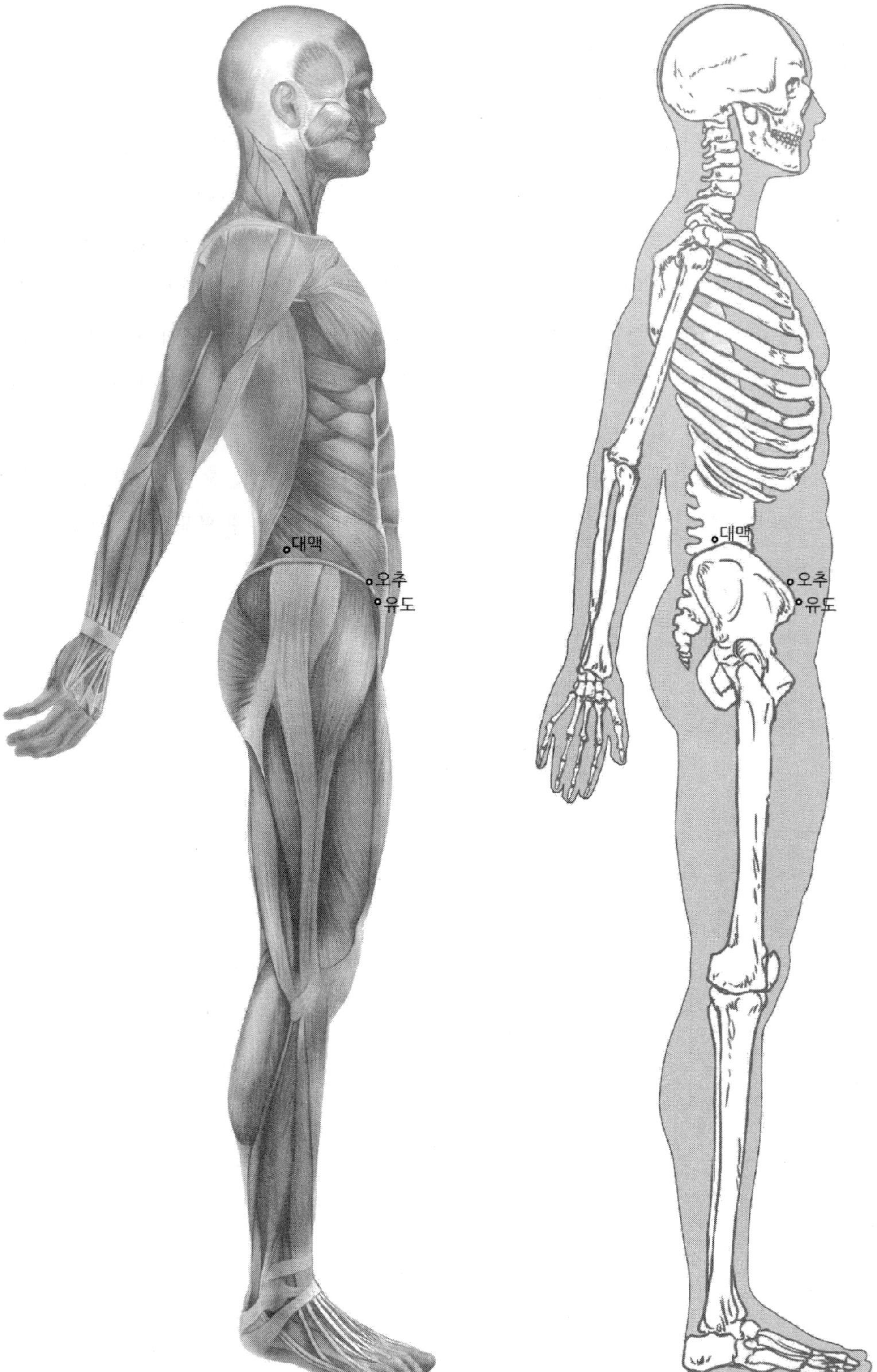

「그림 1-21」 대맥

Ⅱ. 대맥(帶脈 3개혈)

대맥은 간경의 ⑬장문혈에서 시작하여 담경의 ㉖대맥혈로 나와 몸을 옆으로 한 바퀴 돈다음 ㉗오추혈(담경), ㉘유도혈(담경) 등 담경과 교회한다. 그리고 대맥은 몸통에 있는 여러 경맥들을 묶는 기능을 하며 주로 복부팽만이나 사지동통과 마비 등의 증상을 치료 하는데 쓰이고 있다(그림 1-21).

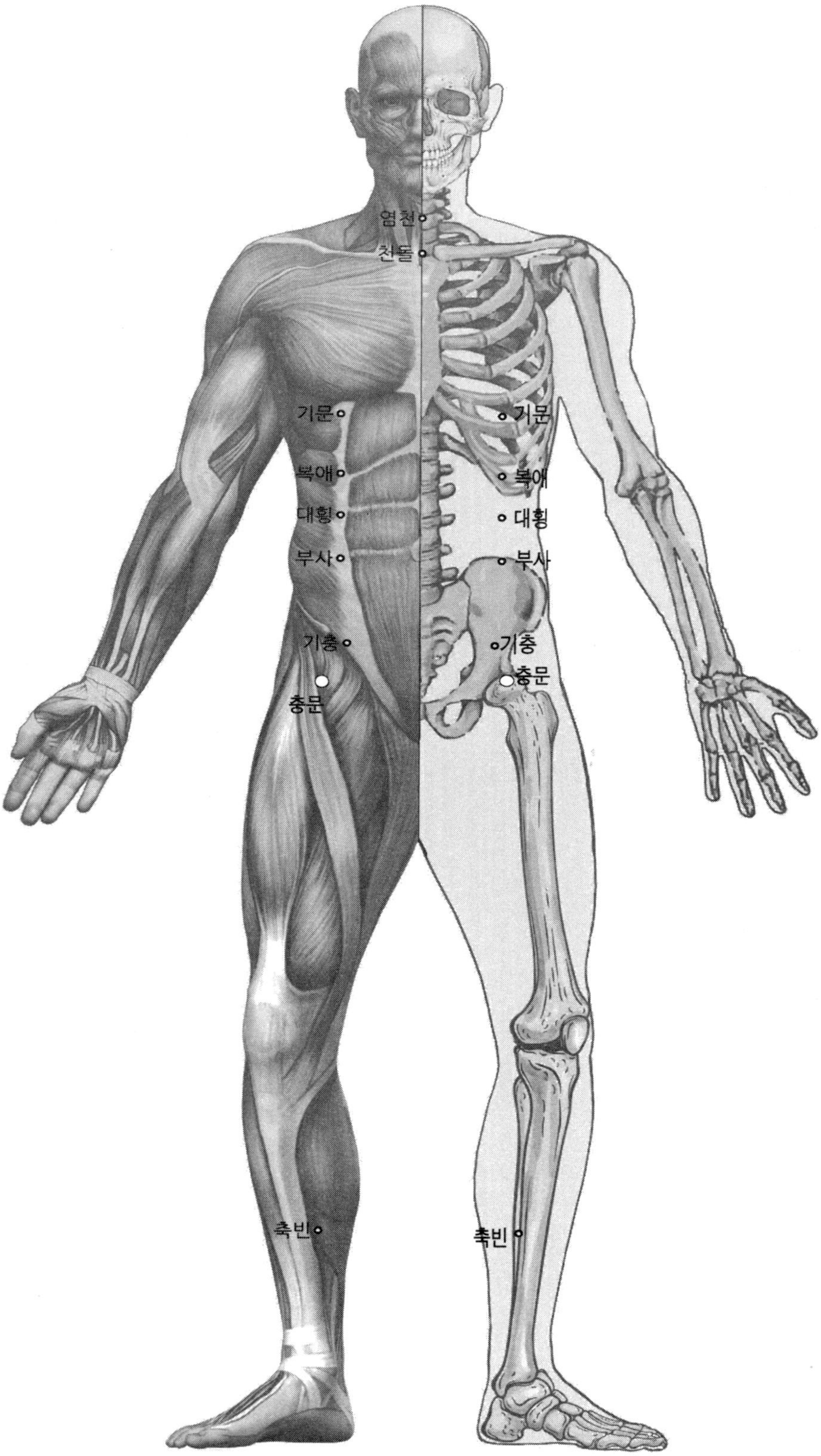

「그림 1-22」 음유맥

Ⅲ. 음유맥(陰維脈 8개혈)

음유맥은 신경의 안쪽 복숭아 뼈 위에 위치하고 있는 ①축빈혈(신경)에서 시작하여 비경의 ②충문혈 ③부사혈과 ④대횡 및 ⑤복애혈 그리고 간경의 ⑥기문혈을 거쳐 임맥의 ⑰단(전)중혈을 향하여 위로 올라가 임맥의 ⑦천돌혈과 ⑧염천혈에 이른다. 그리고 음유맥은 인체의 체내를 주관하는 기능을 하며 흉복부의 동통(疼痛)이나 심통(心痛) 등을 치료하는데 쓰이고 있다(그림 1-22).

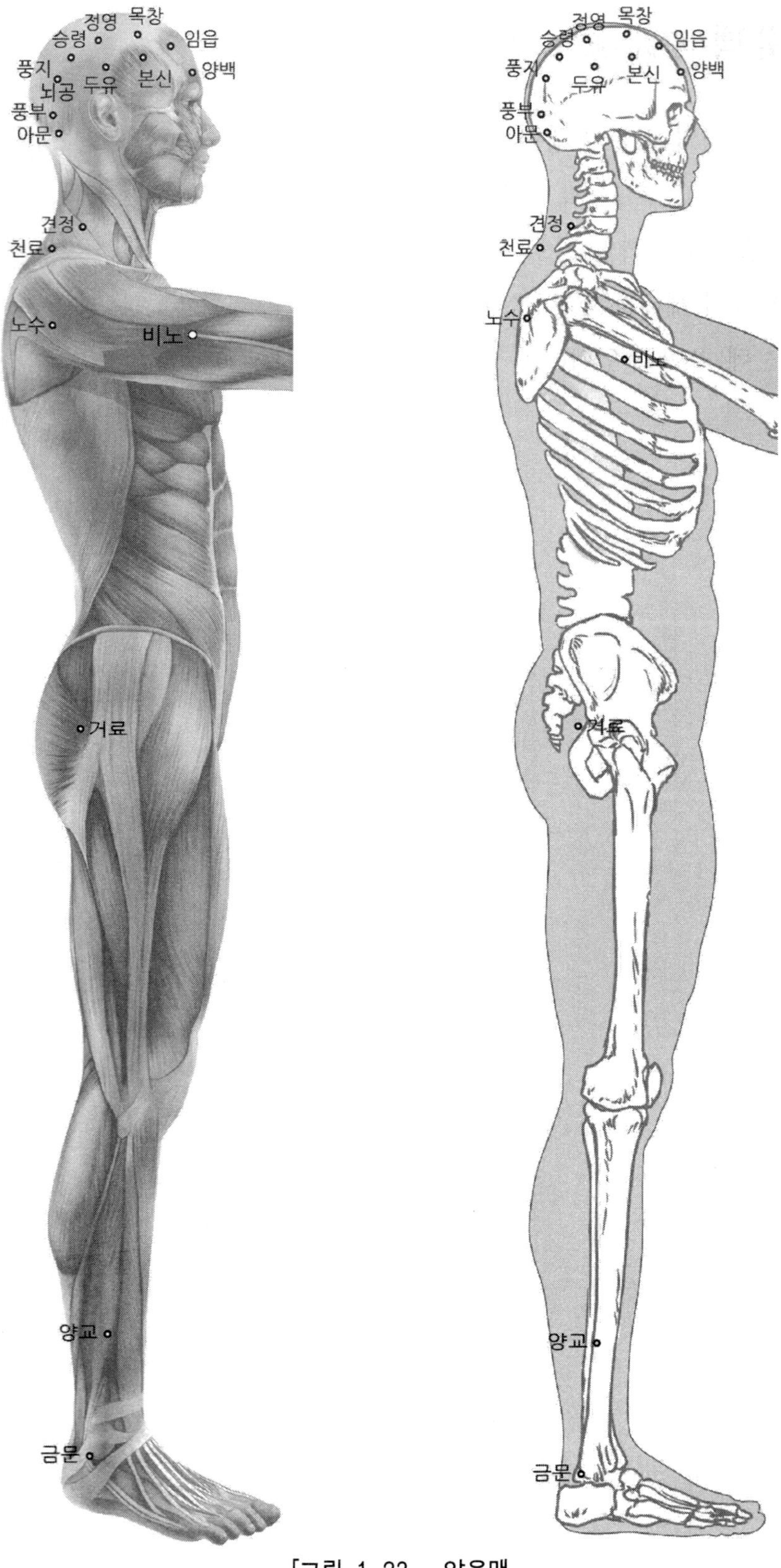

「그림 1-23」 양유맥

Ⅳ. 양유맥 (陽維脈 18개혈)

양유맥은 바깥쪽 복숭아 뼈 앞부위의 ①금문혈(방광경)에서 시작하여 담경과 같이 순행하여 ②양교혈(담경)을 거쳐 올라가 대전자 앞에서 ③거료혈(巨髎穴 담경)로 들어가고 위로 올라가 견갑골 가장자리를 돌아 바깥쪽 아래부위의 ④비노혈(대장경)을 돌아 ⑤노수혈(소장경), ⑥천료혈(삼초경), ⑦견정혈(담경)을 거쳐 귀 뒷부분을 지나 ⑧아문혈(독맥), ⑨풍부혈(독맥), ⑩풍지혈(담경)에서 ⑪뇌공혈(담경), ⑫승령혈(담경), ⑬정영혈(담경), ⑭목창혈(담경), ⑮임읍혈(담경), ⑯양백혈(담경)로 내려가 ⑰본신혈(담경), ⑱두유혈(외관혈, 위경) 등과 교회를 하며 본신혈에 이르러 끝난다. 그리고 양유맥은 인체의 외부를 주관하는 작용을 하며 음유맥과 양유맥은 인체의 음경과 양경을 구분하여 묶으며 인체의 발열성 질환과 사지마비 등을 치료하는데 쓰이고 있다(그림 1-23).

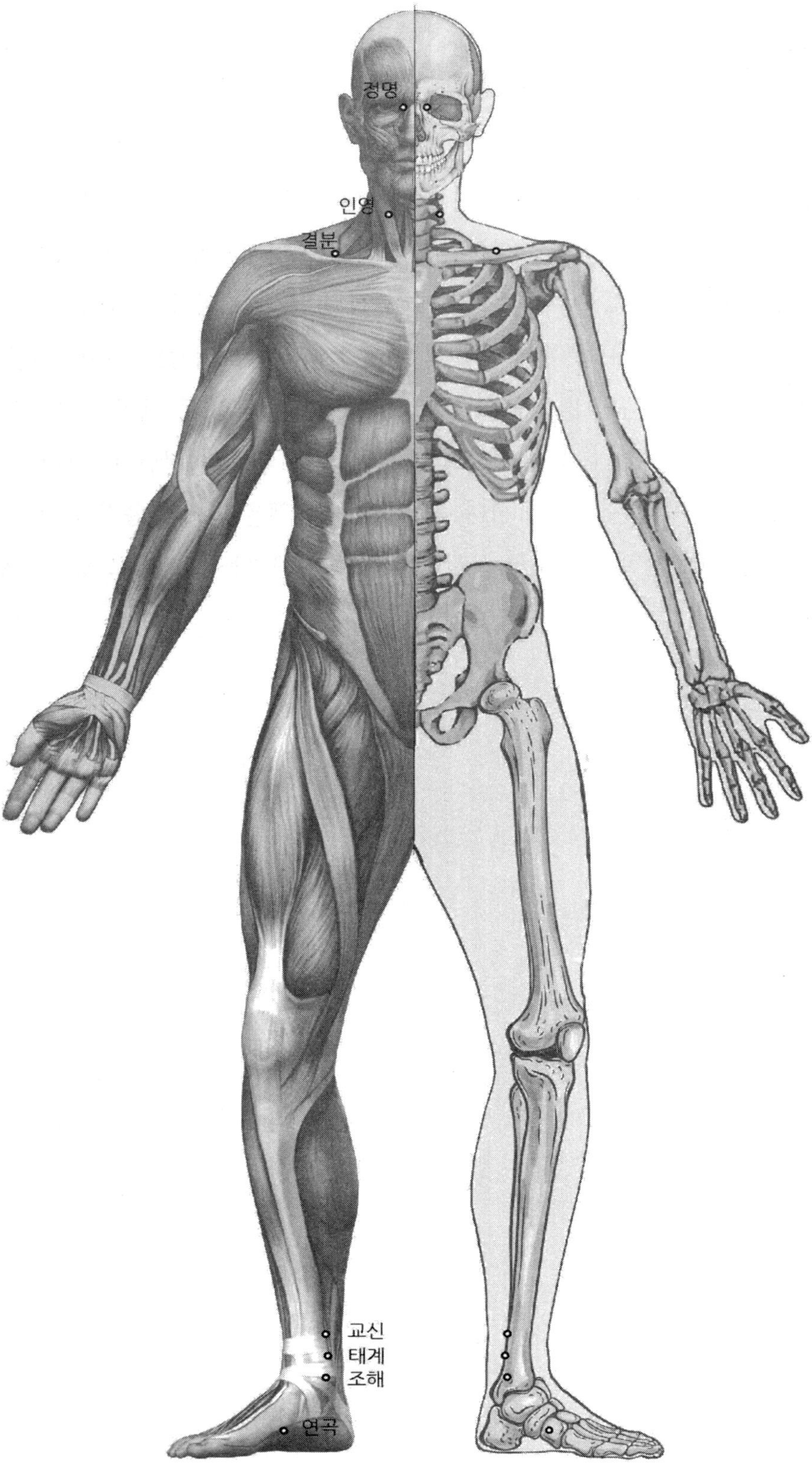

「그림 1-24」 음교맥

V. 음교맥(陰蹻脈 7개혈)

음교맥은 신경의 별맥으로 발의 안쪽 부위의 ①연곡혈(신경)에서 시작하여 ②태계혈(신경)과 안쪽 복숭아 뼈 아래의 ③조해혈(신경) 및 ④교신혈(신경) 등과 교회 신경을 따라 상행하여 신경과 갈라져 ⑤결분혈(위경)로 들어갔다 ⑥인영혈(위경) 앞으로 나와 신경과 나란히 충맥과 합하여 인후(咽喉)를 돌고 다시 코를 따라 올라가 정명혈(방광경)에 이른다(그림 1-24). 음교맥과 양교맥은 음경과 양경을 통솔 하고 도와주는 기능을 하고 있으며 소변이 시원하게 나오지 못하거나 딸꾹질에도 효과가 있다.

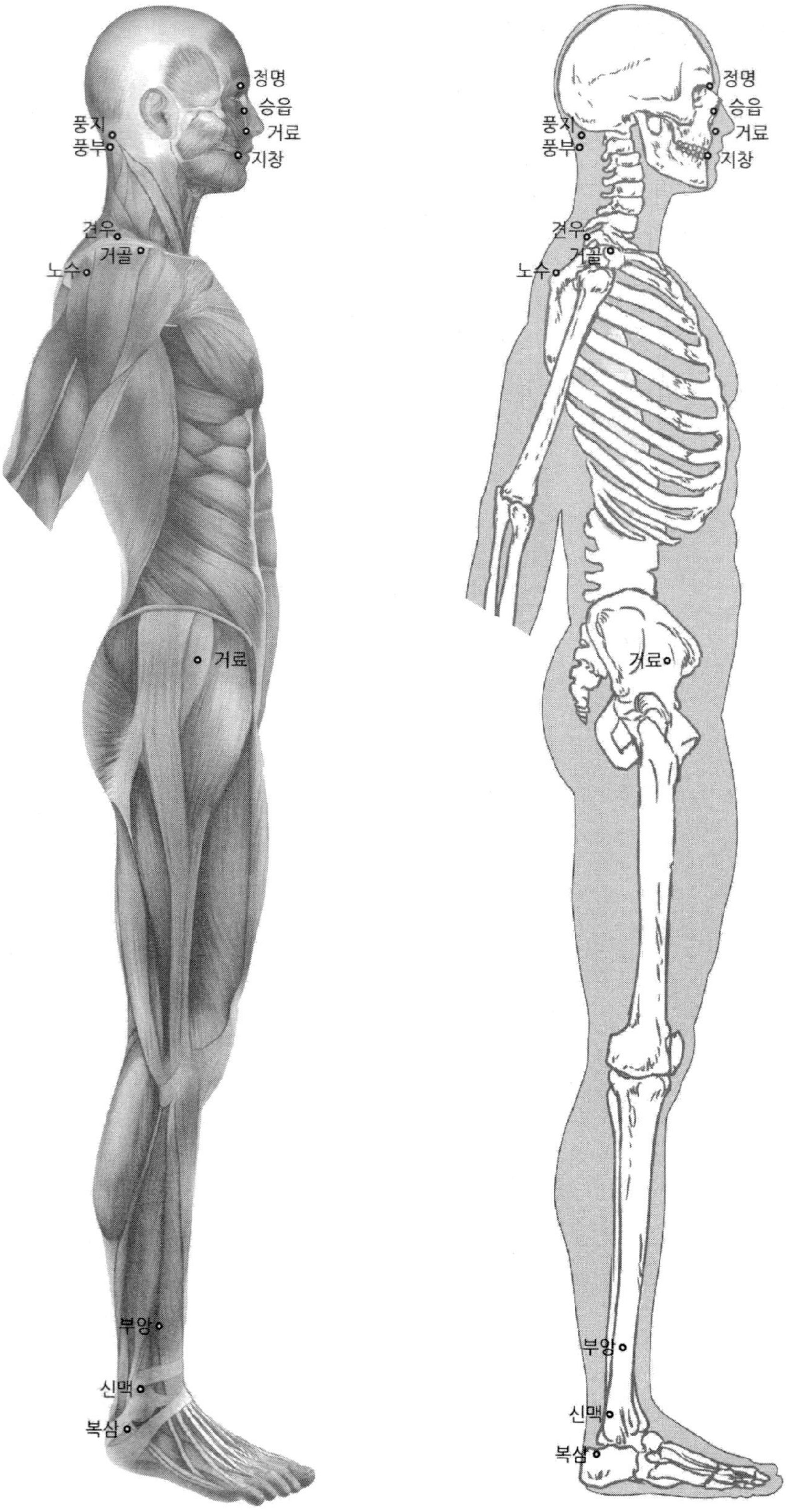
정명
승읍
거료
지창
풍지
풍부
견우
거골
노수
거료
부양
신맥
복삼
정명
승읍
거료
지창
풍지
풍부
견우
거골
노수
거료
부양
신맥
복삼

「그림 1-25」 양교맥

Ⅵ. 양교맥(陽蹻脈 13개혈)

방광경의 별맥이라고도 하며 바깥쪽 복숭아뼈(외과 外踝)아래 부위의 ①신맥혈(방광경)에서 시작하여 ②복삼혈(방광경)과 ③부양혈(방광경)로 올라가 대전자(大轉子)의 바깥쪽을 돌아 ④거료혈(巨髎穴 담경)을 통하고 방광경의 배부(등쪽) 2행선을 따라 올라가 견갑골을 뚫고 ⑤노수혈(소장경)을 가로질러 ⑥견우혈(대장경)과 ⑦거골혈(대장경)로 올라가 ⑧인영혈(위경), ⑨지창혈(위경), ⑩거료혈(巨髎 위경), ⑪승읍혈(위경), ⑫정명혈(방광경)에 이르러 방광경과 만나고 위로 올라가 두부(頭部)를 돌아 ⑬풍지혈(담경)에서 뇌로 들어가며 이곳에서 담경과 양유맥에 교차하며 발목을 겹질렀을 때나 불면증 등에 활용하고 있다(그림 1-25).

참고문헌

고구려 연구재단. 2004. 고구려사. 경기. 고구려 연구재단.

고선윤 역. 2014. 인체 구조 학습도감. 서울. 중앙에듀북스.

고영규 외 역. 2009 . 생리학. 서울. 라이프사이언스.

고재승 외 역. 2002. 인체 발생학. 서울. ㈜법문사.

고전연구실 역. 2002. 신편 고려사 2. 서울. 신서원.

고태성 외 29인. 2005. 운동치료총론. 서울. 도서출판 영문출판사.

고태성 외. 2008. 통증 물리 치료학. 서울. 퍼시픽문고.

권혁철 외 5인. 1998. 근육검진학. 서울. 정문각.

김광진 외. 1998. 인체생리학. 서울. 정문각.

김교빈 외. 2003. 동양 철학과 한의학. 서울. 아카넷.

김낙필 외 역. 2006. 내단 1, 2. 서울. 성균관대학교출판부.

김낙필. 2000. 조선시대의 내단사상. 서울. ㈜도서출판한길사.

김성수 외 역. 2005 카이로프랙틱 개론. 서울. 도서출판 정담.

김성수, 정일규. 1995. 운동생리학. 서울. 도서출판 대경.

김성환. 2007. 회남자. 경기. ㈜살림출판사.

김수길, 윤상철 역. 2014. 동이 음부경 강해. 서울. 대유학당.

김승주. 1989. 방 10 (성생활과 한방). 서울. 성한출판주식회사.

김용석. 2009. 우리집 한방 백과. 서울. 풀로엮은집.

김용찬 역. 2001. 알기 쉬운 기경치료. 서울. ㈜지식산업사.

김원중 역. 2002. 삼국유사. 서울. ㈜을유문화사.

김원출 김후학 역. 2000. 지압과 경혈요법. 서울. 혜문출판사.

김월희 역. 2009. 춘추좌절. 서울. 도서출판 풀빛.

김종권 역. 1995. 삼국사기. 상.하 서울. 명문당.

김종만, 이충희. 1997. 신경계 물리치료학. 서울. 도서출판 정담.

김종서 외. 2004. 신편 고려사절요 상. 서울. 신서원.

김종성 역. 2014. 조선 상고사. 경기. 위즈덤하우스.

김종혁. 2002. 조선의 관혼상제. 서울. 도서출판 중심.

나창주 외 17인 . 2001. 한의학 총강. 서울. 도서출판 의성당.

나창주 외. 2001. 한의학총강. 서울. 도서출판 의성당.

단학회연구부. 1998. 환단고기 1.2.3. 서울. 도서출판 코리언북스.

대한정형물리치료학회 역. 1998. 정형 물리치료 진단학. 서울. 현문사.

동의학연구소 역. 1994. 동의보감. 서울. 예강출판사.

동의학연구소. 1994. 동의보검. 서울. 예강출판사.

문상은. 1996. 체형에 따른 요통의 진단과 치료. 서울. 경희대학교출판국.

문훈기, 김승호. 2016. 셀프 통증 치료법. 서울. 예문사.

민족문화추진회. 2004. 신편 고려사절요 상. 서울. 신서원.

민족의학연구원. 2011. 동의 혈자리 사전. 경기. ㈜도서출판 보리.

박미정 외. 2012. 인체구조와 기능. 경기. 수문사.

박미정 외. 2012. 인체 구조와 기능. 경기. 수문사.

박시형 외 역. 1991. 고려사. 서울. 영인 여강출판사.

박석연. 1997. 경락의 실체. 서울. 태학사.

박선영, 김호현. 2016. 한의학원론. 서울. 도서출판 이채.

박선영, 김호현. 2016. 한의학원론. 서울. 도서출판이채.

박찬후. 2004. 카이로프랙틱 임상 테크닉. 서울. 대경북스.

배병철 편저. 2000. 기초한의학. 서울. 성보사.

배성수 외 23인. 1999. 물리치료학 개론. 서울. 도서출판대학서림.

백승헌. 2002. 태양인 이제마의 동의수세보원. 서울. 하남출판사.

보경문화사 역. 1994. 성리대전. 경기. 보경문화사.

서경현 역. 1986. 위대한 교육 명문전집 1 (효경). 서울. 중앙교육출판사.

서민욱. 1998. 맥학원론. 서울. 행림출판.

서민욱. 1998. 체질의학원론. 서울. 성보사.

서충진 외. 2004. 운동 해부학. 서울. 도서출판 홍경.

성한출판주식회사. 1989. 방(方) 전 10권. 서울. 성한출판주식회사.

손병욱. 2002. 사상의학. 서울. 행림출판.

손병욱. 2002. 사상의학. 서울. 행림출판.

송시열 외 역. 2010. 주자어류 소문 1~4. 서울. 심산출판사.

송창호. 2006. 신경과학. 서울. 정문각.

신동원 외 2. 1999. 동의보감. 서울. 도서출판 들녘.

신동준 역. 2011. 춘추좌전 1. 경기. ㈜도서출판 한길사.

신동준 역. 2012. 춘추좌전 2. 경기. ㈜도서출판 한길사.

신동준 역. 2013. 춘추좌전 3. 경기. ㈜도서출판 한길사.

신문균 외 3인. 1999. 해부생리학. 서울. 현문사.
신재용. 2002. 이제마의 사상체질. 서울. 학원사.
신재용. 2012. 신 동의보감. 서울. 북 플러스.
신정근 역. 2005. 백호통의. 서울. 소명출판.
신형신. 2003. 고구려사. 서울. 이화여자대학교출판부.
안경전 역. 2013. 환단고기. 대전. 상생출판.
안도균. 2015. 동의보감. 서울. 작은길출판사.
안종기 외 2. 1998. 양한방을 병행한 통증치료. 서울. 군자출판사.
윤용남 외 역. 2018. 성리대전. 서울. 학고방.
윤진 외 2 역. 1999. 아기를 기다리고 있어요. 서울. 도서출판 금토.
이가원 · 허경진 역. 2010. 삼국유사. 경기. 도서출판 한길사.
이강민 역. 1989. 한국상고사. 서울. 케이출판사.
이강래 역. 2004. 삼국사기1. 경기. ㈜도서출판 한길사.
이강래 역. 2006. 삼국사기2. 경기 ㈜도서출판 한길사.
이경석, 배원경. 1998. 요통의 진단과 치료. 서울. 도서출판고려의학.
이경희. 2016. 통증자연치유요가. 경기. 까안양.
이규행. 2000. 단전 호흡과 정신문화. 서울. 중앙일보이코노미스트.
이도학. 2003. 살아있는. 백제사. 서울. 휴머니스트.
이병국 편저. 2000. 경락이란 무엇인가. 서울. 도서출판현대침구원.
이병국. 1999. 경혈도 하권. 서울. 현대침구원.
이병국. 2000. 경혈도 상권. 서울. 한국의 침구원.
이상룡, 김종석 역. 2007. 망진. 서울. 청홍(지상사).
이석명 역. 2010. 회남자1, 2. 서울. 소명출판사.
이승연 역. 2003. 주자와 기 그리고 몸. 서울. 예문서원.
이승연 역. 2012. 주자어류선집. 서울. 예문서원 .
이승현. 1999. 단학. 서울. ㈜한문사.
이인모, 이상목. 1999. 인체생리학. 서울. 형설출판사.
이재학. 1990. 운동 치료학. 서울. 대학서림.
이정배, 이한영 역. 2013. 몸의 우주성. 서울. 도서출판모시는사람들.
이종란 역. 2014. 운화측험. 경기. 도서출판 한길사.
이종란. 2009. 최한기의 운화와 윤리. 서울. 도서출판 문사철.
이종오 외. 1991. 신비한 체질의 세계. 서울. 서원당.

이종욱. 1999. 화랑세기. 서울. 조합공동체 소나무.
이종욱. 2005. 고구려의 역사. 서울. 김영사.
이주행 외 역. 2001. 주자어류. 서울. 조합공동체 소나무.
이준영. 2014. 포박자. 서울. 도서출판 자유문고.
이중재 역. 2000. 산해경. 서울. 아시아문화사.
이중재. 1997. 새 고려사. 서울. 명문당.
이창일. 2007. 소강절의 철학. 서울. 심산출판사.
이현욱 외 역. 1999. 임상운동학. 서울. 도서출판 영문출판사.
이화문화출판사 역. 1996. 성리대전. 서울. 이화문화출판사.
이효걸. 2013. 장자 강의. 서울. ㈜홍익출판사.
임병주. 1998. 삼국왕조실록. 서울. 도서출판 들녘.
임승국 역. 1987. 한단고기. 서울. 정신세계사.
임진석 편저. 2001. 황제내경개론. 서울. 법인문화사.
임진석 편저. 2001. 황제내경개론. 서울. 법인문화사.
장민재. 2015. 8초만 누르면 통증이 사라진다. 서울. 비타북스
장백일 역. 1999 .삼국유사. 서울. 하서출판사.
장봉혁. 2011. 주역전의대전 상,하. 서울 .도서출판 경학연구원.
장성환 역. 2004. 알기 쉬운 경혈학. 서울. 성보사.
정용환. 2007. 장재의 철학. 서울. 경인문화사.
정창현 외 2인 역. 2004. 황제내경 소문. 서울. 청홍.
정창현 외 역. 2008. 한의학의 원류를 찾다. 서울. 청홍(지상사).
정창현, 백유상 역. 2008. 경락 경혈. 서울. 청홍.
정창현, 백유상. 2004. 황제내경 영추. 서울. 청홍.
정창현, 백유상. 2008. 황제내경 십사경. 서울. 청홍.
정풍택 역. 2001. 손의 기능과 해부. 대구. 경북대학교 출판부.
정해만 외. 2000. 해부 생리학. 서울. 정문각.
정희원 편저. 1999. 손쉬운 근육통증 해소법. 서울. 삼호미디어.
정희원. 2011. 근육학 기초이론. 부산. ㈜한국근의학연구소.
주부의 벗사. 2014. 인체 구조 학습도감. 서울. 중앙에듀북스.
주인덕. 1974. 알기쉬운 침.뜸.지압. 서울. 국민출판사.
주정화, 옥광휘. 1999. 근골격계의 통증치료. 서울. 군자 출판사.
최대혁 외. 2008. 운동 생리학. 서울. 라이프사이언스.

최병학 역. 2015. 표준동양의학. 서울. 대성의학사.
최상헌. 2002. 합기도 술기교본 2단편. 서울. 사)대한무림합기도협회.
최상헌. 2002. 합기도 술기교본 3단편. 서울. 사)대한무림합기도협회.
최상헌. 2002. 합기도 술기교본 초단편. 서울. 사)대한무림합기도협회.
최상헌. 2020. 할인. 서울. 사)대한무림합기도협회.
최영갑 역 2014. 회남자. 서울. 도서출판 풀빛.
최은하. 2016. 귀 마사지의 힘. 경기. 마이크 임팩트 북스.
최형주 역. 2004. 황제내경소문 상, 중, 하. 서울. 사유문고.
최형주. 역 2007. 주역 참동계. 서울. 자유문고.
최훈 역. 2001. 척추 통증의 진단과 치료. 서울. 군자 출판사.
최희석. 2008. 태교신기. 서울. 한국학술정보.
한국민족문화대백과사전. 1991. 조선왕조실록. 서울. 한국정신문화연구원.
함기선. 1997. 신경 생리학. 서울. 현문사.
함현찬. 2003. 장재. 서울. 성균관대학교출판부.
함현찬. 2007. 주돈이. 서울. 성균관대학교출판부.
허탁, 이요성 역. 1998. 주자어류. 경기. 도서출판 청계.
혜거. 2014. 좌선의 경기. 책으로 여는 세상.
홍원식 역. 2003. 황제내경소문. 서울. 사단법인 전통문화연구회.
홍원식 역. 2004. 황제내경 영추. 서울. 사단법인 전통문화연구회.

Copyright© 최상헌

근육 통증과 경락·경혈

인쇄/2020년 8월 7일

발행/2020년 8월 31일

지은이/최상헌

발행인/최상헌

펴낸곳/사단법인 대한무림합기도협회 출판부

등록번호/제6-0460호

주소/서울특별시 강북구 번동 429-67번지

전화/02-762-8600 Fax/02-900-1314

편집/광림북하우스

그림/조승현

입력/박한나, 박은지

정가/45,000원

ISBN/978-89-953345-5-3(13510)

이 책은 저작법에 의해 보호를 받는 저작물이므로

무단 복제와 전재를 금합니다.